クリニカルリーズニングで運動器の理学療法に強くなる！

監修
相澤純也

編集
中丸宏二, 廣幡健二

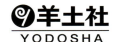

謹告

　本書に記載されている診断法・治療法に関しては，発行時点における最新の情報に基づき，正確を期するよう，著者ならびに出版社はそれぞれ最善の努力を払っております．しかし，医学，医療の進歩により，記載された内容が正確かつ完全ではなくなる場合もございます．

　したがって，実際の診断法・治療法で，熟知していない，あるいは汎用されていない新薬をはじめとする医薬品の使用，検査の実施および判読にあたっては，まず医薬品添付文書や機器および試薬の説明書で確認され，また診療技術に関しては十分考慮されたうえで，常に細心の注意を払われるようお願いいたします．

　本書記載の診断法・治療法・医薬品・検査法・疾患への適応などが，その後の医学研究ならびに医療の進歩により本書発行後に変更された場合，その診断法・治療法・医薬品・検査法・疾患への適応などによる不測の事故に対して，著者ならびに出版社はその責を負いかねますのでご了承ください．

監修の序

　クリニカルリーズニング（Clinical Reasoning：CR）．私がはじめてこのワードを耳にしたのは理学療法士になって数年経った時でした．友人と食事している時の雑談で知ったと記憶しています．それから，辞書，テキスト，文献を調べて，見聞き勉強をして自分なりに理解を深めながら，日々の診療で実践してきました．CRの考え方を意識するようになってから患者さんと向き合っているときの集中力が明らかに増し，治療効果を患者さんと共有できることが多くなりました．

　未熟者の私ですが診療・研究・教育に携わり20年目になりました．今，強く感じていることは「原因を追究し結果を出すためのCR」の実践能力は診療・研究・教育の結び付きを強め，相乗的なスキルアップに役立つということです．

　私が学生や新人のときは患者さんの症状・現象と，テキストに載っている，もしくは推奨されている管理やエクササイズを安易に関連づけて，治療している気になっていた部分がありました．例えば下記のように．

- 「変形性股関節症の患者さんは中殿筋が弱く，トレンデレンブルグ現象がみられるので（はずなので），とりあえず横向きで外転エクササイズ」
- 「片麻痺の患者さんは腓腹筋が硬く，歩行時に反張膝になりやすいので（はずなので），とりあえず，ストレッチング」
- 「心不全の患者さんは血圧低下や運動耐容能低下が生じるので（はずなので），とりあえず血圧を測ってから歩行練習」

　CRを意識せずに，このようなやり方を継続していたとしたら，どうなっていたでしょうか．治療効果を患者さんと共有することを今のように楽しめていたでしょうか．答えは間違いなく「No」です．

　本シリーズは羊土社の鈴木様からの企画提案からはじまりました．私でよいのだろうかと思いつつも，鈴木様の熱意を受けて監修をお受けしました．真っ先に各領域のエキスパートに編集を依頼し，「運動器」では中丸先生・廣幡先生に，「神経系」では中村先生・藤野先生，「内部障害」では田屋先生・渡邉先生にお引き受けいただくことが叶いました．その後，編集者の先生方と相談しながら「診療・研究・教育を日々実践している専門家」による執筆チームを構成しました．素晴らしいメンバーに執筆を引き受けていただいたと自負しております．

　本シリーズにおけるCRの「標的」は代表的な運動器疾患，神経系疾患，内部障害でみられる「特徴的な症状や現象」としました．取り上げた疾患・傷害は，臨床で必ずと言っていいほどよく遭遇するものばかりです．これらの疾患・傷害別に症状・現象ベー

スでCRのプロセスを解説する構成とし，読者の方が実際の患者さんにどのようにCRを適用したらよいか理解しやすい工夫をしました．また，思考プロセスのフローチャートや，問診の内容を会話形式で示して，専門家が仮説を絞り込んでいくプロセスを効果的に理解できるように工夫しました．

　本シリーズでは各書籍の第1章でCRの概要や学習法について，これまでの歴史を踏まえてシンプルに解説し，特に神経系と内部障害においてはCRにおける仮説を肯定・否定するうえで不可欠な客観的な所見・データの見方について解説しました．

　一番の読みどころである第2章以降では，「診療・研究・教育の3輪車（時々，"運営"も加わった4輪車）」を日々乗り回しているエキスパートたちによるシンプルかつ奥深いCRを堪能することができるでしょう．

　本書が学生，理学療法士，そして彼らを直接指導する方々のCRスキルアップに役立つことを切に願っています．そして，運動器疾患，神経系疾患，内部障害の症状に悩む患者さんが治療効果を実感する機会が増えればたいへん嬉しいです．最後に下記の方々に改めて感謝を申し上げて監修の序とさせていただきます．

- 編集を快く引き受けていただき，いつも的確なアドバイスをしてくださった中丸先生，廣幡先生，田屋先生，渡邉先生，中村先生，藤野先生
- 本シリーズの羅針盤となる見本原稿を作成したくださった瓦田先生
- 玉稿を書き上げてくださった信頼できるエキスパートの先生方
- 小生に素晴らしい企画を提案してくださった羊土社の鈴木様
- 感服せずにはいられない校正で出版まで導いてくださった羊土社の野々村様
- 今，本書を手にとってくださっている「将来のエキスパートの方々と，彼らを教育している指導者の方々」

2017年4月

相澤純也

編集の序

　学生や新人の理学療法士の人たちは，経験豊富な理学療法士が運動器疾患を有する患者の治療を行う際に，患者の訴える症状部位だけでなく，一見，主訴と無関係のように見える他の部位を評価・治療するのを見たことがあると思います．近年，腰痛患者の股関節，頸部痛患者の胸椎，上腕骨外側上顆炎での頸椎など，症状部位から離れた部位にアプローチすることで症状を改善させることができるというエビデンスも報告されており，これは「身体部位間の相互依存性（Regional Interdependence）」という概念として知られています．

　医師による医学的診断はもちろん重要ですが，この情報だけで治療を行うと症状のある部位だけに集中してしまい，患者の全体像を見過ごしてしまうことがあります．最良の結果を得るためには，クリニカルリーズニングによって症状部位と関連する他の身体部位を評価・治療するだけでなく，他の要素も含めて患者を十分に理解することが必要となります．

　本書「クリニカルリーズニングで運動器の理学療法に強くなる！」では，日々の臨床でクリニカルリーズニングを駆使して活躍している理学療法士の先生方が，どのような視点で運動器疾患患者の身体部位間の相互依存性を評価・治療しているか，また，心理社会的要素も含めた包括的な患者管理を行っているかを実際の臨床の流れに沿って解説しています．各先生方の臨床で培ったクリニカルリーズニング能力が示された本書を熟読していただくことで，読者の皆様のクリニカルリーズニング能力がさらに発展することでしょう．

　最後に日々の臨床で行っているクリニカルリーズニングを図示，文章化するという非常に困難な作業を快諾していただいた執筆者の先生方に心より感謝申し上げます．

2017年4月

編者を代表して
中丸宏二

クリニカルリーズニングで運動器の理学療法に強くなる！

contents

- 監修の序 .... 相澤純也　3
- 編集の序 .... 中丸宏二　5
- 執筆者一覧 8
- 本書の見方 9

第1章 クリニカルリーズニングとは

1. クリニカルリーズニングの定義とプロセス .... 相澤純也　12
2. クリニカルリーズニングの学習方法 .... 中丸宏二　18

第2章 クリニカルリーズニングの実際

1. 非特異的腰痛症
   椅子から立ち上がる時や長く立っている時に腰が痛くなる ...... 瓦田恵三，中丸宏二　24

2. 肩関節周囲炎
   手が後ろに回らない .... 川井誉清　41

3. 投球障害肩
投球のフォロースルーの時に肩が抜けそうな感じがする ……… 見供 翔　57

4. 橈骨遠位端骨折
手首を返すと痛い ……… 関口貴博　76

5. 股関節唇損傷
外側に踏み込むと股関節が痛い ……… 平尾利行　96

6. 股関節症・人工股関節置換術後
脚が長く感じて歩きづらい ……… 古谷英孝　120

7. 膝関節症・人工膝関節置換術後
前に踏み込むと膝が痛い ……… 諸澄孝宜　138

8. 膝前十字靱帯損傷・再建術後
切り返すようなステップ動作が怖い，練習後に膝の前が痛くなる ……… 廣幡健二　156

9. 内側脛骨ストレス症候群/シンスプリント
長い距離を走るとスネの内側が痛くなる ……… 大見武弘　175

10. 足関節捻挫
バランスが悪く，踏ん張りが効かない ……… 今井覚志　193

11. サルコペニア
足が攣りやすい．長く歩けない．よく転ぶ ……… 池田 崇　215

索引 ……… 231

執筆者一覧

● 監修・執筆

相澤　純也　　東京医科歯科大学スポーツ医歯学診療センター

● 編集・執筆

中丸　宏二　　寺嶋整形外科医院リハビリテーション科

廣幡　健二　　東京医科歯科大学スポーツ医歯学診療センター

● 執筆 (掲載順)

瓦田　恵三　　寺嶋整形外科医院リハビリテーション科

川井　誉清　　松戸整形外科病院リハビリテーションセンター

見供　翔　　　河北総合病院リハビリテーション科

関口　貴博　　船橋整形外科病院理学診療部

平尾　利行　　船橋整形外科病院理学診療部

古谷　英孝　　苑田会人工関節センター病院リハビリテーション科

諸澄　孝宜　　苑田会人工関節センター病院リハビリテーション科

大見　武弘　　東京医科歯科大学スポーツ医歯学診療センター

今井　覚志　　慶應義塾大学病院スポーツ医学総合センター，リハビリテーション科

池田　崇　　　昭和大学保健医療学部／昭和大学藤が丘リハビリテーション病院

本書の見方

表とフローチャートを合わせて見ることで，思考法がわかります

表　仮説を支持する所見・否定する所見

仮説番号は，その時点で可能性が高い順

アイコンの意味

- **否定!** 否定された仮説
- **NEW** 新たな所見により新たに形成された仮説
- **絞り込み!** ある漠然とした仮説がより明確・詳細になったことを示す

順位が同じ仮説には番号にダッシュ（'）をつけた

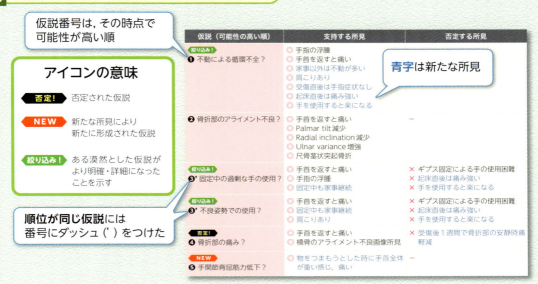

青字は新たな所見

フローチャート　思考プロセス

表の情報を整理し，仮説を立てる・絞り込むプロセスを示しました

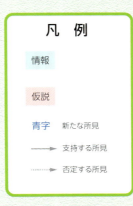

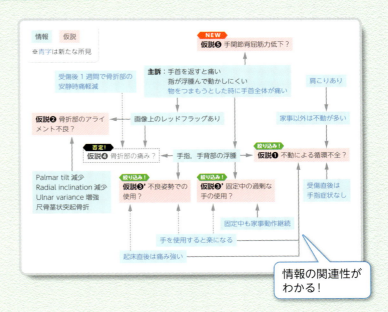

情報の関連性がわかる！

第1章

クリニカルリーズニングとは

1. クリニカルリーズニングの定義とプロセス
2. クリニカルリーズニングの学習方法

第1章　クリニカルリーズニングとは

1. クリニカルリーズニングの定義とプロセス

相澤純也

はじめに　患者は痛み，構造・機能・能力障害とともに精神的不安を抱えて，我々セラピストの前に現れる．本邦では診断が下された後に理学療法が開始されることが多いが，診断名だけをみて詳細で効果的な治療を選択できるわけではない．患者やその家族は，切実な意志や希望を尊重し，問題点の改善に向けて理論的かつ道徳的に導いてくれるセラピストと出会いたいであろう．患者にとってより意味のあるセラピストに近づくために，まずはクリニカルリーズニングの基本的な定義やプロセスを理解しよう．

1　CRの定義

- クリニカルリーズニング（clinical reasoning：CR）とは**臨床推論**を意味し，これを実践する能力はすべてのセラピストのクリニカルケアで常に要求される．
- CRは経験の乏しいセラピストや，実習生にとって臨床で意思を決定する際の手助けとなる．
- 臨床における意思決定のミスや遅れは，単に専門的な知識が不足していることよりも認知・推論能力の未熟さによって生じやすい[1]．
- 適切なCRは意思決定のミスを減らすだけでなく，治療効果を高めることにも役立つ[2〜5]．
- CRは「クライアントとその家族，他の医療チームメンバーと共同し，臨床データやクライアントの意志/希望，専門的知識から導き出された判断等をもとに，治療の意義，到達目標，治療方針などを構築するプロセス」[6, 7]と定義されている．
    - ▶ この定義はシンプルにまとめられているが，実際のCRは患者やセラピスト，その他の複数の要因が関与する複雑なプロセスである．
- 疾患や傷害が異なる場合は当然であるが，これらが同様であっても詳細な病態・臨床経過や，年齢，性別，社会的背景，理解力，価値観などによって最適なCRのプロセスは異なる．
    - ▶ 例えば，2名の患者の診断名が同じ「膝内側側副靱帯損傷」であっても，受傷機転，詳細な損傷部位・程度，習慣性アライメント，運動習慣，運動コントロール・学習能力，従順性，既往疾患，治療環境，スポーツ活動レベルなどによって最適なCRプロセスは異なる．
- セラピストに知識，経験，技術，人格が備わっていればCRをよりスムースに進行し，重要な問題をより早くピックアップできる．

- 知識や経験が乏しいセラピストや実習生は，情報・データを一通り収集・計測した後に問題点を把握することが多いため，CR に長い時間を要し，治療効果が現れにくい．

2 CRのプロセス

- CR のプロセスはデータの入手，実際のリーズニング，意思決定などによって循環的に構成される．
- データの入手では，患者の状態や環境などについての詳しい情報をいくつかの情報源から集める（**表1**）．
- セラピストの過去の学習や経験により蓄積されたメモリーバンクも大切な情報源である（**表2**）．
- 忙しい臨床場面では，患者から情報を聴取できる時間は限られているが，重要なデータを示唆する発言，表情，ボディランゲージを逃さないために，患者の話をできるだけ遮らないように心がける[9]．
- 実際のリーズニングは患者の問題点を統合し，治療を選択する意思決定までの認知的なプロセスである．
- CR では所見，仮説，意思決定の因果関係を明らかにするために実際に計測したデータが用いられ，意思決定までの思考プロセスは客観的データの蓄積の上に成り立つ．

表1 CRにおける情報・データの入手
- 患者や専門家からの聴取
- データベースからの収集
- 計測・テストによる身体的検査
- 運動パターンやボディランゲージの観察
- セラピストの過去の学習・経験に基づくメモリーバンクからの想起

文献8を参考に作成

表2 セラピストの過去の学習・経験に基づく予備知識
- 疾患・外傷の原因，病態の特徴
- 疫学的特徴（好発年齢，性差，自然経過など）
- 医師による一般的な診断学的推論法
- 身体機能・能力の記述統計値（平均値など）
- 整形外科的治療の適応と術式の概要
- 信頼性，妥当性，感度，特異度に優れた計測・分析法
- 理学療法効果に関する病態生理学的かつ疫学的な根拠
- クリニカルパターン

文献8を参考に作成

3 CRの歴史

- 医学的 CR は経験に頼らずに論理によって導く仮説演繹的手法を中心に展開されていた経緯があり，これは「情報収集，仮説立案，手がかりの解釈，仮説評価」からなる[10]．
- しかし，これだけでは介入に対する反応のばらつきを説明しきれないだけでなく，リーズニングに長い時間がかかるため，忙しい臨床現場には不向きな面がある．
- 医学的 CR は理学療法で応用しやすい形に発展し（**図1**），**知識**，**認知**，**メタ認知**と，**介入**や**再評価**が加えられた循環的モデルに改良されてきた（**図2**）．
- そして，知識，認知，メタ認知の相互作用を強調した**らせん的**モデルに発展してきた経緯がある．

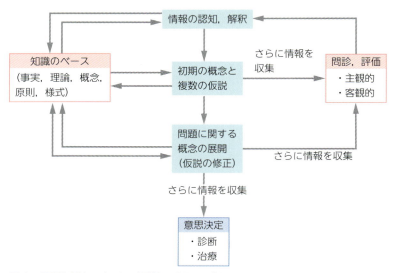

図1 理学療法における初期のCRモデル
文献11より引用

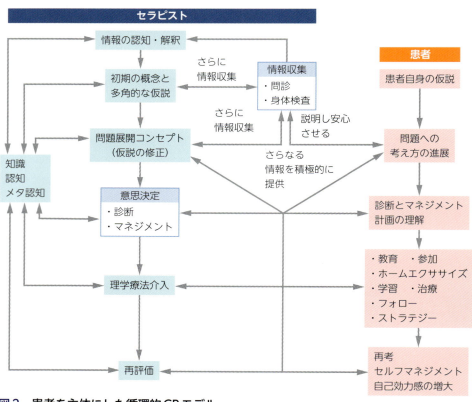

図2 患者を主体にした循環的CRモデル
文献6より引用

4 CRのキーポイント

- CRでは**客観的データ**と，患者本人による**主観的評価**やリーズニングを統合してより治療効果を引き出す．
- セラピストのリーズニングと患者自身のリーズニングのマッチングは高い治療効果を得るための条件といえる．
- 運動器疾患へのリーズニングでは，短時間でメモリーバンクの情報にアクセスし，意思決定までの時間を短縮するために，姿勢・動作障害のクリニカルパターンをより早い段階で認識し，トップダウン思考や前方推論などを用いたほうがよい（**表3**）．

表3　リーズニングの手法

- 姿勢・動作障害のクリニカルパターンの認識
- トップダウン思考[※1]，前方推論[※2]
- 複雑な問題への後方推論[※3]，仮説演繹的推論の併用
- 主観的尺度の使用や物語的推論[※4]による自己効力感および自己管理能力の向上
- 情報や評価結果をもとにした試行的な治療
- 治療直後のスクリーニング・テスト

文献8を参考に作成

> **memo**
>
> **※1 トップダウン思考**
> 問診から問題と考える動作をあげて，その動作を観察・分析することで，動作を困難にしている原因を推察し，その仮説を検査測定により確かめながら問題点に対する治療を選択していく思考プロセス．ボトムアップ思考と比べて短時間で意思決定できる．一方で，クリニカルパターンの蓄積が乏しく，問診や動作観察・分析が不適切だと問題点を正しく導きだせない．
>
> **※2 前方推論**
> 適切な知識ベースを用いて仮説を立て，診断するためのデータ分析による帰納的推論．帰納的推論とは個々の事実から一般的な原理や法則を導く手法による推論を意味する．前方推論は経験豊富なセラピストでより用いられやすい．
>
> **※3 後方推論**
> データを収集した後に再び解釈することや，仮説を確かめるために新たなデータを収集することを意味する．後方推論は経験が乏しいセラピストや学生で用いられやすい．エキスパートであっても非典型的なケースや難しいケースで用いることがある．
>
> **※4 物語的推論**
> 臨床的な状況を理解し，管理するために過去や現在の患者によるストーリーを応用する手法．病気経験の理解を手助けするために患者の病気や傷害のストーリーを話すこと．

- 運動器疾患をもつ患者の**クリニカルパターン**とは身体機能・能力障害の傾向を示すものであり，よく遭遇する姿勢・動作の異常や，その原因となりやすい機能障害の特徴を意味する．
    - 例えば，変形性股関節症患者のクリニカルパターンとして股関節の屈曲位拘縮がある．セラピストが患者に対面する前に「股関節の屈曲位拘縮が生じやすく，関節腫脹や，

- 腸骨大腿靭帯，前方関節包，腸腰筋の伸張性低下が原因になりやすい疾患である」という仮説ともいえるパターンを認識しておくことによって，その後のCRを効率的に進められる．
- クリニカルパターンを認識しておくことによって，情報を効率的に集めて早い段階で試行的な治療を行うことができ，トップダウン思考や前方推論をよりスムースに進められる．
- クリニカルパターンはあくまで機能・能力障害の傾向を示すものであるため，各種の計測データや医学的データを随時確認しながら，推論の整合性を確める．
- 機能的診断・評価によって得られた情報を治療の選択へと効率的に結びつけるために，1つのクリニカルパターンに対して原因となり得る複数の構造・機能障害を仮説として挙げながら，いくつかの問題点を統合し整理していく．
- 傷害や病気のクリニカルパターンはリーズニングの経験を重ねることによって発展させることができる．
- クリニカルパターンとして身体的・病理的因子の他に，心理的因子や環境的因子を包括的に捉えておくと，パターンの仮説が否定された場合に別の視点からの推論にスムースに移行しやすい．
- リーズニングプロセスにおいて，自己効力感（自分が必要な行動をうまく遂行できるかという可能性の認知）や自己管理能力を効率的に高めるためには患者の主観的な評価・推論を軽視するべきではない．
- 例えば，症状の原因についてセラピストと患者自身の推論に大きな相違があるとセラピストのアドバイスや指導は患者の行動にはつながらず，治療効果は得られにくい．
- リーズニングで選択された試行的治療の後には必ず客観的スクリーニング・テストを用いて症状や現象の改善をチェックする．そして，「治療後に○○は○○のように変化しました．この変化を感じ取れますか？ 治療前の症状の程度を10点とすると今は何点ですか？」のように変化や改善の有無や程度を主観的な評価で必ず確認する．

5 エキスパートをめざして

- エキスパートといわれるセラピストは知識レベル，思考能力，メタ認知能力が高く，両者を組合わせながら正確な臨床像をより迅速に把握することができる．また，専門的な技術として知識，CR，道徳，行動を備えており，これらを円滑に統合することができる[12]．
- とりわけエキスパートに重要な要素はメタ認知能力である．
    - ▶ メタ認知とは自身の思考過程への気づきや理解のことである．
    - ▶ 議論の余地はあるが，統合やメタ認知の能力は思考や情報処理の過程を数多く経験することで高めることが可能であろう．
- CRでは自分とは別の自分をイメージし，異なる視点，思考で問題点を捉える．
    - ▶ 例えば，計測中に「今自分がしていることは適切か？」，「本人の反応は？」，「説明の表現は難しすぎないか？」，「この仮説が否定されたら次に何をする？」，「次の患者が来る時間は？」などと問いかけてくれる「別の自分たち」と協力しながらCRを進める．
- CRでは，法則や計画によらない，瞬時にひらめく直覚的な知識によって判断，行動するこ

とも重要であろう．
- CRを終えたら自分の行動を振り返り，改めて分析する習慣を身につけておきたい．
- 知識と経験のどちらか一方だけが豊富で，偏ったCRを展開する「自称エキスパート」ではなく，自他ともに認める「真のエキスパート」をめざしたいものである．

文献

1) Shacklock MO：The clinical application of central pain mechanisms in manual therapy. Aust J Physiother, 45：215-221, 1999
2) Crandall B & Wears RL：Expanding perspectives on misdiagnosis. Am J Med, 121（5 Suppl.）：30-33, 2008
3) Graber ML, et al：Diagnostic error in internal medicine. Arch Intern Med, 165：1493-1499, 2005
4) Jensen GM, et al：Expert practice in physical therapy. Phys Ther, 80：28-43, 2000
5) Sandhu H, et al：Clinical decisionmaking：opening the black box of cognitive reasoning. Ann Emerg Med, 48：713-719, 2006
6) Jones MA & Rivett DA：Introduction to clinical reasoning.「Clinical reasoning for manual therapists」(Jones MA & Rivett DA, eds), p4, Butterworth Heinemann, 2004
7) Higgs J & Jones MA：Clinical reasoning in the health professions.「Clinical reasoning in the health professions 3rd ed」(Higgs J & Jones MA, eds), Butterworth-Heinemann, 2008
8) 相澤純也，他：変形性股関節症に対する的確・迅速な臨床推論のポイント．理学療法，28：176-187, 2011
9) Travaline JM, et al：Patient-physician communication：why and how. J Am Osteopath Assoc, 105：13-18, 2005
10) Boushehri E, et al：Clinical reasoning assessment through medical expertise theories：past, present and future directions. Med J Islam Repub Iran, 29：222, 2015
11) Jones M & Butler D：Razonamiento clínico.「Movilizción del sistema nervioso 2ª edición revisada」(Butler D, ed), p97, Editorial Paidotribo, S.L. 2009
12) Schwartz A & Elstein AS：Clinical reasoning in medicine.「Clinical Reasoning in the Health Professions (3rd ed)」(Higgs J, et al, eds), pp223-234, Butterworth-Heinemann, 2008

第1章 クリニカルリーズニングとは

2. クリニカルリーズニングの学習方法

中丸宏二

クリニカルリーズニングの能力を向上させるためには，エキスパートのリーズニングについて理解することや自分自身の思考過程を内省することが重要であるが，一般的に陥りやすいリーズニングエラーを認識してエラーを防止することも必要となる[1]．
本稿では最初に一般的に陥りやすいリーズニングエラーを示し，その後にクリニカルリーズニングの能力を高める学習方法のなかから，本書で扱う症例報告とThe physical therapy clinical reasoning and reflection tool（PT-CRT）を利用した学習方法を紹介する．

1 リーズニングエラー

- リーズニングエラーはクリニカルリーズニングのすべての段階（認知，問診，解釈，統合，計画，内省）において起こり得るが[2]，特に**データの分析や統合，問診技術を含む認知のエラー**に関連していることが多い[3]．
- リーズニングエラーを防止するためには，よくみられるリーズニングエラーを認識し，自分自身に対する批判的な自己評価や同僚・指導者による建設的かつ的確なフィードバックが必要となる[1]．
- 表1に認識しておくべき臨床での各過程におけるクリニカルリーズニングエラーの例を示す．

表1 クリニカルリーズニングエラーの例

過程	エラー
情報収集	・重要な情報の見過ごしや不十分な情報収集 ・情報を誤って解釈する，情報を確認せずに推測する ・生物医学的知識または臨床的知識のいずれかを過度に重視する ・臨床症状との不一致に気がつかない
仮説形成	・好みの仮説や明確な仮説に偏り過ぎる ・好みの仮説を支持する症状の特徴にだけ注意を向け，仮説を否定する特徴は無視する（確証バイアス） ・仮説が非常に少ない，または他の仮説の検証を行わない ・すぐに仮説を限定する ・不明瞭な仮説を形成する ・他のカテゴリーに属する仮説を考慮しない ・関係のない情報によって仮説を確認したと誤解する ・すぐに最終的な意思決定を行う

（次ページに続く）

(続き)

過程	エラー
レッドフラッグの確認	・検査や治療を行う際の禁忌や注意事項を見逃す ・重篤な病態を示す徴候を見逃す．その徴候と仮説とを関連づけられない
診断	・患者の症状とあまり関連のない臨床所見を過度に重視する ・誤診する ・各症状の関連性を見逃す．原因と結果を確認する際に各症状を誤って関連づけてしまう ・演繹的推論と帰納的推論を混同して不適切に用いることで解釈を間違える
治療	・根拠のない治療を行う ・自分自身のリーズニングをモニター（メタ認知）することができない ・クリニカルリーズニングを行わずに治療のレシピに従って治療する（例：治療プロトコルを盲信する） ・意思決定に患者を関与させない ・患者の問題の背景や生活に及ぼす影響を考慮しない

文献1を参考に作成

2 症例報告を利用したクリニカルリーズニングの学習方法

- 症例報告は職場でのミーティングや専門誌などで目にする機会が多いが，よい症例報告にはセラピストのクリニカルリーズニングについての説明がある．また，臨床所見に関する疑問が提示されていることで同僚や読者は自らの考えを認識するようになる[1]．
- 本書の第2章のような紙面による症例報告を利用する学習方法には以下の内容が含まれる[1]．これらの内容を読者が自ら行ったり，あるいは指導者が確認したりすることによってクリニカルリーズニングの能力を向上させることに役立つ．
  - ▶ 病歴などの項目を読んで見落とした情報がないか確認し，その見落とした情報が有用である理由を説明する．
  - ▶ 患者の画像や問診時の第一声から症状に関連する手がかりを見つけて解釈する（初期の認知と仮説）．
  - ▶ 身体的評価の主な所見から治療を決定し，その意思決定の理由を説明する．
  - ▶ 身体的評価の所見を読んで現在の症状の原因となる病歴についての仮説を形成し，自分の仮説とケースの病歴を比較する．
  - ▶ 症例報告の評価や治療に関する意思決定と自分の臨床経験やエビデンスとを比較検討する．何らかの違いがある場合はどちらが正しいかを単に考えるのではなく，柔軟に考えて自分の思考や意思決定に影響するバイアスを検討してみる．

3 PT-CRT[4] を利用した学習方法

- **内省**（自分の考えや行動を深くかえりみること）はクリニカルリーズニングの能力を向上させるために非常に重要な要素である．
- セラピスト自身が行う内省のためのツール，あるいは指導者や同僚と議論する際のガイドとしてThe physical therapy clinical reasoning and reflection tool（PT-CRT，表2）というものが開発されている．

- PT-CRTの項目すべてに回答してもよいし，あるいは必要な項目や質問を選択して回答してもよい．
- 「内省のポイント」には内省や指導者との議論を深める提案が記載されている．これらのポイントに回答することを，ぜひ実践していただきたい．

表2 The physical therapy clinical reasoning and reflection tool (PT-CRT)

Ⅰ．初期情報の収集／問診
a) 病歴と現在の機能

内省のポイント
- 患者の医学的診断が問診に及ぼす影響を判断してください．
- あなたの先入観や思い込みは問診にどのような影響を及ぼしますか？
- 得られた情報には何らかのパターンや症状との関連性は認められましたか？
- 情報の有用性は？
- 情報からどのような判断を下しますか？　その判断とは別の考え方はありますか？
- 診断や理学療法の必要性に関して，患者や家族の知識と理解度はどうですか？
- 患者にゴールは確認しましたか？　ゴール達成のための方法は？
- 集めた情報から他の医療機関へ紹介する必要性があるかの判断はできますか？

Ⅱ．初期仮説の形成
a) 身体構造／心身機能
b) 機能障害
c) 活動制限
d) 参加制約

内省のポイント
- 情報に基づいて仮説を形成できますか？
- 何に基づいた仮説ですか？（先入観？　経験？）
- どのようにして仮説形成に至ったのですか？　その論理を説明できますか？
- 患者は仮説を支持しましたか？　情報は仮説を裏付けていますか？
- 患者のアウトカム（予後）についての予測は？
- 形成した仮説は，検査方法にどのような影響を及ぼしますか？
- 検査の方法，順序は？
- 環境因子が検査に及ぼす影響は？
- 他の診断情報が検査に及ぼす影響は？

Ⅲ．検査
a) テストと計測

内省のポイント
- 検査で用いるテストと計測方法を選択した理由は？
- そのテストと計測方法で仮説を支持あるいは否定することはできますか？
- そのテストや計測方法で状態の変化を確認できますか？　それらはMCID（minimal clinically important difference）が報告されているテストや計測方法ですか？
- どのように検査手順を計画しましたか？　他の手順は？
- 用いたテストや計測方法の計量心理学的特性（信頼性，妥当性など）を考慮したか説明できますか？
- 検査は実施していないが，患者の問題に影響を及ぼす可能性のある他の系統（神経系，筋骨格系など）について検討してください．
- 検査所見を同じ診断名の患者の所見と比較してください．
- 検査と計測方法はどのように患者のゴールと関連していますか？

Ⅳ．評価
a) 診断
b) 予後

（次ページに続く）

(続き)

内省のポイント

- どのようにして診断を下しましたか？ 診断に対する患者の反応は？
- 検査所見は初期仮説を支持あるいは否定しましたか？
- 取り組むべき最も重要な課題は何ですか？
- 患者のゴールと特定した課題との関連性は？
- 患者の予後に影響を及ぼす可能性のある因子は？
- 身体機能や環境，または社会的因子などが患者に及ぼす影響は？
- 患者の予後の根拠は？予後良好あるいは予後不良に関連する指標は？
- 患者との関係をどのように築きますか？
- 文化的要因はどのように患者の治療に影響しますか？
- 患者の行動や動機，治療への準備について何か考慮しますか？
- どのようにして患者がゴールを達成する能力を見極めますか？

V. 治療計画

a) 短期・長期ゴールの確認
b) アウトカムの確認
c) 理学療法の内容（頻度／強度，重要な要素）

内省のポイント

- どのようにして患者と家族のゴールを結びつけますか？
- ゴールは検査や評価を反映したものですか（ICF分類）？
- 理学療法の内容や治療計画（頻度，強度，予想される期間）をどのように決定しましたか？
- 理学療法による介入計画の重要な要素は，医学的診断とどのように関連していますか？
- 患者の個人因子や環境因子は，理学療法による介入計画にどのような影響がありますか？

VI. 介入

a) 理学療法による介入の際に利用した科学的根拠についての説明
b) 全体的なアプローチ／戦略の確認
c) 優先的に行う介入手順の説明
d) 介入の進め方（内容の変更など）の説明

内省のポイント

- 全体的な理学療法アプローチ・戦略（運動学習，筋力強化など）についての説明
  - この患者に対して基本的な介入方法をどのように修正しますか？
  - この患者について特別に留意すべき特徴はありますか？
  - あなたのアプローチ方法は，理論や最新のエビデンスとどのように関連していますか？
- 介入計画を立案する際に，どのようにして介入戦略を決定しましたか？
- 介入戦略の理論的な背景は何ですか？
- 介入戦略はICFによる主要な問題点とどのように関連していますか？
- 患者や家族に対する介入戦略を変更する必要があると判断する基準は何ですか？
- 介入戦略で調整が必要なものは何ですか？
- 他の医療職とコミュニケーションをとる必要がある内容は何ですか？
- どのような書類を作成しますか？
- どのようにして安全を確保しますか？
- 患者／家族に対する教育
  - 教育方法の概要は？
  - 学習スタイル／バリアについて，また患者や家族に対する教育方法について説明してください．
  - どのようにして患者の理解と同意を得ますか？
  - どのようなコミュニケーション手段（言語的，非言語的）が最も有効ですか？

VII. 再検査

a) 時期，頻度

内省のポイント

- 介入の効果を評価してください．何か修正する必要はありますか？
- 以前はわからなかったが，この時点で患者や家族に関して明らかになったことはありますか？
- ゴール達成に向けた状態に関して，ICFを用いて同じ診断名の他の患者と比較してください．

（次ページに続く）

(続き)
- 何らかの見落とし，誤解，過大評価，過小評価，再検討事柄などはありましたか？潜在的エラーに対処しますか？
- 患者や家族との関係に変化はありましたか？
- 治療的関係は変化しましたか？
- 新たな因子は患者のアウトカムに影響を及ぼしますか？
- 患者のゴールに向けた進み具合はゴール，予後，アウトカムに影響を及ぼしますか？
- ゴールに向けた進み具合に対する患者の見解（満足／不満）をどのように判断しますか？また，この患者の見解は治療計画に影響しますか？
- 理学療法は患者の人生にどのような影響を及ぼしましたか？

Ⅷ．アウトカム

a) 終了時の計画（フォローアップ，自助具，学校／仕事／社会復帰など）

内省のポイント

- 理学療法の効果はありましたか？アウトカムは何を用いて測定しましたか？MCIDを超える変化は認められましたか？
- 効果が認められた理由は？効果が認められなかった理由は？
- 患者がゴールを達成したかどうかについて，何を基準にして判断しますか？
- 患者が自宅，社会，仕事，学校，スポーツなどに復帰できる状態にあるかどうかについて，どのように判断しますか？
- 終了時に何らかのバリア（身体的，個人的，環境因子）はありますか？
- 患者の今後の人生に必要なものは何ですか？その根拠は？
- 患者にとって今後の理学療法の役割は何ですか？
- 今後の理学療法の必要性について，患者や家族はどのようなことを期待していますか？
- 患者の将来にわたる健康について，患者や家族とともにどのような計画を立てますか？

Ⅸ．指導者からのフィードバック

長所：

改善点：

MCID：臨床的に意味のある差異を示す最小の変化量．
文献4を参考に作成

文献

1) 「Clinical reasoning for manual therapists 1st edition」（Jones M & Rivett D, eds），Butterworth-Heinemann, 2004
2) Jones MA：Clinical reasoning in manual therapy. Phys Ther, 72：875-884, 1992
3) 「Physical Therapy of the Cervical and Thoracic Spine, 3rd edition」（R Grant, ed），pp85-104, Churchill Livingstone, 2002
4) Atkinson HL & Nixon-Cave K：A tool for clinical reasoning and reflection using the international classification of functioning, disability and health (ICF) framework and patient management model. Phys Ther, 91：416-430, 2011

第2章

クリニカルリーズニングの実際

1. 非特異的腰痛症
2. 肩関節周囲炎
3. 投球障害肩
4. 橈骨遠位端骨折
5. 股関節唇損傷
6. 股関節症・人工股関節置換術後
7. 膝関節症・人工膝関節置換術後
8. 膝前十字靭帯損傷・再建術後
9. 内側脛骨ストレス症候群/シンスプリント
10. 足関節捻挫
11. サルコペニア

第2章 クリニカルリーズニングの実際

1. 非特異的腰痛症

> 椅子から立ち上がる時や
> 長く立っている時に腰が痛くなる

瓦田恵三，中丸宏二

腰痛は運動器疾患のなかでも特に有訴者が多く，非特異的腰痛症はその80％以上を占める非常に頻度の高い疾患である．近年では症状の慢性化に心理社会的要因の影響が考えられており，機能的問題だけではなく，患者の心理社会的側面まで考慮したリーズニングが必要である．
提示症例でも機能的問題から症状の原因を探りながら，心理社会的因子の影響も考慮してリーズニングを進めた．

1 事前の情報整理

1）入手した情報は？

- 問診の前に，医師や他部門から得られた情報を整理する．

症例 ①医師からの情報

診 断 名：腰椎椎間板症
年　　齢：40歳
性　　別：女性
職　　業：主婦
家族構成：夫，長女（6歳）
主　　訴：数年前から腰痛を自覚．日常生活にはあまり影響はないが，椅子からの立ち上がりや長く立っていると腰が痛くなる．
画像所見：矢状面ではL5〜S1間の椎間板腔の狭小化が認められ，伸展も大きいので，この部位でのストレスが痛みの原因であると思われる（図1）．

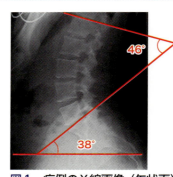

図1　症例のX線画像（矢状面）
腰椎前彎角は約46°，仙骨傾斜角は約38°．

2）この段階での仮説は？

- 情報の量が少ないため，この段階で仮説を絞り込むことは難しいが，いくつかの仮説を形成し，患者の問題をイメージしてみる．

1 仮説を立てるための思考プロセス

- 仮説を肯定する所見だけでなく，否定する所見についても考慮する．
- 情報を整理し，原因について仮説を立ててみる．

◆ 仮説を支持する所見・否定する所見 ①事前情報から

仮説（可能性の高い順）	支持する所見	否定する所見
❶ 侵害受容性疼痛？	◎ 画像上のレッドフラッグなし ◎ 特定の姿勢・動作で悪化	ー
❷ 腰椎の関節構造へのストレス増大？	◎ L5〜S1間の狭小化 ◎ 腰椎前彎・仙骨傾斜角の増強 ◎ 特定の姿勢・動作で悪化	ー
❸ 姿勢・アライメント（腰椎・骨盤）不良？	◎ 長時間の立位で悪化 ◎ 腰椎前彎・仙骨傾斜角の増強	ー
❹ 筋長・筋力のバランス不良？	◎ 腰椎前彎・仙骨傾斜角の増強 ◎ 特定の姿勢・動作で悪化	ー
❺ 筋・筋膜性腰痛？	◎ 特定の姿勢・動作で悪化	ー
❻ 心理社会的要因の影響？	◎ 慢性症状	× 日常生活の制限なし

◆ 思考プロセス ①事前情報からの仮説

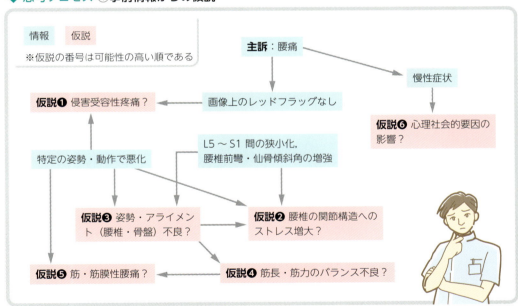

2 Check Point

Q1：画像所見からわかることは何か？

- 本症例の腰椎前彎角は約46°，仙骨傾斜角は約38°であった（図1）．
- 日本人の健常成人女性の腰椎前彎角の平均は27.5°，仙骨傾斜角の平均は14.0°との報告があり[1]，本症例の腰椎前彎と仙骨の前傾は大きいといえる．

Q2：椎間板の変性は腰痛の原因ではないのか？

- 腰痛がなくてもかなりの割合で椎間板の変性が認められることが報告されており[2]，椎間板の変性が腰痛の原因であるとの根拠はない．
- しかし，腰椎の前彎や仙骨の前傾が強いことを考慮すると，椎間板高が低下しているL5〜S1間においては，椎間板の後部線維や椎間関節は他の分節より圧迫を受けていることが推測される．

2 主観的評価

1）主観的評価の計画とその理由

- 臨床推論の過程で疼痛部位や原因となる構造だけでなく，症状に関連する潜在的な要素を理解する必要がある．
- この段階で行う問診と後で実施する身体的評価の情報を統合しながら，仮説形成・検証を進めていく．**表1**に特に重要と思われる問診内容を示した．
- **診断的トリアージ（レッドフラッグ**等の鑑別）を実施し，非特異的腰痛症以外の疾患を鑑別する[4〜7]．
- 発症時の状況，既往歴，過去の治療歴，患者の期待，症状に対する認識，仕事や日常生活の満足度，活動の制限の程度なども確認する．
- **被刺激性**[※1]を推測し，評価項目や治療の姿勢，手技などを決定する．

 診断名にかかわらず，必ず最初にレッドフラッグを確認し（**表2**），その可能性を除外しておく．

表1　問診内容

問診内容	推論内容
症状を誘発する動作	症状の原因となる組織・構造
痛みの部位・質	症状の原因となる組織・構造
痛みの程度	炎症の存在
	重症度／被刺激性
発症からの経過（悪化／変化なし／緩和）	痛みの期分け（急性期／亜急性期・慢性期）
	予後
	重症度／被刺激性
悪化要因／緩和要因	各要因における組織・構造との関連
	重症度／被刺激性
レッドフラッグ（**表2**）	該当項目の有無

文献3を参考に作成

表2　レッドフラッグ

- 20歳未満または55歳以上
- 最近の激しい外傷
- 進行性の非機械的な痛み（ベッド上の安静で軽快しない）
- 胸部痛
- 悪性腫瘍の既往
- 長期の副腎皮質ステロイドの使用
- 薬物依存，免疫抑制，HIV
- 全身の倦怠感
- 説明のできない体重減少
- 広範な神経学的徴候（馬尾症候群を含む）
- 構造的変形
- 発熱

文献4〜7を参考に作成

> **memo**
> **※1 被刺激性（イリタビリティー）**
> 症状の強さ，症状を引き起こす活動の程度，誘発された症状が元のレベルに戻るまでの時間で定義される．
> 例）腰椎伸展時にnumerical rating scale（以下，NRS）で8/10の痛みが出現し，その痛みは1時間ほど横にならなければ消失しない．
> →被刺激性が高いので，評価や治療では腰椎伸展に注意する．

2）問診スタート

PT 最初に腰の痛みを自覚したのはいつですか？
患者 6年前に出産した後，子供を抱き上げた時に腰が痛くなりました．
PT 何か治療はしましたか？
患者 特に何もせずに安静にしていたら楽になりました．
PT 最近の症状を教えてください．
患者 椅子から立つ時に瞬間的な鋭い痛み（NRS：5/10，図2症状①）と関節がずれるような感じが時々あります．また，1時間ぐらい立っていると腰が痛くなります（NRS：3/10，図2症状②）．あと，生理中も腰が痛くなります（NRS：2〜5/10，図2症状③）．
PT それぞれの痛みは同じですか？
患者 立ち上がる時と立っている時の痛みは同じ場所ですが，生理中の痛みはもっと下の広い範囲が痛くなります（図2症状③）．
PT 腰痛を緩和する方法はありますか？
患者 座って前かがみになれば1分以内に楽になります．ただ，生理中は常に鈍い痛み（図2症状③）があります．
PT 腰痛の原因は何だと思いますか？
患者 婦人科の病気が影響していると思います．また，注意して動いていないのが良くならない原因だと思います．なるべく動かない方が良いのでしょうか？
PT そんなことはありませんよ．
何か治療に期待することはありますか？
患者 今まで治療していなかったので少しでも良くなればと思っています．ただ，婦人科の病気が原因かもしれないので，閉経するまでは治らないかもしれません．

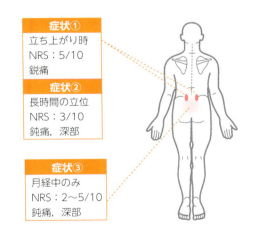

図2　初診時のボディチャート
各症状の部位とともに症状の悪化要因，NRS，痛みの質を示す．

> **症例** ②追加の問診で得た情報
>
> **既往歴**：11〜17歳まで新体操をしており，何度も腰痛を経験．
> **その他の病歴**：35歳頃より子宮内膜症と子宮筋腫で婦人科に通院中．
> **服薬状況**：ロキソニン®，漢方薬（芍薬甘草湯）→婦人科より処方．
> **その他**：急な体重減少や神経学的徴候（痺れ，感覚障害，筋力低下）の自覚症状なし．咳やくしゃみでの症状の誘発，悪化なし．
> **日本語版 Roland-morris disability questionnaire (RDQ)**[8]：1/24点　「腰痛のため，腰を曲げたりひざまずいたりしないようにしている」以外に制限なし（40歳代の女性腰痛有訴者の平均値は3.62点[8]）．

3）この段階での仮説は？

- 腰痛の特徴（**表3**）を踏まえて，事前に収集した情報からの仮説と，問診後の新たな情報を検討する．

表3　腰痛の主な原因構造と痛みの特徴

椎間板	・腰椎屈曲位（座位，前屈位），屈曲位での回旋，咳やくしゃみで悪化 ・腰椎伸展や伸展位で改善，痛みは腰部を横切るように分布
椎間関節	・立位，腰椎伸展で悪化，朝方のこわばり（関節症性変化がある場合） ・脊柱の側方（片側 or 両側）に分布
筋・筋膜	・腰椎屈曲や屈曲位の持続（筋の伸張）で悪化，腰椎伸展位で改善 ・脊柱の側方（片側 or 両側）に分布
仙腸関節	・特徴的な受傷機転（段差の踏み外し，殿部から転倒，妊娠など） ・片側性に出現することが多く，階段の上り下り，立ち上がり動作で悪化

文献5，9〜12を参考に作成

1 仮説を立てるための思考プロセス

- 情報を整理し，原因について仮説を再検討してみる．

◆ **仮説を支持する所見・否定する所見** ②**主観的評価から**　※青字は新たな所見

仮説	支持する所見	否定する所見
❶ 侵害受容性疼痛？	◎ 画像上のレッドフラッグなし ◎ 神経症状の訴えなし ◎ 1時間の立位で悪化 ◎ 前屈位で軽減 ◎ 立ち上がり時の瞬間的な痛み	× 月経時のみの持続痛
絞り込み！ ❷ 腰椎椎間関節へのストレス増大？	◎ L5〜S1間の狭小化 ◎ 腰椎前彎・仙骨傾斜角の増強 ◎ 立位で悪化，前屈位で軽減 ◎ 立ち上がり時の瞬間的な痛み ◎ 新体操の経験 ◎ 咳・くしゃみで悪化しない	× 月経時のみの持続痛

（次ページに続く）

（続き）

仮説	支持する所見	否定する所見
❸ 姿勢・アライメント（腰椎・骨盤）不良？	◎ 長時間の立位で悪化 ◎ 腰椎前彎・仙骨傾斜角の増強	× 月経時のみの持続痛
❹ 筋長・筋力のバランス不良？	◎ 腰椎前彎・仙骨傾斜角の増強 ◎ 1時間の立位・立ち上がりで悪化	× 月経時のみの持続痛
❺ 筋・筋膜性腰痛？	◎ 1時間の立位・立ち上がりで悪化 ◎ 脊柱の側方に症状	× 月経時のみの持続痛
NEW ❻ 腰椎・骨盤（仙腸関節）の不安定性？	◎ L5～S1間の狭小化 ◎ 年齢 ◎ 新体操の経験 ◎ 関節がずれる感覚 ◎ 出産経験	―
❼ 心理社会的要因の影響？	◎ 慢性症状 ◎ 症状に対する認識 　→「治らない」「婦人科の病気が原因」	× 日常生活の制限少ない 　（RDQ：1点）
NEW ❽ 婦人科の疾患の影響？	◎ 月経時のみの持続痛（婦人科通院中） ＊理学療法での対応困難	―
否定！ ❾ 椎間板由来？		× 立位で悪化, 前屈位で軽減 × 咳・くしゃみで悪化しない

◆ 思考プロセス ②主観的評価からの仮説

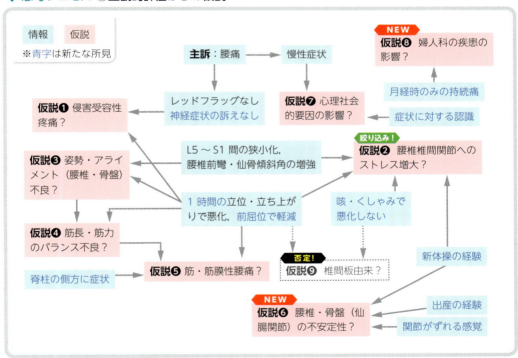

2 Check Point

Q1：不安定性を仮説に挙げた根拠は？
- 不安定性の臨床症状には前屈時の疼痛弧や前屈位からの復位での引っかかりなどがある．「関節がずれるような」感覚はこれらに類するものと考えられる．
- 患者の年齢が比較的若い場合，椎間板高の低下は周囲の靭帯を弛緩させ不安定性を引き起こす可能性がある[13]．
- 女性は妊娠に伴うホルモン分泌のために仙腸骨靭帯や恥骨結合が弛緩し，骨盤輪の可動性が増大するといわれており[14]，仙腸関節にも不安定性が存在する可能性がある．

Q2：婦人科の疾患と腰痛との関係は？
- 子宮内膜症では月経中に腰痛を訴える症例は約60％に上る[15]．
- 図2の**症状**③は月経中のみで特定の姿勢や動作に依らない持続的な痛みであることから，婦人科の疾患の影響が大きいと考えられるが，身体的評価の結果を考慮するまでは断定することは難しい．

Q3：被刺激性は？ また，この後の身体的評価で注意すべきことはあるか？
- 図2の**症状**①は立ち上がった瞬間のみ，**症状**②は1時間の立位で出現し前屈位で1分以内に改善するため，被刺激性は高くない．
- したがって，身体的評価で症状を悪化させる恐れは少ないので，最終域感を確認する検査も行えるだろう．

> **Pit Fall** 経験の浅いセラピストは少ない臨床パターンに患者を無理に当てはめないように注意する．できるだけ多くの推論を立て，それを検証していく作業をくり返すこと．

3 身体的評価

- 主観的評価の終了時には問題の性質や患者の機能に及ぼす影響について，いくつかの仮説が形成されていなければならない．この仮説をもとに身体的評価の方向性や内容を考え，評価の優先順位について判断する．
- 身体的評価中も臨床推論を進めながら，患者の状態に合わせて評価内容の追加・省略を行う．必要があれば問診により新たな情報を収集することで評価内容を修正していく．
- 現時点での有力な仮説は以下の通りである．
    ⓐアライメント不良，運動・動作パターン異常による腰椎椎間関節へのストレス増大
    ⓑ腰椎・骨盤帯の不安定性
    ⓒ筋・筋膜性疼痛
    ⓓ仙腸関節由来の痛み
    ⓔ心理社会的問題

1) 身体的評価項目とその解釈（初診時）

	評価項目	評価の目的	結果	解釈
1	立位姿勢の評価（図3）	アライメントの影響（構造へのストレス，可動域や筋長など）を確認	・骨盤前傾位 ・左骨盤軽度挙上位 ・下位腰椎伸展位 ・両膝過伸展位	腰椎椎間関節への圧迫増大（左＞右），股関節屈筋群・左腰方形筋の短縮
2	腰椎自動運動検査（図4）	動作分析，症状誘発	・前屈位からの復位：早期に腰椎伸展 ・後屈：下位腰椎伸展優位，他動的圧迫で痛み（NRS：3/10） ・右側屈：腰椎可動性低下，左腰部に伸張感の訴え ・後屈・左側屈：左腰部に痛み（NRS：2/10）	下位腰椎伸展運動優位，関節への圧迫ストレス（左＞右） 左腰方形筋の短縮
3	運動・動作パターン分析	運動・動作パターンの影響（異常パターンによる構造へのストレス）を確認	・立ち上がり：早期に腰椎伸展 ・体幹起き上がり（図5）：両側踵挙上，骨盤前傾 ・股関節伸展（図6）：両側で大殿筋の活動遅延，脊柱起立筋の早期収縮，骨盤前傾，腰椎伸展 ・股関節外転：問題なし	大殿筋の機能不全や腰椎過可動性による腰椎伸展優位パターン，腹筋・股関節屈筋の相互作用の機能不全などによる腰椎構造へのストレス増加
4	腰椎他動運動検査[17]	他の検査で示唆された可動域制限や過可動性，痛みの有無を確認	・他動椎間生理学的運動（PPIVMs）：L4〜S1間に過可動性，L2〜4に低可動性 ・他動椎間副運動（PAIVMs）：左L4〜S1間で筋スパズム・痛み誘発，L2〜4に低可動性	L4〜S1間の不安定性，軟部組織や結合組織の問題，不安定性による筋緊張亢進
5	股関節可動域検査	他の検査で示唆された可動域制限を確認	正常範囲内	股関節の可動域は腰痛に関連なし
6	筋長検査[18]	他の検査で示唆された筋長の問題を確認	・Modified Thomas test（図7）：両側の腸腰筋短縮 ・Ely's test：正常 ・Ober's test：正常 ・腰方形筋（腰椎自動側屈）：右側屈で腰椎可動性低下	腸腰筋と左腰方形筋の緊張亢進や短縮，股関節伸展可動域が正常であることから，可動域測定時に腰椎伸展の代償が生じた可能性
7	徒手筋力検査（MMT）	他の検査で示唆された筋力低下，主動筋・拮抗筋のバランスを評価	・腹筋：3−/5 ・背筋：4/5 ・腸腰筋：右4/5，左4＋/5 ・大殿筋：右3＋/5，左3＋/5 ・ハムストリングス：右4/5，左4/5 ・中殿筋：右4/5，左4/5	腹筋，大殿筋の筋力低下が動作パターンに影響？
8	筋の触診	筋緊張の亢進・低下，圧痛，トリガーポイントの評価	脊柱起立筋，腸腰筋，腰方形筋の緊張亢進と圧痛（腰方形筋では右側で圧痛が強い），トリガーポイントなし	筋緊張亢進による拮抗筋の抑制，姿勢・動作パターンへの影響
9	呼吸パターンの評価	グローバル筋[※2]が過活動する異常パターンの有無を確認	・上部胸式呼吸 ・下位肋骨の外側への拡張制限	グローバル筋の過活動，ローカル筋[※3]の機能低下の可能性

（次ページに続く）

(続き)

	評価項目	評価の目的	結果	解釈
10	ローカル筋の機能評価[19]（図8）	腰椎・骨盤帯の安定に作用するローカル筋の機能を確認	・圧の低下（2 mmHg） ・骨盤前傾，腰椎伸展	姿勢，運動・動作パターン，不安定性などにローカル筋の機能不全が影響？
11	腰椎の不安定性の評価	症状に影響する不安定性の有無を評価	Prone instability test[20] 陽性（図9）	下位腰椎の不安定性が症状に影響？
12	仙腸関節の機能評価[11, 21, 22]	症状が仙腸関節由来であるかの鑑別 不安定性の評価	・Distraction test，Compression test，Gaenslen's test，Thigh thrust test，Sacral thrust test はすべて陰性 ・Active SLR test 陰性	仙腸関節が症状に影響している可能性は低い

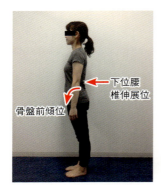

図3　立位姿勢（矢状面）

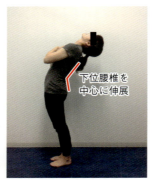

図4　腰椎の自動伸展

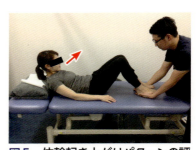

図5　体幹起き上がりパターンの評価[16]

腹筋と股関節屈筋の相互作用を評価．

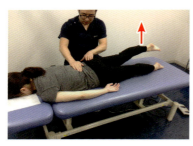

図6　股関節伸展パターンの評価[16]

ハムストリングス，大殿筋，脊柱起立筋，肩関節周囲筋の始動順序と筋活動の程度を観察．

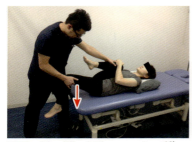

図7　Modified Thomas test[18]

①患者は背臥位で膝から下をベッド端から垂らし，一方の下肢を屈曲して膝を抱える．
②セラピストは腰椎の伸展と骨盤の前傾が出現しないようにモニターしながら，もう一方の下肢を下へ降ろしていく．
③腸腰筋や大腿直筋，大腿筋膜張筋などの筋長を評価できる．

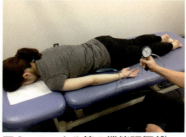

図8　ローカル筋の機能評価[19]

①腹臥位で圧バイオフィードバック装置の中央を臍，遠位端を左右のASISを結んだ線上に位置させる．
②圧パッドを70 mmHgに加圧し，安静呼吸時の呼気後に下腹部を引き込む．
③脊柱や骨盤の動き，腹壁の膨隆を伴わずに，圧が4〜10 mmHg低下することが理想．

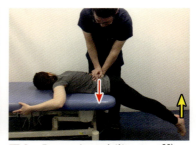

図9　Prone instability test[20]

①患者は腹臥位で下肢をベッドから出し足を床に着ける．
②セラピストは腰椎に背側から腹側方向に圧を加え，痛みが誘発されるかを確認．
③次に患者は下肢を床から持ち上げた状態でセラピストが同様に圧を加えた場合に痛みが軽減または消失すれば腰椎に不安定性があると判断する．

> **memo**
> **※2 グローバル筋**[19]
> 腹直筋や外腹斜筋，脊柱起立筋群などの椎骨に直接付着せず，多分節を横断する表在に位置する筋群．
> **※3 ローカル筋**[19]
> 腹横筋や多裂筋などの脊柱の分節的安定性に関与する筋群．内腹斜筋後部線維も含む．

症例 ③追加情報

日本語版 Pain Catastrophizing Scale（PCS）[23]：13/52点

※30点以上が臨床的に意義のあるスコアとされている[24]．

2）思考プロセス

1 仮説を立てるための思考プロセス

● 客観的評価の結果から仮説を絞り込む．

Pit Fall 初期仮説に固執しない！自らの思考過程を客観的に分析し，仮説の修正をくり返す．

◆ **仮説を支持する所見・否定する所見** ③身体的評価後　※青字は新たな所見

仮説	支持する所見	否定する所見
絞り込み！ ❶ 姿勢・アライメントや運動・動作パターン不良による腰椎椎間関節へのストレス増大？	◎ L5〜S1間の狭小化 ◎ 腰椎前彎・仙骨傾斜角の増強 ◎ 立位で悪化，前屈位で軽減 ◎ 新体操の経験 ◎ 咳・くしゃみで悪化しない ◎ L4〜S1 過可動性 ◎ 後屈＋他動的圧迫，後屈・左側屈で痛み誘発 ◎ 骨盤前傾位，左骨盤挙上位，下位腰椎伸展位 ◎ 腰椎伸展優位の運動・動作パターン	ー
絞り込み！ ❷ 下位腰椎の不安定性？	◎ L5〜S1間の狭小化 ◎ 年齢 ◎ 新体操の経験 ◎ 関節がずれる感覚 ◎ 出産経験 ◎ L4〜S1 過可動性 ◎ Prone instability test 陽性 ◎ 仙腸関節機能不全なし ◎ ローカル筋の機能不全 ◎ 上部胸式呼吸	✕ 自動運動での疼痛弧や引っかかりなし
❸ 筋・筋膜性腰痛？	◎ 1時間の立位・立ち上がりで悪化 ◎ 脊柱の側方に症状 ◎ 脊柱起立筋，腸腰筋，腰方形筋の緊張亢進・短縮・圧痛	ー
❹ 心理社会的要因の影響？	◎ 慢性症状 ◎ 症状に対する認識 →「治らない」「婦人科の病気が原因」	✕ 日常生活の制限少ない（RDQ：1点） ✕ 日本語版PCS：13点
否定！ ❺ 仙腸関節機能不全？		✕ 疼痛誘発テスト陰性 ✕ Active SLR test 陰性

◆ 思考プロセス ③身体的評価後の仮説

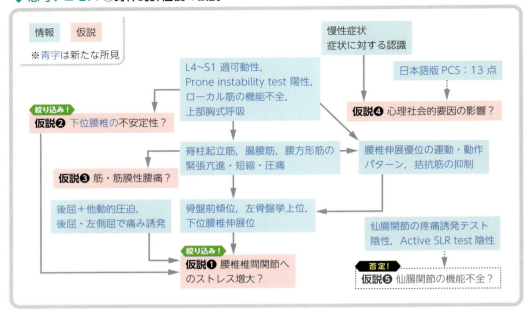

2 Check Point

Q1：呼吸パターンの異常が症状に影響する理由は？

- 慢性腰痛患者では横隔膜呼吸ができず，腹斜筋群や腹直筋，脊柱起立筋などの過活動によりローカル筋の機能が低下するといわれている[19]．
- 横隔膜や腹横筋，骨盤底筋，深部脊椎内在筋は協調して働くので，1つの機能障害が起これば他にも影響が及び，必然的に脊椎安定化にも影響が出る[5]．

Q2：自動運動で疼痛弧や引っかかりが観察されなかったにもかかわらず，不安定性が否定されないのはなぜか？

- 腰椎の他動運動検査でL4〜S1に過可動性を認めたこと，Prone instability testが陽性であったことが主な理由である．
- 腰椎の椎間検査での可動性が増大している場合のX線画像における不安定性に対する感度は46％，特異度は81％と報告されている[25]．

Q3：仙腸関節の機能障害を否定した根拠は？

- 今回実施した仙腸関節の5つの疼痛誘発検査のうち（p.32 表-12），3つ以上で陽性の場合には仙腸関節の局所ブロックに対する感度は91％，特異度は78％と報告されており[26]，すべてが陰性の場合は仙腸関節が痛みの原因である可能性は低い．
- Active SLR testについては，仙腸関節の不安定性に対する信頼できる診断精度は報告されていないため，陰性であったとしても仙腸関節に不安定性がないとは断言できない．

4　初回の治療

- 効果的な治療を進めるためには，主観的評価，客観的評価から得られた問題点だけでなく，患者の過去の経験，態度，信念なども含めた心理社会的問題についても考慮する．
- 治療中でも推論を継続し，必要があれば評価や治療プログラムを修正しながら進めていく．
- 初回の治療は以下の仮説をもとにして計画・実施した．
    ⓐ 下位腰椎不安定性，立位姿勢や運動・動作パターン（呼吸含む）の異常，筋機能不全による筋・筋膜性疼痛と下位腰椎椎間関節へのストレス増大による痛み（図2症状①，②）
    ⓑ 心理社会的要因による症状の慢性化
    ⓒ 婦人科の疾患による痛み（図2症状③）

 婦人科の疾患に対しては理学療法の適応外であるため，図2症状③に関しては心理社会的問題に対するアプローチによって症状が軽減するか経過観察する．

1）初回の治療項目

	治療項目	目的
1	等尺性収縮後リラクセーション（PIR，図10，11）	筋緊張が亢進している筋（脊柱起立筋，腸腰筋）の緊張を軽減し，姿勢，運動・動作パターンを修正する
2	腰椎関節モビライゼーション	可動性が低下しているL2～L4間の可動性を改善することで，下位腰椎伸展優位のアライメントや運動・動作パターンを修正する
3	呼吸パターンの修正エクササイズ	グローバル筋を抑制し，ローカル筋の活動を促す
4	ローカル筋の再教育（図12）	・腰椎の安定性向上とグローバル筋の抑制 ・姿勢，運動・動作パターンの改善
5	ホームエクササイズ，自己治療の指導	・腸腰筋のセルフマッサージ，左腰方形筋のストレッチング ・呼吸パターン・ローカル筋のエクササイズ

PIR = post isometric relaxation

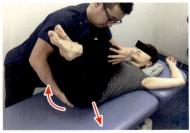

図10　脊柱起立筋へのPIR[16]
①患者に脊柱の伸展方向へ軽く脊柱起立筋を収縮させ20～30秒保持させる．
②その後，リラックスさせ，セラピストはさらに脊柱を屈曲させる．
③これを3～4回くり返す．

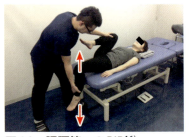

図11　腸腰筋へのPIR[16]
①Modified Thomas testの肢位で，患者は股関節屈曲方向に軽く力を入れた状態で20～30秒保持する．
②その後，リラックスさせ，セラピストはさらに股関節を伸展させる．
③これを3～4回くり返す．

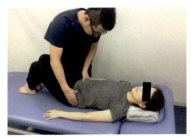

図12　ローカル筋の再教育[19]
①呼気に合わせて腹部を脊柱の方向に引き込む．
②セラピストは指をASISの内下方で腹直筋の外側に沈め，深部での緩やかな緊張の高まりを触診する．
③最終的に安静呼吸を維持したまま10秒間収縮が持続可能になるまで練習する．
※背臥位で収縮の感覚を理解するのが難しい場合は，四つ這い位で実施すると理解しやすい．

2）初回の治療後の再評価と解釈（図13）

	再評価	解釈
	後屈＋他動的圧迫，後屈・左側屈での痛みに変化なし（可動域は改善）	上位腰椎の可動性は改善したが，下位腰椎不安定性が残存しているために痛みは変わらなかった
	体幹起き上がり，股関節伸展パターンの改善	脊柱起立筋と腸腰筋の緊張が低下した．腹筋と大殿筋は拮抗筋の緊張により抑制されていた可能性
	患者の認識の変化（婦人科の疾患だけではなく，姿勢や動作の問題が影響している）	自動運動の可動域が改善したこと，体幹起き上がり，股関節伸展が容易になったことでセラピストによる原因の説明を理解した

症状①・②
後屈＋他動的圧迫
NRS：3/10
後屈・左側屈
NRS：2/10

図13　思考プロセス③　初回治療の終了後

3）次回来院時の状態の予測

- 脊柱起立筋と腸腰筋の筋緊張・圧痛の軽減，腹筋と大殿筋の筋力向上が予測される．
- 後屈に他動的圧迫を加えた場合と後屈・左側屈での痛みはあまり改善しないものと思われる．
- ローカル筋の機能低下や呼吸パターンの問題があるため，それらや筋長・筋力の不均衡がホームエクササイズにより若干の改善を示したとしても，立位のアライメントや運動・動作パターンは大きく変化しないと思われる．

 エクササイズを患者に丸投げしない．正確なエクササイズができるまでは，セラピストが目的とする反応が得られているかどうかを必ずモニターする．

5　1週間後の治療

1）治療前の再評価

- 2回目以降の治療前には，主訴や初回評価時に問題があった項目を中心に，再評価を必ず実施する．初期仮説や治療，指導内容に問題はなかったか，患者の状態の変化などを明らかにする．
- 再評価の結果によって，追加の情報収集や仮説の修正，それに伴う治療プログラムの変更を検討する．

2）問診

PT　この1週間，痛みはどうでしたか？
患者　この1週間は痛みを感じることはありませんでした．
PT　（これは良くなったと解釈できるのか？）
この1週間，長時間立つようなことはありましたか？
患者　いいえ，そのような状況はありませんでした．だから，痛みが出なかっただけなのかもしれません．
ただ，立ち上がる時や，物を持ち上げる時の姿勢に気をつけているのも影響していると思います．
PT　ホームエクササイズは実施できましたか？
患者　実は腸腰筋のマッサージは押すと痛みがあったのでやりませんでした．悪くなるような気がして….
PT　（痛みに対する恐れが強い？　初回の問診時に「なるべく動かない方が良いですか？」と聞いていたので，心理面を質問票で確認してみよう．）

> **症例　④追加情報**
> 日本語版 Fear-avoidance beliefs questionnaire（FABQ-J）[27]：15/24点（項目2〜5の合計）
> ※FABQは項目2〜5の合計が15点以上で恐怖回避思考が強いとされる[28]．

3）再評価項目

- 再評価の結果はおおよそ初回の治療後の予測通りであり，恐怖回避思考が疑われた以外は仮説が大きく修正されるような所見はなかった．

	評価項目	結果	解釈
1	立位姿勢の評価	・左骨盤の挙上は消失 ・骨盤の前傾，下位腰椎の伸展は変化なし	・左腰方形筋の筋長が改善 ・関与する筋の筋力や活動のバランス不良が残存？

（次ページに続く）

(続き)

	評価項目	結果	解釈
2	腰椎自動運動検査	・痛みは変化なし ・可動域は増大	・下位腰椎の不安定性は残存しているため，下位腰椎へのストレスに大きな変化はない ・上位腰椎の可動性が改善したために全体として可動域が改善？
3	運動・動作パターン分析	・体幹起き上がりパターンで踵が挙上 ・股関節伸展パターンで大殿筋の収縮のタイミングが改善	異常な運動・動作パターンに影響しているグローバル筋の活動は減少しているが，腸腰筋は依然として過剰に活動している
4	腰椎他動運動検査	・L2〜L4の可動性は改善 ・L4〜S1の過可動性	初回の関節モビライゼーションの効果
5	筋長検査	・Modified Thomas testは陰性 ・左腰方形筋の短縮（−）	初回の治療とホームエクササイズにより改善している
6	MMT	腹筋：4/5，大殿筋：4/5	腸腰筋の緊張低下，ローカル筋の機能改善が影響？
7	筋の触診	脊柱起立筋と右腰方形筋の圧痛は軽減，腸腰筋の圧痛は残存	セルフマッサージを実施しなかったことが影響？
8	呼吸パターンの評価	吸気でわずかに胸郭が上方移動（初回からは減少）	改善傾向ではあるが，今後も継続が必要
9	ローカル筋の機能評価	圧の低下（5 mmHg），脊柱起立筋の収縮は認められる	改善傾向ではあるが，今後も継続が必要 可能であれば難度を上げる？

4）思考プロセス

Q1：初回の治療後から2回目の治療までの間に痛みが生じなかったことはどう解釈するか？

- 今回の症例の**症状**①，②（**図2**）の悪化要因は1時間以上の立位と立ち上がり動作（初回の問診によると「時々」である）であり，被刺激性は低い．したがって，初回の治療から2回目までの間に痛みを経験しなかったことを治療効果と解釈するのは難しいかもしれない．

Q2：上位腰椎の可動性やローカル筋の機能に改善が認められているにもかかわらず，後屈動作に圧迫を加えた場合と後屈・左側屈での痛みに変化がない理由は？

- 下位腰椎の不安定性に関しては，1回の治療と1週間のホームエクササイズで改善するとは考えにくいため，最終可動域では下位腰椎は同様のストレスを受けると考えられる．

Q3：心理社会的要因についてはどのようにアプローチするか？

- 腰部痛のガイドラインでは心理社会的要因に対しては認知行動療法が推奨されているが[4, 6, 7]．破局的思考と恐怖回避思考に関しては，一般的な有酸素運動や筋力トレーニングなどで改善することが報告されている[29, 30]．
    - ただし，症状に対する誤った認識についてはセラピストが症状のメカニズムや予後を示す必要があると考える．
    - 臨床的には，慢性的な症状でこれまでに十分な説明を受けた経験のない患者は，症状のメカニズムを説明するだけで主観的な症状が軽減することをよく経験する．

5）2回目の治療

	治療項目	目的
1	等尺性収縮後リラクセーション（PIR）	筋緊張が亢進している筋（脊柱起立筋，腸腰筋）の緊張を軽減し，姿勢，運動・動作パターンを修正する
2	腸腰筋に対する軟部組織モビライゼーション	腸腰筋の緊張低下，セルフマッサージに対する患者の不安を取り除く
3	腰椎関節モビライゼーション	可動性が低下しているL2～L4間の可動性を改善することで，下位腰椎伸展優位のアライメントや運動・動作パターンを修正する
4	呼吸パターンの修正エクササイズ	グローバル筋を抑制し，ローカル筋の活動を促す
5	ローカル筋の再教育	腰椎の安定性向上とグローバル筋の抑制，姿勢，運動・動作パターンの改善
6	ヒールスライド（図14）	ローカル筋の収縮を維持させた状態で，腰椎の伸展や骨盤の前傾を制御する
7	ホームエクササイズ，自己治療の指導	腸腰筋のセルフマッサージ，呼吸パターン・ローカル筋のエクササイズ，ヒールスライド

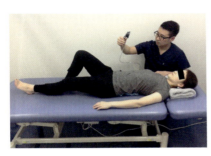

図14　ヒールスライド
①ローカル筋を収縮させ，骨盤の前傾と腰椎の伸展が起こらないように注意しながら，一方の踵を滑らせて下肢を伸展させ，ゆっくりと元の位置に戻す．
②圧バイオフィードバック装置のパッドを腰の下に敷いて40 mmHgに加圧し，運動中に圧の変化がないように制御する．
③左右10回ずつ実施する．

 漫然と同じプログラムを継続しない．毎回，再評価項目をチェックし，患者の状態の変化に応じてプログラムを修正していく．

おわりに

- 本症例では痛みの原因構造として下位腰椎の椎間関節を主要な仮説とし，その構造にストレスを及ぼす要因として姿勢や運動・動作パターン，筋長・筋力のバランス不良，腰椎の不安定性などを予測，身体的評価によって確認，治療を実施した．また，その過程で心理社会的要因が疑われたため，対応する質問票によって評価し，その結果に応じたアプローチを実施した．
  - ▶ 今後は腰椎の不安定性に対してローカル筋のエクササイズを継続しながら，姿勢や運動・動作パターンの修正エクササイズを背臥位から座位，立位へと徐々に不安定な肢位へ発展させていく必要がある．
  - ▶ 最終的に立位姿勢や立位を含む動作において，適切にローカル筋の収縮が可能となり，腰椎と骨盤の静的・動的アライメントがコントロールできるようになることが目標である．
- 本稿では腰部の特定構造に対する力学的ストレスの原因の分析を中心にリーズニングを展開した．評価によって得られるさまざまな情報の価値を正しく認識し，仮説をより多

く形成するためには一定の知識が必要であり，その仮説を検証するための各検査には診断精度という限界があることも知っておかなければならない．

▶ また，心理社会的要因が疑われる場合には，急性期であってもスクリーニングと症状の慢性化の原因となる因子への早期のアプローチが必要となる．

文献

1) 宝亀 登，里見和彦：スパイナルマウスによる日本人健常成人の姿勢分析．関東整形災害外科学会雑誌，33(4)：211，2002
2) Jarvik JJ, et al：The longitudinal assessment of imaging and disability of back (LAIDBack) study. Spine, 26 (10)：1158-1166, 2001
3) 「ビジュアル実践リハ 整形外科リハビリテーション」(神野哲也/監，相澤純也，中丸宏二/編)，羊土社，2012
4) Chou R, et al：Diagnosis and Treatment of Low Back Pain：A Joint Clinical Practice Guideline from the American College of Physicians and the American Pain Society. An Intern Med, 147：478-491, 2007
5) 「脊椎のリハビリテーション 臨床マニュアル 上巻」(Liebenson C/編，菊池臣一/監訳)，エンタプライズ，2008
6) van Tulder M, et al：European guidelines for the management of acute nonspecific low back pain in primary care. Eur Spine J, 15 (Suppl.2)：S169-191, 2006
7) Koes BW, et al：An updated overview of clinical guidelines for the management of non-specific low back pain in primary care. Eur Spine J, 19：2075-2094, 2010
8) 鈴鴨よしみ：Roland-Morris Disability Questionnaire (RDQ) によるアウトカム評価．日本腰痛会誌，15(1)：17-22, 2009
9) 「Clinical Anatomy of the Lumbar Spine and Sacrum 4th edition」(Bogduk N), Elsevier, 2005
10) 「Orthopedic Physical Assessment 4th edition」(Magee DJ), Saunders, 2002
11) 「エビデンスに基づく整形外科徒手検査法」(Cleland J/著，柳澤 健，赤坂清和/監訳)，エルゼビアジャパン，2007
12) 隈元庸夫，伊藤俊一：非特異的腰痛の理学療法における臨床推論とディシジョンメイキング．理学療法，28(11)：1339-1349, 2011
13) Diagnosis and Treatment of Movement Impairment Syndromes (Sahrmann S), Mosby, 2002
14) 神内拡行，内山由布子：妊婦・褥婦の腰痛症と理学療法．理学療法，21 (6)：801-808, 2004
15) 「標準産科婦人科学 第4版」(岡井 崇，綾部琢哉/編)，医学書院，2011
16) 「Assessment and Treatment of Muscle Imbalance：The Janda Approach」(Page P, et al/eds), Kinetics Pub, 2010
17) 「Maitland's Vertebral Manipulation 7th edition」(Maitland GD, et al/eds), Elsevier, 2005
18) 「Muscles：Testing and Function with Posture and Pain 5th edition」(Kendall FP, et al/eds), Lippincott Williams & Wilkins, 2005
19) 「Therapeutic Exercise for Lumbopelvic Stabilization：A Motor Control Approach for the Treatment and Prevention of Low Back Pain 2nd edition」(Richardson C, et al/eds), Churchill Livingstone, 2004
20) Hicks GE, et al：Interrater reliability of clinical examination measures for identification of lumbar segmental instability. Arch Phys Med Rehabil, 84：1858-1864, 2003
21) Mens JM, et al：Reliability and validity of the active straight leg raise test in posterior pelvic pain since pregnancy. Spine, 26 (10)：1167-1171, 2001
22) 「The Pelvic Girdle：An approach to the examination and treatment of the lumbopelvic-hip region 3rd edition」(Lee D/ed), Churchill Livingstone, 2004
23) 松岡紘史，坂野雄二：痛みの認知面の評価：Pain Catastrophizing Scale 日本語版の作成と信頼性および妥当性の検討．心身医学，47 (2)：95-102, 2007
24) 「The Pain Catastrophizing Scale. User Manual」(Sullivan MJL), 1995
http://sullivan-painresearch.mcgill.ca/pdf/pcs/PCSManual_English.pdf (2017/3/2 アクセス)
25) Fritz JM, et al：Accuracy of the clinical examination to predict radiographic instability of the lumbar spine. Eur Spine J, 14：743-750, 2005
26) Laslett M, et al：Diagnosing painful sacroiliac joints：a validity study of a McKenzie evaluation and sacroiliac provocation test. Aust j Physiother, 49：89-97, 2003
27) 松平 浩，他：日本語版Fear-Avoidance Beliefs Questionnaire (FABQ-J) の開発－言語的妥当性を担保した翻訳版の作成．整形外科，62 (12)：1301-1306, 2011
28) Crombez G, et al：Pain-related fear is more disabling than pain itself：evidence on the role of pain-related fear in chronic back pain disability. Pain, 80 (1-2)：329-339, 1999
29) Smeets RJ, et al：Reduction of pain catastrophizing mediates the outcome of both physical and cognitive-behavioral treatment in chronic low back pain. J Pain, 7 (4)：261-271, 2006
30) Mannion AF, et al：A randomized clinical trial of three active therapies for chronic low back pain. Spine, 24 (23)：2435-2448, 1999

第2章 クリニカルリーズニングの実際

2. 肩関節周囲炎

手が後ろに回らない

川井誉清

はじめに

肩関節周囲炎は外傷性，非外傷性にかかわらず，肩甲上腕関節周辺に生じた痛みや拘縮による機能障害を総称しているため，まずは病態および病期を理解する必要がある．また手が後ろに回らない（結帯動作の制限）は機能障害のなかでも特に難渋することが多い．そのため，解剖学的知識だけではなく，患者の日常生活において多く用いられる作業姿勢や上肢の使い方を考慮したリーズニングが必要である．
提示症例でも機能的問題からの症状の原因を探りながら，どのようにしたら手が後ろに回りやすく，動作が可能になるか問題解決的思考によりリーズニングを進めた．

1 事前の情報整理

1）入手した情報

- 問診の前に医師や他部門より得られた情報を整理する．

症例 ①医師からの情報

診断名：右肩関節周囲炎
年　齢：40歳代
性　別：女性
職　業：主婦，パート（事務）
家族構成：夫，長男（8歳）
主　訴：6カ月前より右肩の重怠さを自覚し，徐々に動作時痛に続いて夜間痛が出現してきたが，最近夜は眠れるようになってきた．痛みを我慢して動かしていたら挙上制限とともに後ろに手が回らなくなってきた．
画像所見：X線画像上明らかな所見はない（図1）．

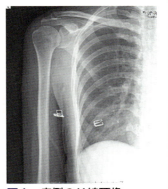
図1　症例のX線画像

2）この段階での仮説

- 情報量が少ないため，この段階では仮説を絞り込むことは難しいが，いくつかの仮説を形成し，患者の問題点をイメージしてみる．

1 仮説を立てるための思考プロセス

- 仮説を肯定する所見だけではなく，否定する所見についても考慮する．
- 情報を整理し，原因について仮説を立ててみる．

◆ 仮説を支持する所見・否定する所見 ①事前情報から

仮説（可能性の高い順）	支持する所見	否定する所見
❶ 炎症症状？	◎ 画像上問題なし ◎ 動作時痛あり ◎ 動作制限（挙上や結帯動作）	× 夜間痛なし × 安静時痛なし
❷ 肩甲上腕関節の可動性低下？	◎ 動作制限（挙上や結帯動作）	―
❸ 代償動作による痛み？	◎ 動作時痛あり ◎ 動作制限（挙上や結帯動作）	―
❹ 姿勢・アライメント不良？	◎ 動作制限（挙上や結帯動作）	―

◆ 思考プロセス ①事前情報からの仮説

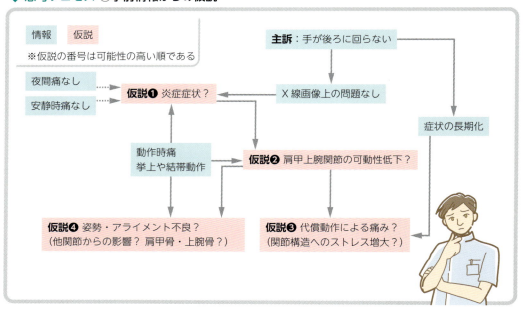

2 Check Point

Q1：X線画像所見からわかることは何か？

- 肩関節周囲炎はX線画像では特に異常がないのが1つの特徴である．
- 石灰沈着性腱板炎や骨腫瘍などの全く違う疾患を否定でき，肩関節周囲炎以外の病気をきちんと見逃さないことが重要である[1]．
- 本症例の場合は明らかな所見は見当たらない．

> **※1 MRIやエコー検査でわかることは？**
> MRI上で下部の関節包と滑膜の厚さが4mm以上であれば癒着性関節包炎の診断精度が高い（感度70％，特異度95％）．関節液の貯留量や烏口上腕靭帯の厚さでは確定診断が困難である[2]．また，エコー検査で癒着性肩関節包炎患者に対して烏口上腕靭帯最肥厚部測定を行ったところ，対照群に比べ有意に厚かった[3]．また診断基準を，肩峰に対して棘状筋腱の滑走が持続的に制限された状態と仮定したときの動的なエコー画像診断は感度91％，特異度100％，精度92％で信頼性のある技法である[4]．

2 主観的評価

1) 主観的評価の計画とその理由

- 臨床推論の過程で，痛み部位や原因となる解剖学的構造だけでなく，症状に関連する病態や病期を理解する必要がある．
- この段階で行う問診はリスクファクターがないか確認しながら行い，身体の機能の情報を統合しながら仮説・検証をくり返して進めていく（**表1，2**）．
- 現病歴，既往歴，過去の治療歴，糖尿病の有無（血糖値がコントロール不良であると治療が難渋するため）を確認する必要がある．
- 痛みがある場合はその痛みの程度による仕事内容や日常生活への影響の程度，それによる活動制限の程度なども確認する．

表1 問診内容

問診内容	推論内容
症状を誘発する動作	症状の原因となる組織・構造
痛みの部位，質	症状の原因となる組織・構造
痛みの程度	炎症の存在
	重症度/被刺激性
発症からの経過	痛みの病期分類（急性期，亜急性期，慢性期）
	予後
	重症度/被刺激性
悪化要因/緩和要因	各要因における組織・構造との関連
リスクファクター（**表2**）	該当項目の有無

表2 肩痛のリスクファクター

- 糖尿病，甲状腺疾患，心疾患，呼吸循環器疾患，乳房切除，脳卒中などの既往[5]
- 併発症（糖尿病や心疾患，喫煙歴など）の数が多い[6]
- 心臓手術を受けた男性患者[7]
- くも膜下出血の既往[8]
- デスクワーク中心の従事者[9]
- 血中脂質値（トリグリセリド，コレステロール）が高い[10]

2）問診スタート

PT 現在，夜寝るときに痛みはありますか？

患者 以前は夜中に痛くて目が覚め，手の置き場所が決まらず眠れませんでしたが，枕を抱えるようにして寝たら楽になってきました．まだ朝起きたときに痛みがあります．

PT どこが痛みますか？また，起きた後も続いていますか？

患者 肩全体が痛くなりますが，特に腕の外側が痛くなります．起きて動いているうちに症状は楽になってきます．

PT 日中に特に困る症状を教えてください．どの辺が痛くなりますか？

患者 着替えやエプロンをつける時など後ろに手が回らなくて辛いです．動かしていると肩の前側が痛くなり，外側が張ってきます（図2症状①・②）．痛くても我慢して動かしていった方がよいのでしょうか？

PT そんなことはないですよ．痛みを我慢して動かしていたら楽になりますか？

患者 無理に腕を後ろにもっていくと余計に痛くなり，しばらく動かせなくなってしまいます．

PT 首を動かしたりして肩に痛みは出ますか？また，痛くなった場合，楽になる方法はありますか？

患者 首を動かして肩が痛くなることはありませんが，無理に動かしていると肩の凝りをひどく感じます．手を後ろにもっていかなければ，我慢できないほどの痛みはありませんが，しばらく抱えるようにしていれば少し落ち着きます．

PT 手が後ろに回らないこと以外に困ることはありますか？

患者 洗濯物を干したり，前で使っていると腕の前が痛くなります（図2症状③）．

症例 ②追加の問診で得た情報

既往歴：特になし．
その他の病歴：40歳ころより子宮筋腫で婦人科に通院中．
服薬状況：ロキソニン®．
その他：神経学的徴候（痺れ，感覚障害）はなし．
痛みの評価：図2

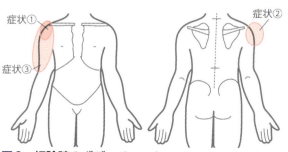

図2　初診時のボディチャート
症状の悪化要因，numerical rating scale（NRS），痛みの質を症状の生じる部位ごとに示す．

症状①・②
結帯時の痛み
NRS：8/10
鋭痛

症状③
前方での動作時痛
NRS：2/10
鈍痛

3）この段階での仮説は？

- 夜間痛は改善傾向であり，拘縮期であることが考えられる．
- 主観的評価だけでは治療の方向性を特定するのは難しいが，重篤な病態が潜んでいる可能性がないことを確認する．

1 仮説を立てるための思考プロセス

- 情報を整理し，原因について仮説を再検討してみる．

◆ 仮説を支持する所見と否定する所見 ②主観的評価から ※青字は新たな所見

仮説（可能性の高い順）	支持する所見	否定する所見
❶ 炎症症状？ 否定！	◎ 画像上問題なし ◎ 動作制限（挙上や結帯動作） ◎ 神経症状は訴えなし ◎ 代償動作により痛み増悪	× 夜間痛なし × 安静時痛なし × 肩内旋位で痛み軽減
❷ 肩甲上腕関節の可動性低下？	◎ 動作制限（挙上や結帯動作）	ー
❸ 代償動作による痛み？	◎ 上腕二頭筋長頭の痛みあり ◎ 結帯動作で特に痛み悪化 ◎ 症状に対する認識 　→「痛くても無理に動かす」	× 安静時痛なし
❹ 姿勢・アライメント不良？	◎ 動作制限（挙上や結帯動作）	ー

◆ 思考プロセス ②主観的評価からの仮説

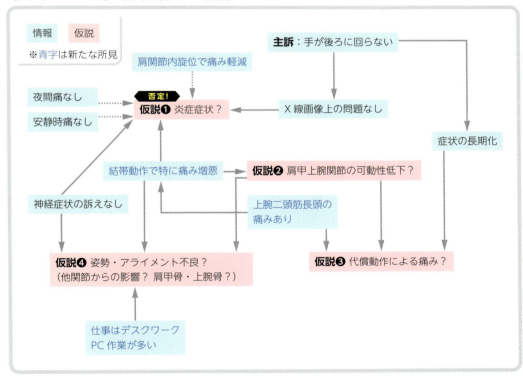

2 Check Point

Q1：痛みを我慢しても動かした方がよいのか？
- 罹病期間にかかわらず，痛みの強い時期は無理には動かさないという理解を得ることが必要であり，特に痛みを誘発する動作や肢位を確認する必要がある．
- 患部の安静がとれるようなポジショニングの指導を行い，持続的収縮を起こさないようにする．
- 痛みによって可動域制限や筋出力が低下している場合は，患部の安静に努める．
- 本症例の場合，痛みによる制限というより，可動域制限によって痛みを誘発している可能性が高く，動かさないと硬くなってしまうと認識しているため，痛くても無理矢理に動かしている．

Q2：夜間痛がある場合でも動かしてよいのか？
- 疼痛痙縮期で発症する**急性炎症痛**と拘縮期で発症する**慢性痛**を区別する．
- 急性炎症痛は，安静・動作・関節肢位に関係なく痛みが同じ場合は，局所の安静が必要である．しかし，慢性痛の場合は痛み部位が1カ所とは限らないケースが多い．
- 本症例の場合は，夜間痛はなく起床時痛のみであり，動かしているうちに楽になってくるとの訴えがある．
- 痛みを増悪させるような運動でなければ運動を開始した方がよい．

Q3：被刺激性は？またこの後の身体的評価で注意すべきことはあるか？
- 結帯動作を行った際に肩の痛みが増悪しているため，現段階では被刺激性は中等度であると考えられ，何度も評価を行うのは注意が必要である．

知識に当てはめるだけではなく，必ず患者のニーズをしっかりと捉えたうえで，多くの推論を立て検証をくり返す作業を積み重ねていくことが大切である．

3 身体的評価

- 主観的評価の終了時には問題の性質や患者の機能に及ぼす影響について，いくつかの仮説が形成されていなければならない．この仮説をもとに身体的評価の方向性や内容を考え，優先順位について判断する
- 実際に触って評価していくなかで，どの動作で痛みが誘発されるか，肩甲骨関節窩に対して上腕骨をどの方向に誘導すると症状が増悪および改善するかを確認する．
- 肩甲骨の位置を変化させたうえで上腕骨を誘導し，症状の増悪・改善がみられるか確認する．
- 必ず運動方向を明確にした状態で評価を行い再現性を得られやすくする．

1) 身体的評価項目とその解釈（初診時）

	評価項目	評価の目的	結果	解釈
1	立位姿勢の評価（図3）	アライメントの影響（骨盤・脊柱・肩甲骨）を確認	・骨盤前傾位，平背 ・右骨盤軽度挙上位 ・胸椎屈曲位	胸椎後彎により肩甲骨の可動性に影響？
			・肩甲骨挙上・内転・下方回旋位	代償動作のため肩甲骨肢位に影響？
2	下垂位での上腕骨のアライメントの評価（図4）	肩甲骨に対する上腕骨内・外側上顆の回旋方向を確認	肩甲骨に対して上腕骨は外旋位	上腕二頭筋や肩甲骨での代償によるアライメント不良？
3	肩関節自動可動域検査	主観的評価から示唆された可動域制限や痛みの有無を確認	屈曲：130°，外転：70°外旋：20°，結帯L4レベルで痛みあり（NRS：8/10）	側方や後方での動作が困難となっている
4	肩甲上腕リズム（図5）	挙上動作を行った際に肩甲骨での代償運動を確認	挙上初期から肩甲骨挙上の代償動作が出現している．Shrug sign（肩すくめ徴候）あり	肩甲骨関節窩に対する上腕骨頭の求心位保持能力が低下
5	座位・立位での他動肩可動域検査	主観的評価から示唆された可動域制限や痛みの有無を確認	自動運動と同様の結果	自動と他動が同じであるので痛みの影響は少ない？
6	背臥位での他動的肩関節可動域検査	主観的評価から示唆された可動域制限や痛みの有無を確認	屈曲：140°，外転：90°および外旋：20°で痛みあり	自動運動では肩甲骨の代償運動が生じている
7	筋の触診	圧痛，萎縮，筋スパズムの確認	各筋には萎縮なく，烏口突起に圧痛，棘下筋に圧痛あり	痛みや代償動作による動作パターンが影響？
8	上腕骨の回旋肢位による評価（図6）	上腕骨の回旋肢位を変化させて可動域の変化を確認する	肩甲骨に対して上腕骨を内旋した方が結帯動作に改善がみられた	後方組織の柔軟性が低下している
9	側臥位で肩甲骨の可動性の評価（図7，表3）	肩甲胸郭関節における肩甲骨がどの方向に動きやすいか，制限になっているかを確認する	肩甲骨下制・上方回旋・外転に誘導した方が上腕骨の動きが改善し結帯動作に変化がみられる	前鋸筋の機能不全を示唆
10	徒手筋力検査（MMT）	正常に筋力が発揮できているか確認	屈曲：5p，外転：4p，外旋：4p，lift off：3p ※p：痛みあり	痛みによる筋力低下

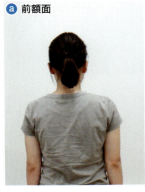 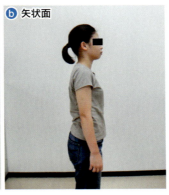

ⓐ 前額面　　**ⓑ 矢状面**

図3　立位姿勢
全体の姿勢を観察し，静的な肩甲骨アライメントを評価する．下垂位で症状がある際は，肩甲骨のアライメントに問題がある可能性があるが，必ずしも「静的なアライメントだけでよい・悪い」の判断をすべきではない．

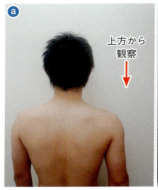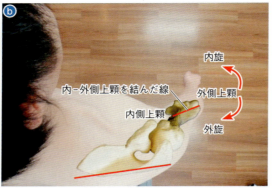

図4 上肢下垂位アライメント
a）立位および座位で下垂位における肩甲骨に対する上腕骨の回旋肢位を評価する．
b）肩甲骨に対して上腕骨の内外側上顆を結んだ線がどちらを向いているかをチェックする．

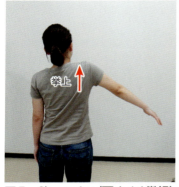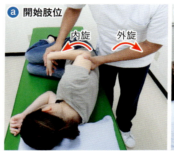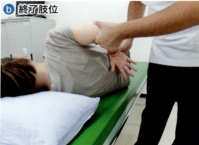

図5 Shrug sign（肩すくめ徴候）
肩甲骨を挙上させないと上肢を90°外転できないことをいう．癒着性関節包炎患者の94.7％に観察されたとの報告がある[11]．

図6 上腕骨の回旋肢位による評価
肩関節の開始肢位を他動的に軽度内旋および外旋に変化させて結帯動作を行い，可動域に変化がみられるかを評価する（a）．可動域に差がない場合は肩関節の上方組織の要素が大きいため，棘上筋を伸張位にすると変化がみられやすい（b）．

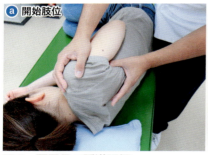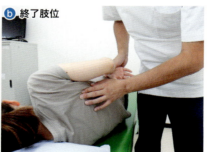

図7 肩甲骨の誘導評価
側臥位にて肩甲骨の位置を変化させて評価する．本来肩甲骨はどの方向にも運動が生じるが，肩甲骨肢位が変位しているかを評価することでアライメントを評価することができる．静的なアライメント評価だけで判断するのは難しく，実際に初期アライメントを変化させた状態で上腕骨を他動および自動で動かすことでアライメントが影響しているかを考慮することができる．運動方向を明確にすることで再現性が得られやすい．表3に肩甲骨の誘導方向と制限が予想される筋を記載する．

表3 肩甲骨の誘導方向と主に制限されている筋

肩甲骨の誘導方向			伸張性が低下している筋
挙上/下制	外転/内転	上方回旋/下方回旋	
挙上	外転	上方回旋	僧帽筋中部・下部線維・菱形筋
下制	外転	上方回旋	肩甲挙筋・僧帽筋上・中・下部線維・菱形筋
挙上	外転	下方回旋	僧帽筋中部・菱形筋・前鋸筋
下制	外転	下方回旋	僧帽筋上部・中部線維・菱形筋・前鋸筋
挙上	内転	上方回旋	僧帽筋下部線維・小胸筋
下制	内転	上方回旋	肩甲挙筋・僧帽筋上部線維・大胸筋・小胸筋
挙上	内転	下方回旋	僧帽筋下部線維・小胸筋・前鋸筋
下制	内転	下方回旋	肩甲挙筋・僧帽筋上部線維・小胸筋・前鋸筋

文献12を参考に作成

2) 思考プロセス

1 仮説を立てるための思考プロセス

- 客観的評価の結果から仮説を絞り込む．

 解剖学的制限のみに囚われず，機能障害の本質を捉えるように仮説の修正を反復して行う．

◆ 仮説を支持する所見・否定する所見 ③身体的評価後　※青字は新たな所見

仮説（可能性の高い順）	支持する所見	否定する所見
絞り込み！ ❶ 肩甲上腕関節の可動性低下？	◎ 自動および他動肩関節可動域狭小化 ◎ 外転および結帯動作での痛み誘発 ◎ 屈曲での可動域制限 ◎ 肩甲上腕リズムの不良 ◎ 関節位置の違いによる可動域の改善	ー
絞り込み！ ❷ 代償動作による関節構造へのストレス増大？	○ 上腕二頭筋長頭による代償 ◎ 下垂位で上腕骨外旋位 ◎ 肩甲骨下方回旋，外転位 ◎ 肩内旋位で痛み軽減 ◎ 肩甲骨アライメントを外転，上方回旋に誘導すると可動域の改善がみられる	ー
NEW ❸ 筋スパズムによる影響？	◎ 代償動作による機械的ストレス ◎ 棘下筋圧痛	× 頸部肢位での症状誘発なし
NEW ❹ 心理社会的要因の影響？	◎ 慢性症状 ◎ 症状に対する認識 　→「痛くても無理矢理動かす」	

◆ 思考プロセス ③身体的評価後の仮説

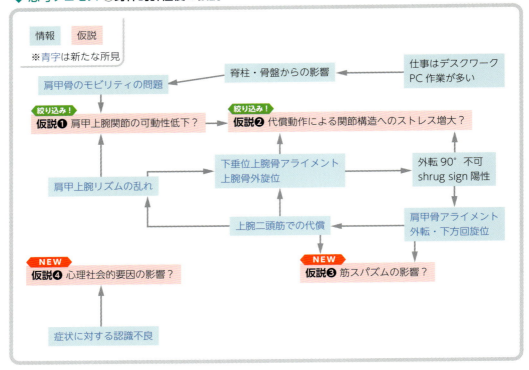

2 Check Point

Q1：肩甲上腕リズムを改善させるためには？

- Inmanは外転初期の0°から60°までを「setting phase」と名付け，上腕骨の動きを安定させるために肩甲骨が準備をする段階であるとした[13]．
  - ▶ すなわち肩甲骨周囲筋によって肩甲骨が胸郭にしっかりと固定されるためにsetting phaseでは肩甲骨の動きが少ない．
  - ▶ そのため，挙上初期に肩甲骨が挙上あるいは骨頭が上昇してしまう場合は，上腕骨に肩甲骨を合わせるように進める．
  - ▶ 本症例の場合も肩甲骨の挙上が早期に出現し，上腕二頭筋長頭による代償が出現していたため，肩甲骨アライメントを修正し，肩甲上腕関節の可動性が向上すると肩甲上腕リズムの改善がみられた．

Q2：結帯動作の制限因子は？

- 肩甲上腕関節の関節内運動が乏しく，肩甲骨による代償動作が生じていたため，上腕二頭筋長頭を中心とする前方組織の痛みが出現していた．
  - ▶ そのため，手を後ろに回すと痛みが生じていた．
  - ▶ まずは関節内運動の改善および上方支持組織の柔軟性の向上することによって肩甲上腕リズムの改善がみられた．肩関節外転動作が行いやすくなったことにより，結帯動作が行いやすくなったと考える．

4 初回の治療

- 効果的な治療を進めるためには，患者との信頼関係の構築が前提となる．治療中も推論を継続し，患者の反応を確認しながら必要に応じて評価や治療プログラムを修正する．
- 初回の治療は以下の仮説をもとにして計画・実施した．
   ⓐSetting phaseにおける肩甲骨関節窩に対する腱板の機能低下
   ⓑ代償動作による肩関節へのストレス増大
   ⓒ前鋸筋機能不全による肩甲胸郭関節の可動制限

1）初回の治療項目

	治療項目	目的
1	肩甲上腕関節のモビライゼーション	可動性が低下している関節内運動を改善することでsetting phaseにおける肩甲骨関節窩に対する求心位を保持できるように修正する
2	肩関節可動域エクササイズ	背臥位および側臥位で肩甲上腕関節の可動域の改善や運動パターンを修正する
3	肩甲胸郭関節の修正エクササイズ	肩甲骨周囲の筋緊張を軽減して姿勢や運動パターンを修正する（図8）
4	肩関節後方組織へのマッサージ	肩関節後方組織（小円筋，棘下筋）の柔軟性の改善
5	肩甲下筋の等尺性収縮	痛み軽減と骨頭の求心位の安定化
6	ホームエクササイズ指導	・CKCでの肩甲骨のスタビリティエクササイズ（図9） ・棘上筋エクササイズ（図10） ・前鋸筋エクササイズ（図11）

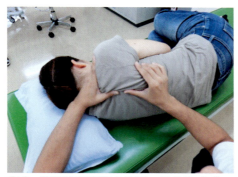

図8 肩甲胸郭関節の修正エクササイズ
肩甲骨が下制/挙上，外転/内転，上方回旋/下方回旋すべての方向に動くように他動的に行う．

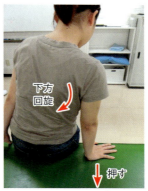

図9 肩甲骨スタビリティエクササイズ
①手でベッド押すことで肩甲骨を下方回旋させる．
②5～10秒を1セットとし，3～4セット行う．

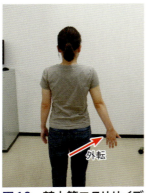

図10 棘上筋エクササイズ
①肩甲骨の傾斜に合わせた状態で肩関節自動外転運動を0〜30°の範囲でくり返す．
②20〜30秒を1セットとし，3〜4セット行う．

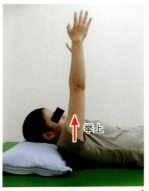

図11 前鋸筋エクササイズ
①前方へのリーチ動作をくり返す（代償が出現しない範囲まで挙上する）．
②20〜30秒を1セットとし，3〜4セット行う．

2）初回治療後の再評価と解釈（図12）

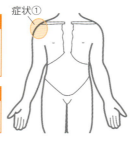

症状①・②
結帯時の痛み
①NRS：8/10→5/10
②NRS：8/10→2/10

症状③
前方での動作時痛
NRS：2/10→0/10

図12 初回治療後のボディチャート

再評価	解釈
外転時でのshrug signが陰性化し，外転が楽になった	関節内運動が改善し，肩甲骨での代償が減少したため結帯時の痛みが軽減した
患者の痛みに対する認識の変化（代償動作で痛みが残存していた）	肩外転が行いやすくなったことで前方での動作，結帯時痛が軽減したことでセラピストによる症状の説明を理解した

3）次回来院時の状態の予測

- Setting phaseにおける肩甲上腕リズムの改善が予測される．
- 自動での肩関節外転動作の改善（shrug signの陰性化）が見込まれる．
- 結帯動作は被刺激性は中等度であるが，痛みが改善していれば可動範囲も改善している可能性がある．

5　1週間後の治療

1）治療前の再評価

- 2回目以降の治療の前には，主訴や初期評価時に問題があった項目を中心に評価を実施する．日常生活でどの程度変化があったのかを明らかにする．
- 再評価の結果によって，追加する情報収集や仮説の修正，治療プログラムの変更を行う．

- 前回の治療後はよかったが，症状が戻ってしまっている場合は生活の動作のなかで患者自身が気づかずに負荷を増大させてしまっている可能性がある．
  - ▶ そのため問診により普段の生活で何をしている時間が長いかや，何をした後に痛みが強くなるかなど前回のリハ後から2回目の治療までに何があったのかを聴取して問題を把握すると治療効果が得られやすい．

2）問診

PT この1週間痛みはどうでしたか？
患者 まだ痛みはありますが，横からは挙げやすくなって，後ろに手を回した際も少し楽になってきました．
PT （自覚的に改善がみられている？）セルフエクササイズも頑張りましたね．
普段のお仕事での姿勢はどのような姿勢が多いですか？
患者 事務仕事でほとんど座ってパソコンで作業していることが多いです．
PT （座位姿勢も評価してみよう．もしかしたら座位での時間が長いために腰背部の緊張が高くなって肩甲骨の動きも制限されている可能性があるかな？）

3）再評価項目

- 再評価の結果はおおよその初回の治療後の予想通りであったが，仕事での時間が長いために座位姿勢の評価を詳細に行うこととした．

	評価項目	結果	解釈
1	立位姿勢の評価	・骨盤前傾位，平背，右骨盤軽度挙上位，胸椎屈曲位 ・肩甲骨下制・外転・下方回旋位	姿勢に著明な変化はみられなかったが，肩甲骨での代償動作が減少したため肩甲骨アライメントは変化がみられた
2	下垂位での上腕骨のアライメントの評価	上腕骨中間位	上腕二頭筋や肩甲骨での代償動作が減少したため，アライメントが変化した
3	肩関節自動可動域検査	屈曲：130°，外転：110°，外旋：25°，結帯Th12レベルで痛み（NRS：2/10）	外転可動域に改善がみられたため，結帯時の痛みは減少し，結帯の可動範囲も改善がみられた
4	肩甲上腕リズム	挙上初期から肩甲骨挙上の代償動作が減少している．Shrug signが陰性化した	肩甲関節窩に対して上腕骨頭が求心位を保持可能になってきたため肩甲上腕リズムが改善してきた
5	筋の触診	各筋には萎縮なく，棘下筋の圧痛のみ残存	代償動作による動作パターンが影響しているため，今後も治療の継続が必要である
6	肩甲骨に対する上腕骨の回旋肢位の評価	肩甲骨に対して上腕骨を内旋すると結帯動作が改善した	後方組織の柔軟性向上がみられ，結帯動作の改善がみられているので治療の継続が必要である
7	側臥位で肩甲骨の可動性の評価	肩甲骨下制・上方回旋・外転に誘導すると肩甲骨の可動性改善がみられた	前鋸筋の機能が改善してきたが，今後も治療の継続が必要である
8	徒手筋力検査（MMT）	屈曲：5，外転：5，外旋：5，lift off：5	痛みによる筋出力低下であったため改善してきた
9	座位姿勢評価	骨盤を前傾・挙上させることで結帯動作の可動域が改善した	座位姿勢から脊柱を介して肩甲骨の運動を制動しているため，結帯動作に変化がみられた．自主トレに追加する（図13）

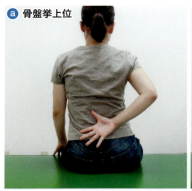 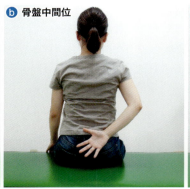 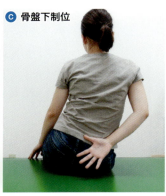

図13　骨盤・脊柱を含めた運動（前額面）
①骨盤を挙上，下制方向に脊柱を含めた運動を行う．
②その他，骨盤の回旋や前・後傾を運動面に分けて行う．
③左右10回を1セットし，3〜4セット行う．
※痛みの程度に注意しながら行う．

4）思考プロセス

Q1：初回の治療後から2回目の治療までの間で改善した理由は？
- 今回の症例の手が後ろに回らない理由は肩甲骨の過剰な代償動作による影響が大きかった．
  - そのためsetting phaseにおいて肩甲骨関節窩に上腕骨頭を引きつけられるようになったことで，上腕二頭筋長頭での代償および肩甲骨周囲筋での代償動作が減少したため肩関節前面の痛みが消失した．
  - また，痛みに対する理解も向上したことで無理に動かそうとせず，痛みが出ない範囲で動かすようになったため，改善がみられたと考えられる．

Q2：痛みは変化したが，可動域制限が残っているのはなぜか？
- 症状が長期化しているため，筋の短縮や筋のアンバランスにより可動域制限が生じ，代償動作の運動パターンを学習していることが原因と思われる．
  - できるだけ代償動作が出現しないように理学療法を進めていく必要がある．
  - 理学療法を開始して3カ月以上変化がない場合は鏡視下での受動術が必要なケースもある．

5）2回目の治療（表4）

- 痛みが軽減してきたら，可動域が改善しやすいように治療の順番にも十分に注意しながら行う．
- 他動的な運動だけにならないように姿勢を変化させながら，他動運動と自動運動の両方を行う．

表4　2回目の治療項目とその目的

	治療項目	目的
1	肩甲胸郭関節のモビライゼーション	肩甲骨の可動性を拡げるため，他動および自動運動で肩甲骨周囲の緊張を軽減し，運動・動作パターンを修正する
2	側臥位での肩甲骨および上腕骨の協調性エクササイズ	肩甲骨に対する上腕骨の協調性の改善を促す（図14）
3	座位での骨盤・脊柱の運動	座位姿勢を修正することで肩甲骨の可動性の改善を促す．運動面に分けて行うと患者も理解しやすい（図13）
4	セルフエクササイズの指導	側臥位での肩甲骨および上腕骨の協調性エクササイズ，座位での骨盤・脊柱の運動，痛み自制内での肩甲上腕関節の運動

 治療の順番は患者の反応を確認しながら，変化しやすいもしくは患者の楽な肢位から行う．

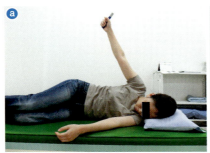
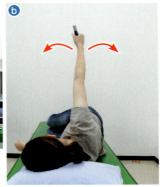

図14　上腕と肩甲骨の協調性エクササイズ
①外転45°，60°，90°と段階的に痛みのない範囲で上腕を前後に自動運動を行う．
②動かせる範囲を少しずつ広げていく．
③前後10回を1セットし，3〜4セット行う．

おわりに

- 本症例では痛みと可動域の制限因子のみならず，制限をつくってしまっている要因についても仮説を立てた．
  - ▶ 姿勢や肩甲上腕リズムを中心とした運動パターン，肩甲骨での代償動作を身体的評価によって確認し，治療を実施した．
  - ▶ また，その過程で代償動作による痛み増悪の要素と可動域制限による日常生活活動への制限が考えられた．
  - ▶ 肩甲上腕関節の可動性の改善と実際にどのように関節肢位を変化させたら可動域に変化があるかを確認しながら，下垂位における肩甲骨，上腕骨アライメント，運動パターンの修正を目的としたアプローチをしていく必要がある．
- 「手が後ろに回らない」という訴えに対して可動域制限のみに重点を置くのではなく，実際にどのように手を使っているのか，結帯肢位で行っているのかを評価する必要がある．
- 問診や評価は取り調べではないので，患者視点に立ち，できるだけ患者が納得して治療を

進められるように努める．
- また，PTが痛みに固執すると患者に痛みを意識させすぎてしまうこともある．PTが痛みをつくってはならない．
- 患者が痛みをとってどうしたいのか，どうなりたいのかなどを患者としっかりと共有してリハビリテーションを進めていく必要がある．

文献

1) 「肩：その機能と臨床 第4版」(信原克哉/著)，医学書院，2012
2) Emig EW, et al：Adhesive capsulitis of the shoulder：MR diagnosis. AJR Am J Roentgenol, 164：1457-1459, 1995
3) Homsi C, et al：Ultrasound in adhesive capsulitis of the shoulder：is assessment of the coracohumeral ligament a valuable diagnostic tool? Skeletal Radiol, 35：673-678, 2006
4) Ryu KN, et al：Adhesive capsulitis of the shoulder joint：usefulness of dynamic sonography. J Ultrasound Med, 12：445-449, 1993
5) Boyle-Walker KL, et al：A profile of patients with adhesive capsulitis. J Hand Ther, 10：222-228, 1997
6) Wolf JM & Green A：Influence of comorbidity on self-assessment instrument scores of patients with idiopathic adhesive capsulitis. J Bone Joint Surg Am, 84-A：1167-1173, 2002
7) Tuten HR, et al：Adhesive capsulitis of the shoulder in male cardiac surgery patients. Orthopedics, 23：693-696, 2000
8) Bruckner FE & Nye CJ：A prospective study of adhesive capsulitis of the shoulder ("frozen shoulder") in a high risk population. Q J Med, 50：191-204, 1981
9) Rauoof MA, et al：Etiological factors and clinical profile of adhesive capsulitis in patients seen at the rheumatology clinic of a tertiary care hospital in India. Saudi Med J, 25：359-362, 2004
10) Bunker TD & Esler CN：Frozen shoulder and lipids. J Bone Joint Surg Br, 77：684-686, 1995
11) Jia X, et al：Clinical evaluation of the shoulder shrug sign. Clin Orthop Relat Res, 466：2813-2819, 2008
12) 「新・徒手筋力検査法 原著第8版」(Hislop HJ, Montgomery J/著，津山直一，中村耕三/訳)，協同医書出版社，2008
13) Inman VT, et al：Observations of the function of the shoulder joint. J Bone Joint Burg, 26：1-31, 1944
14) Fleming A, et al：Personality in frozen shoulder. Ann Rheum Dis, 35：456-457, 1975

第2章 クリニカルリーズニングの実際
3. 投球障害肩

> 投球のフォロースルーの時に肩が抜けそうな感じがする

見供 翔

はじめに

投球障害肩は投球に伴う肩関節疾患の総称であり，臨床上，1つの病態単独で症状が出現することは稀であり，その病態は多岐に渡る[1]．そのため，投球障害に対する画一的な治療はなく，患部に対する治療だけでは再発の可能性が高いため，病態のメカニズムに着目した治療が必要である．

提示症例では，主訴である「肩が抜けるような感覚」や「つまる感覚」という特徴的な症状についてそれぞれ原因を探りながら病態メカニズムを把握するためにクリニカルリーズニングを進めた．また症状の原因と考えられる機能低下の改善に加えて，競技復帰に伴う症状再発を予防するため，投球動作改善を目的としたアプローチを行った．

1 事前の情報整理

1) 入手した情報

● 問診前に医師や他部門から得られた情報を整理する．

症例 ①医師からの情報

診断名：投球障害肩，上方関節唇損傷（superior labrum anterior and posterior lesion：SLAP損傷），肩関節不安定性なし．
年　齢：17歳
性　別：男性
職　業：高校1年生
家族構成：父，母
主　訴：数カ月前から投球動作時に肩が抜ける感じがする．投球数増加に伴い肩が抜ける感覚が強くなる．
画像所見：SLAP損傷を認める（図1）．上腕骨頭腹側変位なし．筋腱の炎症所見なし．
医師からの情報：まずは理学療法介入を中心とした保存的治療で経過観察し，症状の改善を認めない場合は外科的治療も検討する．

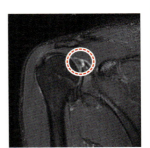
図1　MRI画像（T2 STIR）
○：SLAP損傷を認める．

2) 症状に対するこの段階での仮説

- 医師から得られた情報，画像所見からいくつかの仮説を形成し，患者の問題をイメージする．

1 仮説を立てるための思考プロセス

- 情報を整理し，原因について仮説を立てる．
- 仮説を肯定する所見だけでなく，否定する所見についても考慮する．

◆ 仮説を支持する所見・否定する所見 ①事前情報

仮説（可能性の高い順）	支持する所見	否定する所見
❶ 侵害受容性疼痛？	◎ 投球動作時に症状あり ◎ 投球数増加に伴う症状の増悪 ◎ SLAP損傷の存在	－
❷ 肩関節前方ストレス？	◎ 投球数増加に伴う症状の増悪 ◎ SLAP損傷の存在	× 画像上の上腕骨頭腹側変位なし × 肩関節不安定性なし
❸ 筋長・筋力のバランス不良？ 肩関節後方構成体タイトネス？	◎ 投球数増加に伴う症状の増悪 ◎ 肩関節不安定性なし	－
❹ 肩甲帯アライメント不良？	◎ 投球数増加に伴う症状の増悪	－
❺ 腱板機能不全？	◎ 投球数増加に伴う症状の増悪	× 画像上の筋・腱の炎症所見なし
❻ 下肢・体幹機能不全？	◎ 投球数増加に伴う症状の増悪	－
❼ 投球フォーム異常？運動連鎖破綻？	◎ 投球数増加に伴う症状の増悪	－
❽ コンディショニング不足？	◎ 投球数増加に伴う症状の増悪	－

◆ 思考プロセス ①事前情報からの仮説

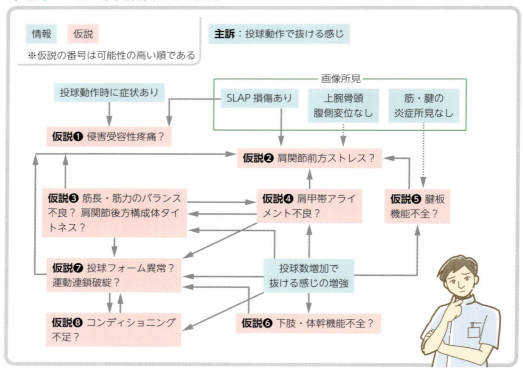

2 Check Point

Q1：SLAP損傷は症状の原因であるのか？

- 上方関節唇損傷は投球障害肩において比較的よくみられる病態である[2]．しかし，画像所見と症状が必ずしも一致するものではない[3,4]．
  - 本症例ではMRI画像からSLAP損傷以外の疾患は認めなかったが，SLAP損傷は腱板損傷と合併することも多い[5]．
  - 現段階においてSLAP損傷による症状と特定せずに，問診や身体機能を含めた評価を行う．

2 主観的評価

1）主観的評価の計画とその理由

- 臨床推論の過程で痛みの部位や原因となる構造だけでなく，症状に関連する潜在的な要素を理解する．
- 投球動作の位相※1と病変の関連性を表1に示した．投球動作中の痛みの発生する相を把握することで，大まかに病変部位を予測する．
- この段階で行う問診と後で実施する身体的評価の情報を統合しながら仮説形成を進める．

> **memo** ※1 投球動作の相分け（図2）
> 投球動作は大きく分けて次のように分類される．①脚をあげるまでのワインドアップ相，②踏込み脚の最大挙上から投球側肩最大外旋位までのコッキング相，③投球側肩最大外旋位からボールリリースまでの加速相，④ボールリリースから動作終了までのフォロースルー相に相分けされている[6]．

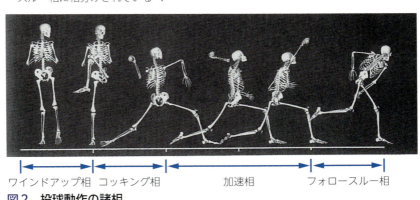

図2　投球動作の諸相
文献6より改変して転載

投球相によって出現しやすい病変が異なること（表1）を確認して問診や身体評価を行う．

表1 各投球位相と病変の関連性

投球相	出現しやすい病変	
コッキング相	・肩峰下インピンジメント ・肩峰下滑液包炎 ・腱板疎部損傷 ・インターナルインピンジメント	・腱板損傷 ・肩前方不安定性 ・上方関節唇損傷 ・上腕二頭筋長頭腱炎
加速相	・肩峰下インピンジメント	・インターナルインピンジメント
フォロースルー相	・上方関節唇損傷 ・腱板炎 ・Bennett障害	・上腕二頭筋長頭腱炎 ・肩関節後方腱板損傷

2) 問診スタート

PT 現在の症状を教えてください.

患者 1カ月前からボールが手から離れる時に肩が抜ける感じがします.関節がずれて,ひっかかる感じもあります(図3症状①).

PT 抜ける感じはどこにでますか?

患者 肩の前と上の方に出ます.後ろも少しつまる感じがします.

PT 後ろがつまる感じはボールが手から離れる時ですか?

患者 いや,つまる感じはボールを振りかぶった時ですね(図3症状②).

PT 症状は鋭い痛みですか?

患者 鋭い痛みではないです.

PT どちらの症状も投球開始からありますか?

患者 いえ,最初はつまる感じだけですが球数が増えるにつれて抜ける感じがでてきます.

PT 抜ける感じやつまる感じの原因はなんだと思いますか?

患者 投げ過ぎなのとフォームが悪いからだと思います.

PT どんなフォームが悪いと思いますか?

患者 以前に肘が痛くなった時に,投げる時に肘を高くあげるように指導されてから痛みが軽くなったことがあります.今も肘を下げないようにしているのですが,今はどんなふうに投げていいかもよくわからないです.ただ,監督からはしっかり投げられるようになってから部活動に復帰するように言われています.

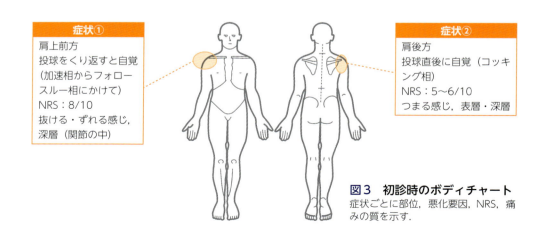

症状①
肩上前方
投球をくり返すと自覚(加速相からフォロースルー相にかけて)
NRS:8/10
抜ける・ずれる感じ,深層(関節の中)

症状②
肩後方
投球直後に自覚(コッキング相)
NRS:5〜6/10
つまる感じ,表層・深層

図3 初診時のボディチャート
症状ごとに部位,悪化要因,NRS,痛みの質を示す.

> **症例** ②追加の問診で得た情報
>
> **症状の程度（NRS）**：抜ける感じは8/10，つまる感じは5～6/10．夜間痛や朝のこわばりはなく，日内変動・日差変動なし．ストレッチにて症状の軽減を認める．
> **野球歴**：軟式野球6年，硬式野球3年
> **ポジション**：ピッチャー
> **既往歴**：野球肘（中学2年生，医学的診断はされていない）
> **服　薬**：なし

3）この段階での仮説は？

- 事前に収集した情報からの仮説と問診から得られた情報を検討する．

1 仮説を立てるための思考プロセス

- 情報を整理し，原因について仮説を再検討する．

◆ 仮説を支持する支持・否定する所見 ②主観的評価から

※青字は新たな所見．※順位が同じ仮説には番号にダッシュ（'）をつけた

仮説（可能性の高い順）	支持する所見	否定する所見
❶ 侵害受容性疼痛？	◎ 投球動作時に症状あり ◎ 投球数増加に伴う症状の増悪 ◎ SLAP損傷の存在 ◎ ストレッチにて痛み軽減	× 夜間時痛なし × 鋭い痛みなし
❷ 肩関節前方ストレス？	◎ 投球数増加で抜ける感じの増強 ◎ SLAP損傷の存在 ◎ 関節がひっかかる感じあり ◎ 肩の上前方に症状あり ◎ フォロースルーで症状あり	× 画像上の上腕骨腹側変位なし × 肩関節不安定性なし
NEW ❸' 肩峰下インピンジメント？	◎ コッキング相で肩関節後方のつまり感あり	－
NEW ❸' インターナルインピンジメント？	◎ コッキング相で肩関節後方のつまり感あり	－
❹ 筋長・筋力のバランス不良？ 肩関節後方構成体タイトネス？	◎ 投球数増加に伴う症状の増悪 ◎ 肩関節不安定性なし ◎ ストレッチにて痛み軽減	－
❺ 肩甲帯アライメント不良？	◎ 投球数増加に伴う症状の増悪 ◎ ストレッチにて痛み軽減	－
❻ 腱板機能不全？	◎ 投球数増加に伴う症状の増悪	× 画像上の筋・腱の炎症所見なし
❼ 下肢・体幹機能不全？	◎ 投球数増加に伴う症状の増悪	－
❽ 投球フォーム異常？ 運動連鎖破綻？	◎ 投球数増加に伴う症状の増悪 ◎ フォームに対する自己認識 ◎ フォーム修正の経験あり	－
❾ コンディショニング不足？	◎ 投球数増加に伴う症状の増悪	× ストレッチにて症状軽減

◆ 思考プロセス ②主観的評価からの仮説

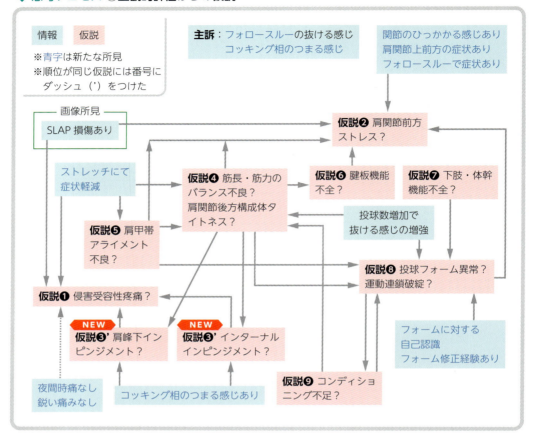

2 Check Point

Q1：インターナルインピンジメントや肩峰下インピンジメントを仮説に挙げた理由は？
- 問診において，コッキング相で肩がつまる感じという主訴を認めた．
- この主訴は，インピンジメントに類似した症状の可能性がある．
- しかし，現段階で肩峰下インピンジメントなのか，インターナルインピンジメントであるのかは判断することができない．

Q2：肩関節後方構成体タイトネスを仮説に挙げた理由は？
- 肩関節後方構成体のタイトネスは骨頭を後上方に押し上げ，上腕骨の過外旋を引き起こし，結果として腱板損傷やSLAP損傷の原因となる[7]．
- 「投球数増加に伴う症状増悪」という問診内容から，投球に伴う上肢の酷使が症状出現のキーポイントであり，上肢の酷使は肩関節後方構成体のタイトネスを引き起こす可能性があるため仮説の可能性が高まった．

3 身体的評価

- 主観的評価で挙げた仮説を，評価の優先順位を考慮しながら身体的評価を行い，問題点を絞り込んでいく．
- 問診で得られた新たな主訴（コッキング相で肩後方のつまる感じ）についても，推論を行いながら評価を進めていく．
- 現時点での有力な仮説
    ⓐ 肩関節前方へのストレスによる痛み
    ⓑ 肩峰下インピンジメントによる痛み
    ⓒ インターナルインピンジメントによる痛み

1）身体的評価項目とその解釈（初診時）

	評価項目	評価の目的	結果	解釈
1	肩甲上腕関節機能検査	肩甲上腕関節の可動性，筋力・筋の緊張，筋機能・アライメントの影響を確認	・可動域（投球側/非投球側）：肩関節屈曲180/180，肩関節外転175/175，肩関節外旋（2nd）100/90，肩関節内旋（2nd）40/60，肩関節内旋（3rd）0/20．2nd外旋－内旋の合計値140/150 ・投球側の肩甲骨固定下での肩甲上腕関節の可動域制限あり（図4），肩甲骨面上でのHERTは症状軽減．Zero positionでの外旋可動域左右差あり（投球側＜非投球側，図5） ・肩甲上腕リズム：投球側の肩関節屈曲時に肩甲骨上方回旋量不足，肩甲骨外転量増大 ・筋力：投球側の腱板筋MMT4－（棘上筋，棘下筋，肩甲下筋），zero positionでの肘伸展筋力（図6）と肩関節外旋筋力（図7）に左右差あり（投球側＜非投球側）．投球側の筋力は他動的な肩甲骨固定で筋出力向上あり ・筋の緊張：投球側の棘下筋，小円筋，三角筋に緊張亢進あり ・アライメント：投球側の上腕骨頭腹側変位，肩関節外旋位傾向	・肩甲上腕関節マルアライメント ・肩関節後方構成体のタイトネスあり ・肩甲上腕関節の可動性低下 ・腱板機能低下 ・肩甲上腕関節安定性低下
2	肩甲胸郭関節機能検査	肩甲胸郭関節の可動性，筋力・筋の緊張，筋機能・アライメントの影響を確認	・肩甲骨可動性：投球側の肩甲骨下制，後傾，下方回旋，内転への可動域低下 ・胸椎可動性：胸郭の回旋可動域左右差なし ・筋力：投球側において肩甲骨上方回旋筋，肩甲骨内転筋力の筋力低下，投球側にElbow push test陽性（図8） ・圧痛：投球側の肩甲挙筋，小胸筋，大胸筋にあり ・筋力（MMT）：投球側の僧帽筋中部，下部線維3＋，前鋸筋4 ・アライメント：投球側の肩甲骨下制，前傾，下方回旋位傾向，翼状肩甲あり	・肩甲胸郭関節マルアライメント ・肩甲胸郭関節可動性および安定性低下

（次ページに続く）

(続き)

	評価項目	評価の目的	結果	解釈
3	体幹・下肢機能検査	下肢可動域および筋長，筋力，下肢・体幹アライメント，肩関節運動と体幹の動きの関連を評価	・可動域（投球側／非投球側）：著明な左右差なし ・筋力（MMT）：股関節周囲筋4 ・両脚立位アライメント：腰椎前彎，骨盤前傾，左骨盤挙上，両足部回内位 ・投球側片脚立位アライメント：骨盤後傾位，挙上側の骨盤下制，支持側へ体幹側屈位 ・踏込み側片脚スクワット：腰椎前彎，股関節屈曲角度の減少，膝関節屈曲角度の増大，股関節外転・外旋傾向 ・臥位と座位の肩甲帯周囲筋力変化：臥位で筋出力の増加は認めない ・投球側の肩関節運動時に腰椎前彎および骨盤前傾量の軽度増加あり ・体幹部固定に伴う肩関節周囲筋の筋力変化は乏しい（図9）	・片脚立位アライメント不良 ・片脚スクワット動作不良 ・下肢機能低下が肩甲帯周囲筋出力に影響している可能性は低いか ・体幹安定性軽度低下 ・体幹機能低下が肩関節肩関節機能に影響している可能性は低いか
4	整形外科的テスト	問題となる構造・組織へのストレスを再現し，痛みの有無や違和感の有無を評価	投球側において ・陽性：Empty can test（肩甲骨固定で痛み軽減），Lift off test（肩甲骨固定で痛み軽減），O'Brien test，Clunk test，インターナルインピンジメントテスト（肩甲骨面上で痛み軽減） ・陰性：Hawkins-Kennedy test，Neer's test，Full can test，Speed test，Yergason's test	・SLAP損傷とインターナルインピンジメントと思われる症状に再現性あり ・棘上筋，肩甲下筋の筋機能低下を示唆 ・他動的な肩甲骨固定や肩甲骨面上での肩関節運動は，肩前方ストレスを軽減する可能性あり
5	全身弛緩性の有無	全身弛緩性の有無を評価	東大式全身弛緩性テストにて1.5/7点（肩関節と脊柱の項目にて陽性）	全身弛緩性なし
6	運動パターン，動作パターン	運動・動作パターンの影響を評価	投球側において ・肩関節水平外転運動時の肩甲骨内転量低下 ・肩関節内外旋時の上腕骨頭腹側変位あり ・肩甲骨下制＋後傾＋内転運動時の代償的な肩関節伸展運動出現	・肩甲骨可動性低下と代償的な肩甲上腕関節の異常運動あり ・上腕骨頭腹側変位に伴う肩関節前方組織へのストレス増加
7	投球動作（図10）	問題となる投球動作の確認．異常な投球動作と構造へのストレスを確認	・ワインドアップ相：骨盤後傾，後方重心 ・コッキング相：投球側の肘高位，投球側の水平外転角度の増大あり ・加速相：体幹と骨盤の左回旋量が少ない．投球側の過剰な肩関節内旋運動を認める ・フォロースルー相：踏込み脚の骨盤回旋量の減少．前方へ重心移動量減少．上肢の振り動作が過剰なフォロースルー	投球フォーム不良あり
8	日本肩関節学会肩のスポーツ能力の評価法（JSS shoulder sports score）	投球障害の状態を定量的に評価するため	合計：31/100点 （内訳：選手としての能力10/50点，疼痛10/30点，筋力3/10点，可動域8/10点）	痛みと筋力低下が強く，発揮できるパフォーマンスは半分にも満たない

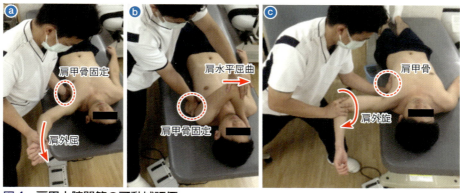

図4 肩甲上腕関節の可動域評価
a) Combined abduction test（CAT）：肩甲骨を固定し，他動的に外転させて肩甲上腕関節の可動域を評価する．
b) Horizontal flexion test（HFT）：肩甲骨を固定して他動的に水平屈曲させて肩甲上腕関節の可動域を評価する．
c) Hyper external rotation test（HERT）：肩関節挙上位かつ肩関節水平外転位での肩関節外転外旋を強制した際の痛みの有無を評価．肩甲骨面上での肩関節外転外旋強制にて痛みの変化も評価．
※すべての検査で左右差を確認する．

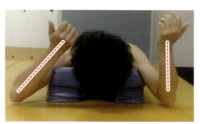

図5 Zero position 外旋可動域評価
臥位にて肩関節挙上位での外旋可動域の評価を行う．左右差を評価する．

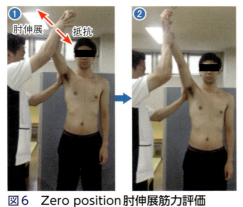

図6 Zero position 肘伸展筋力評価
Zero positionでの肘関節伸展筋力を評価する（①，②）．その際に肩関節内旋や伸展，水平内転の代償運動の有無を評価する．翼状肩甲といった肩甲骨アライメントの変化も評価する．他動的な肩甲骨の固定に伴う筋出力の変化も評価する．左右差も評価する．

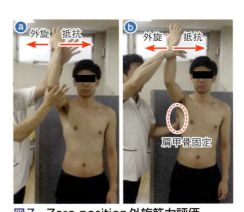

図7 Zero position 外旋筋力評価
Zero positionで肩関節外旋筋力を評価する（a）．その際に，肩甲骨の代償運動や肩関節屈曲や伸展といった代償動作の有無を評価する（a）．他動的な肩甲骨固定に伴う筋出力の変化も評価する（b）．左右差も評価する．

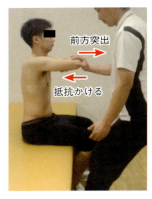

図8　Elbow push test
座位にて検者が肘に抵抗をかけ，患者は肩甲帯の前方突出を行い，前鋸筋の筋力検査を行う．その際に体幹の屈曲や骨盤後傾といった代償運動の出現の有無や翼状肩甲などの肩甲骨アライメントの変化を評価する．

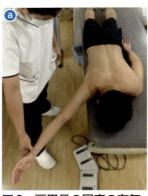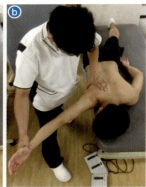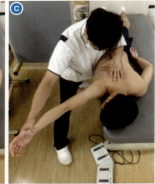

図9　肩甲骨の固定の有無，体幹の固定時の筋出力の変化（僧帽筋下部線維の場合）
a) 肩甲骨の固定がないなかでの筋発揮の際に痛みや筋出力の低下や肩甲骨挙上や内転，浮き上がりの有無などを確認．肩甲上腕筋群（三角筋後部線維や大円筋，小円筋，上腕三頭筋長頭など）の過剰な筋活動の有無を視診・触診にて確認する．
b) 肩甲骨を固定することで筋出力の変化を評価．筋出力の改善を認める場合は，肩甲胸郭関節機能異常を疑う．
c) 体幹を固定することで筋出力の変化を評価する．筋出力の改善を認める場合には，体幹機能異常を疑う．左右差も確認する．

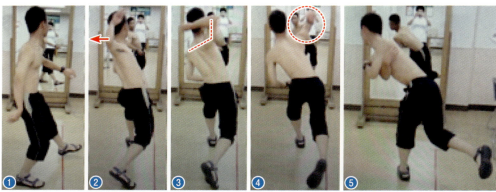

図10　初回評価時の投球動作
コッキング相（②）において水平外転角度の増大，加速相（④）からフォロースルー相（⑤）において肩関節内旋を主としたリリースを認める．

> **症例** ③身体評価から得た情報
>
> 日本肩関節学会肩のスポーツ能力評価法（以下，JSS shoulder sports score）：31/100点
> （内訳：選手としての能力 10/50点，疼痛10/30点，筋力3/10点，可動域8/10点）

2）思考プロセス

① 仮説を立てるための思考プロセス

- 客観的評価の結果から仮説を絞り込む．

> **Pit Fall** 主観的評価までの仮説にとらわれずに，客観的に分析し，仮説の修正をくり返す．

◆ **仮説を支持する所見・否定する所見** ③身体評価後　※青字は新たな所見

仮説（可能性の高い順）	支持する所見	否定する所見
❶ 肩関節前方ストレス？	◎ 投球数増加に伴う症状の増悪 ◎ SLAP損傷の存在 ◎ 関節がひっかかる感じあり ◎ 肩の上前方に症状あり ◎ フォロースルーで症状あり ◎ 肩関節運動時の上腕骨頭腹側変位あり（運動軸の腹側変位）	× 画像上の上腕骨腹側への変位なし × 肩関節不安定性なし
絞り込み！ ❷ インターナルインピンジメント？	◎ コッキング相で肩関節後方のつまり感あり ◎ インターナルインピンジメントテスト陽性	ー
絞り込み！ ❸ 肩甲帯アライメント不良？	◎ 投球数増加で抜ける感じの増強 ◎ ストレッチにて症状軽減 ◎ 肩甲上腕関節マルアライメントあり ◎ 肩甲胸郭関節マルアライメントあり	ー
絞り込み！ ❹ 筋長・筋力のバランス不良？肩関節後方構成体タイトネス？	◎ 投球数増加に伴う症状の増悪 ◎ ストレッチにて痛み軽減 ◎ 肩甲上腕リズムの破綻 ◎ 肩甲骨可動性低下 ◎ 肩甲骨固定にて筋出力向上	ー
❺ 腱板機能不全？	◎ 投球数増加で抜ける感じの増強 ◎ 腱板筋力低下（棘上筋，棘下筋，肩甲下筋）	× 画像上の筋・腱の炎症所見なし
❻ 投球フォーム異常？運動連鎖破綻？	◎ 投球数増加に伴う症状の増悪 ◎ フォームに対する認識→フォームが悪い ◎ 過去にフォーム修正を受けた経験 ◎ 投球フォーム異常あり	ー
❼ 下肢・体幹機能不全？	◎ 投球数増加に伴う症状の増悪 ◎ 片脚立位アライメント不良 ◎ 片脚スクワット動作不良	× 姿勢の変化に伴う肩関節筋出力の低下は乏しい × 他動的な体幹固定に伴う筋出力の改善は乏しい
否定！ ❽ コンディショニング不足？	◎ 投球数増加に伴う症状の増悪	× ストレッチにて症状軽減

（次ページに続く）

(続き)

仮説（可能性の高い順）	支持する所見	否定する所見
❾ 侵害受容性疼痛？	◎ 投球動作時に症状あり ◎ 投球数増加に伴う症状の増悪 ◎ SLAP 損傷の存在 ◎ ストレッチにて痛み軽減	× 夜間時痛なし × 鋭い痛みなし
否定！ ❿ 肩峰下インピンジメント？	◎ コッキング相で肩関節後方のつまり感あり	× Neer's test 陰性 × Hawkins-Kennedy test 陰性

◆ 仮説を支持する所見・否定する所見 ③身体的評価後の仮説

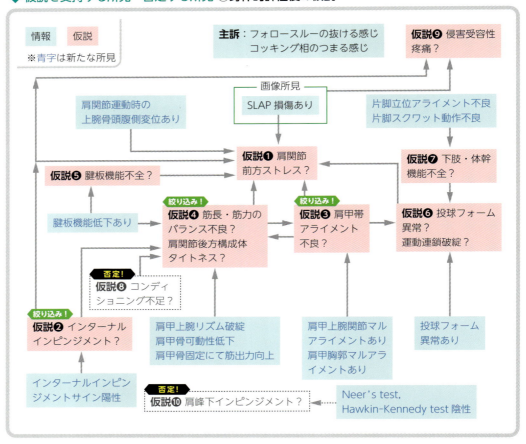

2 Check Point

Q1：体幹機能低下と下肢機能低下の優先順位を低くした理由は？

- 体幹固定の有無による肩関節周囲筋の筋力発揮に変化が少ないこと，背臥位と立位での肩関節周囲筋の筋力発揮の変化が乏しいことが主な理由である．
- しかし，運動連鎖の観点からも下肢・体幹の機能改善は必要であり，さらなるパフォーマンス向上に向けた介入が必要となる．

Q2：投球フォーム異常と肩関節後方構成体のタイトネスが症状に与える影響は？

- 本症例の症状は，肩関節後方構成体のタイトネスと投球フォーム異常（肩甲骨内転・上方回旋不足によって生じたコッキング相のハイパーアンギュレーション，図11）と肩甲上腕関節内旋を主としたリリース）が肩関節前方ストレスを助長させ，関節唇にさらなるストレスを与えた結果であると推察される．
- また，本症例の肘を高く上げるという投球イメージは，コッキング相での肩関節外転・外旋を強制し，関節唇損傷の一因となるインターナルインピンジメント[8〜10]を惹起させていると推測する．
  - ▶ そのため，投球フォーム異常と現在の身体機能の間の乖離も症状を増悪させる要因の1つになる可能性がある．

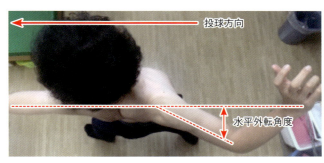

図11 ハイパーアンギュレーション
コッキング相において両肩峰を結ぶ線と投球側上腕骨のなす角度（肩関節水平外転）が増大している状態．

4 初回の治療

- 投球時の肩関節前方ストレスの増大は，肩甲帯アライメント不良や筋長・筋力のバランス不良および腱板機能不全，投球フォーム異常が原因であると仮説を立てて治療を選択する．
- また，筋長・筋力のバランス不良がインターナルインピンジメントと過剰な肩甲上腕関節水平外転を引き起こし，肩関節前方ストレスをさらに増大している可能性も考慮する．
- 紹介の治療は以下の仮説をもとに計画・実行した．
  - ⓐ肩甲帯アライメント不良，筋長・筋力バランス不良，肩関節後方構成体タイトネス，腱板機能不全による肩関節前方ストレス増大による痛み
  - ⓑコッキング相における肩甲骨上方回旋不足から生じるインターナルインピンジメントによる痛み
  - ⓒ動作イメージの変容や習慣により定着した投球フォーム異常による痛み

1）初回の治療項目

	治療項目	目的
1	軟部組織モビライゼーション	筋緊張が亢進している筋（大胸筋，小胸筋，三角筋，棘下筋，小円筋）の緊張を軽減し，姿勢，運動，動作パターンを修正する
2	肩甲骨・肩甲胸郭関節モビライゼーション	肩甲骨の下制，後傾，内転方向の可動性と上腕骨の水平内転運動に伴う肩甲骨の内転，胸椎回旋の可動性の改善を図り，運動・動作パターンを修正する

（次ページに続く）

(続き)

	治療項目	目的
3	筋力トレーニング（図12, 13）	棘上筋，肩甲下筋，前鋸筋，僧帽筋下部線維の筋力トレーニングを行い，肩甲骨固定性の改善，肩甲上腕関節の安定性向上を図る
4	加速相を想定したエクササイズ（図14）	肩関節挙上位での肩甲胸郭関節の安定性改善，加速相での肩関節内旋運動を抑制した投球動作の獲得を図る
5	ホームエクササイズ 自己治療指導	肩甲上腕筋群のセルフマッサージ，ストレッチング，僧帽筋下部線維と前鋸筋エクササイズ．次回の来院までの投球数管理（ノースロー）

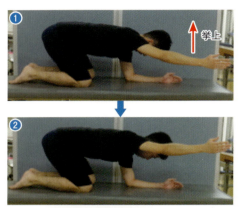

図12　僧帽筋下部線維のトレーニング
肩甲骨下制，後傾，内転を意識しながら肩関節挙上を行う．

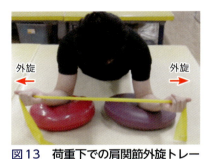

図13　荷重下での肩関節外旋トレーニング
肩甲骨固定性の向上を目的に荷重下での肩関節外旋トレーニングを行う．不安定板を使用することにより難易度を上げることができる．

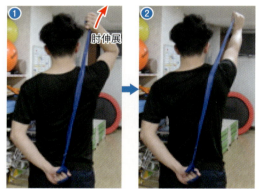

図14　加速相を想定したエクササイズ
Zero positionを保持した状態で肘関節伸展エクササイズを行う．

2）初回治療後の再評価と解釈

- 投球時の抜ける感覚は消失したが，つまる感覚はまだ残存している．
- 肩関節後方軟部組織の伸張性改善と肩甲骨可動性の改善により投球時の症状の改善を認めた．
  - しかし，投球動作時のつまる感覚が残存しているのは肩甲胸郭関節の安定性低下が残存していることが原因である．

- 投球時に肘の高さを下げ，肩甲骨面上での投球動作を意識することにより痛みや抜ける感じを軽減することができた．
  - しかし，投球動作において症状の消失までには至らなかったため，次回来院時まで医師と相談のもと投球動作訓練は導入せずに投球相のエクササイズを行うこととした．

3）次回来院時の状態の予測

- 腱板機能の改善，肩甲胸郭関節の安定性，筋長や筋力のインバランスの改善を認め，肩甲上腕関節の安定性の向上を認める．
  - 肩甲骨上方回旋の作用を有する僧帽筋下部線維や前鋸筋に対してエクササイズを行うことにより，筋長や筋力のバランス不良が若干の改善を示すとともに，肩甲帯アライメントも修正される可能性がある．
  - ホームエクササイズにより運動パターンや動作パターンは改善を示す一方で，定常化した投球イメージや投球フォームに関しては大きく変化しない可能性がある．
- ノースロー調整であるため投球数増加に伴う症状を再評価することはできないが，身体機能および投球フォームの改善に伴った投球動作時の症状の軽減を認めることが予測される．

5 1週間後の治療

1）治療前の再評価

- 2回目以降の治療前には，主訴や初回評価時に問題があった項目を中心に再評価を実施し，初期仮説や治療，指導内容に問題はなかったか，患者の状態の変化などを確認する．
- 再評価の結果によって，追加の情報収集や仮説の修正，それに伴う治療プログラムの変更を検討する．

2）問診

PT その後の症状はどうでしたか？
患者 投げていないのでわかりませんが，肩の状態はよくなっていると思います．
PT 投げられそうな感じはしますか？
患者 投げられそうな感じはあります．
PT 実際にシャドーピッチングをやってみましょう．どうですか？
患者 痛みはないです．抜ける感じもないですね．
PT 何度かくり返してみましょう．
患者 くり返すと違和感はやっぱり出てきますね．
PT 何が違和感を出すと思いますか？
患者 身体の使い方ですね．肩甲骨の動きや体幹の動きは意識するのが難しくて．すぐには慣れないですね．意識しないと肘が下がりすぎたり，高く上げようと力が入り過ぎると余計に肘が上がってしまいますね．

3）再評価項目

- 再評価の結果はおおよそ初回の治療後の予測通りであり，仮説が大きく修正されるような所見はなかった．
- しかし，反復した投球動作により異常な運動パターンが出現した．

	評価項目	結果	解釈
1	肩甲上腕関節機能検査	・可動域：肩関節2ndの内外旋可動域の左右差は改善するも残存．投球側の肩甲骨固定下の肩甲上腕関節の可動域制限あり ・Zero positionでの外旋可動域左右差軽度あり ・肩甲上腕リズム：投球側肩関節屈曲運動時の肩甲骨上方回旋量は増加し，外転量は軽減 ・筋力：投球側の腱板筋力改善，zero positionでの肘伸展筋と肩関節外旋筋は軽度改善傾向 ・圧痛：投球側の三角筋中部線維，三角筋後部線維，棘下筋，大円筋の圧痛は軽減するも残存 ・アライメント：投球側の上腕骨頭腹側変位残存．肩関節外旋位傾向は軽減	・肩関節後方構成体のタイトネス改善傾向 ・腱板機能の改善に伴う肩甲上腕関節の安定性の改善傾向 ・関与する筋の筋力や活動のバランス不良は残存
2	肩甲胸郭関節機能検査	・肩甲骨可動性：投球側の可動域改善 ・筋力：投球側の前鋸筋，僧帽筋中部線維および株線維筋力改善傾向 ・肩甲骨アライメント：投球側の肩甲骨下制，下方回旋，翼状肩甲は改善するも残存	肩甲胸郭関節可動性改善傾向だが肩甲胸郭関節不安定性は残存
3	体幹・下肢機能検査	・下肢可動域：左右差なし ・筋力（MMT）：股関節周囲筋4 ・投球側片脚立位アライメント：改善傾向 ・踏込み脚片脚スクワット：アライメント改善傾向 ・肩関節運動時の腰椎・骨盤伸展パターンの軽度改善	・下肢マルアライメントの改善 ・体幹安定性改善傾向
4	整形外科的テスト	投球側において ・Empty can testとLift off testは陰性 ・Clunk testとO'brien testは陽性 ・インターナルインピンジメントテスト：陽性も症状減弱傾向	・SLAP損傷の症状は残存 ・インターナルインピンジメントの症状は減弱傾向 ・腱板機能改善傾向
5	運動パターン，動作パターン	投球側において ・肩関節水平外転時の肩甲骨内転運動量の増加 ・肩関節内外旋運動時の上腕骨頭の腹側変位軽減	・肩甲骨可動性改善 ・肩関節前方ストレス改善傾向
6	投球動作（図15）	・ワインドアップ相：骨盤後傾アライメント改善 ・コッキング相：投球側の肘は下がり，胸椎回旋量の増大と投球側の過剰な肩関節水平外転量減少 ・加速相：体幹と骨盤の回旋量の増大．投球側の過剰な肩関節内旋運動の軽減 ・フォロースルー相：踏込み脚の骨盤回旋量の増大．踏込み脚へ重心移動量増大し，上肢の振り動作量減少	・フォームは改善し，症状は軽減 ・投球動作練習を開始可能？？ ・本人の投球フォームに関する認識と肘下がりの投球フォームに関係あり？
7	JSS shoulder sports score	合計　45/100点 （内訳：選手としての能力20/50点，疼痛10/30点，筋力5/10点，可動域10/10点）	筋力，可動域の改善に伴いパフォーマンスの軽度改善を認める．痛みは残存しており，投球開始はまだ行えない．シャドーピッチングから開始できるか

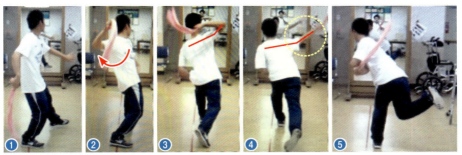

図15 再評価時の投球動作
コッキング相（②）で胸椎回旋量の増大と投球側の過剰な肩関節水平外転量の減少を認め，加速相（④）からフォロースルー相（⑤）において肩関節内旋運動の減少，肩甲骨面上での肘関節伸展運動の増大を認める．

> **症例** ④1週間後の主観的評価から得た情報
>
> JSS shoulder sports score：45/100点（内訳：選手としての能力 20/50点，疼痛 10/30点，筋力5/10点，可動域10/10点）

4) 2回目の治療

	治療項目	目的
1	筋力トレーニング（図16〜19）	僧帽筋下部線維の筋力トレーニングと上腕骨の動きと肩甲骨の協調的な運動を行い，肩甲胸郭関節の可動性・安定性の向上を図る
2	コッキング動作エクササイズ（図19）	過剰な肩関節水平外転運動を抑制し，胸郭回旋と肩甲骨内転を複合したコッキング動作の獲得を図る
3	シャドーピッチング	肩甲上腕関節での過剰な水平外転および内旋運動を抑制し，肩甲骨面上での投球動作の学習を促す

※追加項目のみ記載

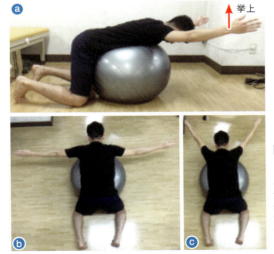

図16 僧帽筋中部線維と下部線維のトレーニング
バランスボール上で体幹を保持しながら（a），僧帽筋中部線維のトレーニングとして肩関節外転90°位から肩甲骨内転運動（b），僧帽筋下部線維のトレーニングとして肩関節屈曲120°から肩甲骨下制，後傾，内転を複合した肩関節挙上（c）を行う．

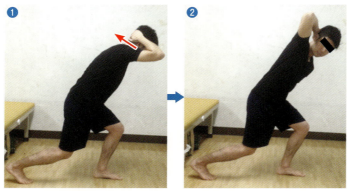

図17　胸椎回旋を複合した僧帽筋下部線維トレーニング

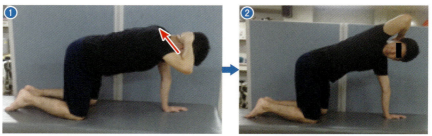

図18　四つ這い位での胸椎回旋を複合した僧帽筋下部線維トレーニング

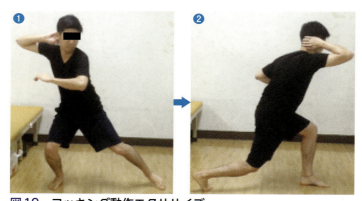

図19　コッキング動作エクササイズ
左右の重心移動を引き出しながら肩甲上腕関節の過剰な水平外転運動を抑制させたコッキング動作の獲得を図る．

- 投球障害肩への介入では，ノースロー期間をつくること，ノースロー期間後に漸増的に投球距離や投球数を増加させていくことが重要である．また，疲労を感じる前に投球を中止する，投球フォームに変化が出現した時点で投球を中止する，などの規定をつくり，オーバーユースとならぬように選手および指導者を指導する．
- 投球障害肩においてSLAP損傷は頻発する傷害の1つである．損傷の程度が大きい場合や症状が強い場合には，外科的治療が必要になることも念頭に入れる．また，症状やパフォーマンスの状態にあわせてポジションの変更や出場機会の制限も検討せざるを得ない可能性もあることも考慮する．

おわりに

- 本症例では，投球時の肩上前方の痛みおよび抜ける感じの原因として，投球時の肩関節前方ストレスを仮説として挙げた．身体評価の結果から，投球時の肩関節前方ストレスは肩甲帯アライメント不良と筋長・筋力のバランス不良であると仮説を立てて治療を実施した．
  - 特にコッキング相におけるハイパーアンギュレーションと肩関節後方構成体のタイトネス，腱板機能不全が肩関節前方ストレスを増大させる原因であると推察した．
- 今後は，さらなる肩甲胸郭関節機能の改善や下肢・体幹の機能改善を図りながら実際の投球動作を行っていく．
- 最終的には投球数増加や投球スピードの増大に伴った疲労が加わったなかでも適切な投球動作を遂行できることが目標である．
- 本症例では特定構造に対する力学的ストレスの原因分析を中心にリーズニングを展開した．
  - 投球障害肩は，1つの病変が原因で症状を呈することは少なく，さまざまな病態や運動連鎖が絡み合うことが多い．
  - そのため，評価すべき項目は多く，仮説をより多く形成するためには幅広い知識が必要である．疾患のみにとらわれず，多角的な視点をもち，再発予防も考慮に入れた介入を行う必要がある．

文献

1) 「投球障害肩 こう診てこう治せ」(筒井廣明，山口光國/著)，メジカルビュー社，2004
2) Yoneda M, et al：Arthroscopic stapling for detached superior glenoid labrum. J Bone Joint Surg Br, 73：746-750, 1991
3) 小室 透，米田 稔：肩関節唇損傷(SLAP lesion). 臨床スポーツ医学, 17：835-842, 2000
4) 鈴木一秀：投球障害におけるSLAP病変の診断と治療．臨床スポーツ医学, 30：869-872, 2013
5) Snyder SJ, et al：An analysis of 140 injuries to the superior glenoid labrum. J Shoulder Elbow Surg, 4：243-248, 1995
6) 「肩 その機能と臨床(第4版)」(信原克哉/著)，医学書院, pp354-360, 2012
7) Morgan CD, et al：Type II SLAP lesions：three subtypes and their relationships to superior instability and rotator cuff tears. Arthroscopy, 14：553-565, 1998
8) Kaplan LD, et al：Internal impingement：findings on magnetic resonance imaging and arthroscopic evaluation. Arthroscopy, 20：701-704, 2004
9) Levitz CL, et al：The use of arthroscopic thermal capsulorrhaphy to treat internal impingement in baseball players. Arthroscopy, 17：573-577, 2001
10) Paley KJ, et al：Arthroscopic findings in the overhand throwing athlete：evidence for posterior internal impingement of the rotator cuff. Arthroscopy, 16：35-40, 2000

第2章 クリニカルリーズニングの実際

4. 橈骨遠位端骨折

手首を返すと痛い

関口貴博

はじめに

橈骨遠位端骨折は骨折形態により重症度が異なるため，セラピストは画像所見から構造的変化を読みとり，予後を予測し，優先順位を整理したうえで評価・治療を展開していく必要がある．

提示症例においても固定除去初期においては画像所見を考慮してリーズニングを進めた．さらに「手首を返すと痛い」，すなわち手関節背屈時の痛みの原因は固定除去初期とROM（関節可動域）が改善した時期では異なってくるため，本稿ではリーズニングを2期に分けて進めた．

1 事前の情報整理

1）入手した情報は？

● 問診の前に骨折直後からリハビリ開始となるまでの経過，特にX線所見の変化を把握する．

症例 ①医師からの情報

- 診断名：右橈骨遠位端骨折
- 年齢：65歳
- 性別：女性
- 職業：主婦
- 家族構成：夫（70歳）
- 主訴：手首を返すと痛い，指が浮腫んで動かしにくい．
- 画像所見（図1，2）：整復直後から1週間ごとにX線撮影をしているが所見が徐々に変化している．
- 医師より：骨癒合は進んでいるが不完全あり．循環改善，痛みのコントロール，ROMエクササイズの指示あり．変形治癒あり（レッドフラッグ），CRPS[※2]様の症状あり．

画像所見から	整復直後（図1）	受傷5週間後（図2）
Palmar tilt	4°	−13°
Radial inclination	20°	13°
Ulnar variance	1 mm	3 mm
Radial length	7 mm	2 mm

画像の見かたについては後述のmemo [※1]参照

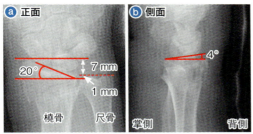

図1 整復直後X線画像

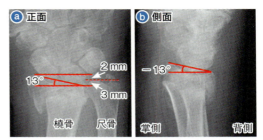

図2 5週固定後リハビリ開始時X線画像

> **memo**
>
> **※1 手関節X線画像の見かた**
> 橈骨遠位端骨折健側の参考計測値[2]
> Palmar tilt：13.9±4.7°（2〜28°）
> Radial inclination：25.4±3.0°（11〜33°）
> Ulnar variance：1.5±1.4 mm（−1〜5 mm）
> Radial length：9.3±4.1 mm（3〜15 mm）
>
>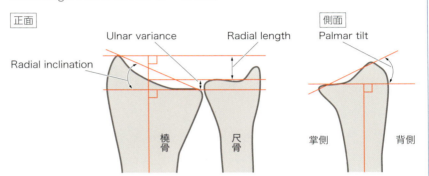
>
> **※2 CRPS（complex regional pain syndrome：複合性局所疼痛症候群）**
> 骨折などの外傷や神経損傷の後に痛みが遷延する症候群である．エビデンスレベルの高い治療方法はないがリハビリテーションによる機能障害への治療，精神心理学的な治療，痛みに対する治療を並行して行うことが推奨されている[1]．

2）この段階での仮説は？

- この段階では画像・主訴などから患者の患部の状況を，さらに年齢・性別などから生活背景をイメージしてみる．

1 仮説を立てるための思考プロセス

- 画像と主訴から現状の問題について仮説を立ててみる．
- 仮説を肯定する所見だけでなく，否定する所見についても考慮する．

◆ **仮説を支持する所見・否定する所見 ①事前情報から**

仮説（可能性の高い順）	支持する所見	否定する所見
❶ 不動による循環不全？	◎ 手指の浮腫 ◎ 手首を返すと痛い	−

（次ページに続く）

（続き）

仮説（可能性の高い順）	支持する所見	否定する所見
❷ 骨折部のアライメント不良？	◎ 手首を返すと痛い ◎ Palmar tilt 減少 ◎ Radial inclination 減少 ◎ Ulnar variance 増強 ◎ 尺骨茎状突起骨折 ◎ 画像上のレッドフラッグあり	−
❸ 固定中の過剰な手の使用？	◎ 手首を返すと痛い ◎ 手指の浮腫	× ギプス固定による手の使用困難
❹ 不良姿勢での使用？	◎ 手首を返すと痛い	× ギプス固定による手の使用困難
❺ 骨折部の痛み？	◎ 手首を返すと痛い ◎ 橈骨のアライメント不良画像所見	−

◆ 思考プロセス ①事前情報からの仮説

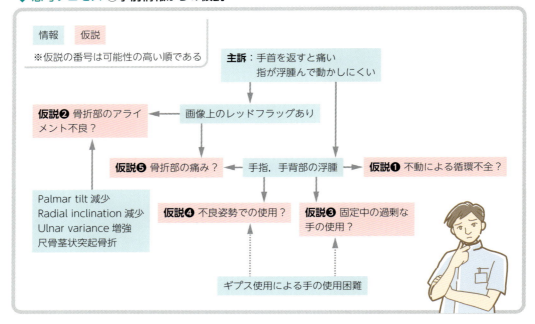

2 Check Point

Q1：画像所見からわかることは何か？ 機能回復との関連は？

- X線画像評価と機能評価に関連はないという報告[3, 4]と，あるという報告[5～7]が散在する．
  - 65歳以下の関節外骨折の変形治癒は機能的予後に影響するが，高齢で活動性の低い患者は機能予後に影響しない[8]とされている．
  - また尺骨茎状突起骨折の合併の有無はX線評価，機能評価に影響を与えない[9]とされている．
- 本症例は橈骨遠位端の関節外骨折であり，尺骨茎状突起骨折を合併していることがわかる．
- また，受傷直後からリハビリ開始時の5週間の固定期間中にpalmar tilt −17°, radial inclination 7°, ulnar variance 2 mm, radial length 5 mmの転位がみられており，理学

療法介入時は骨癒合がまだ不完全であることを考慮する．

Q2： 今後，骨折による症状と固定中に生じた二次性の症状を判別するうえで，考慮すべきポイントは？

- 受傷後5週経過しているため，骨折による急性期の症状は収束していることが推測される．しかし本症例はCRPS様の症状もあり，さらに骨癒合が不完全であることを考慮する．
- 手指など骨折部以外の浮腫は二次性の症状であると推測できるが受傷時に手指自体も受傷している可能性も視野に入れておく．
    - ▶ あるいは橈骨の整復状況によっては骨折部周囲の軟部組織等に機械的刺激が加わり，腱損傷などを伴うこともあり，手指の運動痛やROM制限が生じることがある．

2 主観的評価

1) 主観的評価の計画とその理由

- 臨床推論の過程で，骨折による**構造的変化による症状**と，固定中に生じた**不動による症状**を判別して整理する必要がある．
- この段階で行う問診と後で実施する身体的評価の情報を統合しながら仮説形成・検証を進めていく．
- **表1**に特に重要と思われる問診内容を示した．
- レッドフラッグ（**表2**）など橈骨遠位端骨折に伴う合併症との鑑別を実施する．
- 受傷時から固定期間中の状況，既往歴，患部外の症状の有無，患者の期待，症状に対する不安や認識，仕事や日常生活に対する満足度，活動の制限の程度なども確認する．
- 問診開始前，さらに問診中も手の静的・動的なアライメントを観察し，ADLでの使用状況を推測する．

表1 問診内容

問診内容	推論内容
手指症状が生じた時期	骨折による一次性の症状か，固定中に生じた二次性の症状か
患部の急性期症状の継続期間	一次性，二次性各々の症状の重症度判定
固定期間中の患部外の使用状況	二次性症状の原因が不動によるものか過剰使用によるものか
症状と日常生活状況の関連	・機能的な問題がどの程度ADLに影響を与えているか ・必要となるADL動作の聴取
症状の経過と日内変動	病期の期分け，予後予測，症状増悪要因の推測
症状増悪，寛解要因	症状の原因の推測
フラッグ（**表2～4**） ・レッドフラッグ：合併症や重篤な身体的問題 ・イエローフラッグ：心理的な問題全般 ・ブルーフラッグ：業務的な問題や制限	該当項目の有無 ・該当項目が1つでもあれば医師に報告 ・該当項目が1つでもあれば心理的な問題の影響あり ・該当項目が1つでもあれば業務的な問題の影響あり

表2　橈骨遠位端骨折のレッドフラッグ

- 変形治癒[10〜13]
- 手関節尺側部痛[13]
- CRPS type I [14〜18]
- 屈筋腱損傷および癒着[19〜23]
- 手根不安定症[24]
- 手根管症候群[25]

表3　橈骨遠位端骨折のイエローフラッグ

- 骨折の治癒状況に関する不安
- 現状の痛みに関する不安
- 予後に関する不安

表4　橈骨遠位端骨折のブルーフラッグ

- 家事動作が必須
- 変形性膝関節症，和式生活（手関節背屈荷重動作が必須）

橈骨遠位端骨折に伴う合併症（レッドフラッグ）はさまざまであり，受傷直後は無症候であっても急性期を過ぎた後に症状が出現することもある．初診時に限らず，随時合併症の可能性を確認し，その可能性を除外しておく．

2）問診スタート

PT　転倒した直後は指が動きましたか？

患者　転倒した直後は手首の方が痛くて動かせませんでしたが，指は動かせました．ギプスを巻いて2〜3日してから指も動かしにくくなってきて，だんだんひどくなってきました．

PT　手首の痛みはいつごろから楽になってきましたか？

患者　1週間後くらいには手首の痛みはそれほど気にならなくなりました．

PT　固定中は家事などでどのくらい手を使っていましたか？

患者　はじめの1週間はほとんど使っていませんでした．右利きなので痛みが落ち着いてからはできることだけですが1日30分程度は家事をしていました．家事以外ではほとんど使っていません．

PT　今，一番困ることは何ですか？

患者　指の浮腫んだ感じがひどくて動かしにくいので物をつかみにくいです．

PT　手首に症状はありますか？

患者　手首を返すと痛いです．特に物をつまもうとした時に手首全体に重い感じと痛みがあります（図3症状①）．

PT　指と手首の症状は一日中ずっとありますか？

患者　朝が一番ひどいです（図3症状②）．使っていると少し和らぐ感じがします．

PT　手以外に症状はないですか？

患者　今まで肩こりは感じたことはありませんでしたが，骨折後はすごく肩がこります．特にじっとしているとひどくなります（図3症状③）．

PT　今後，家事以外に手をたくさん使うことが何かありますか？

患者　特にありません．買いものでちょっと重いものを持ったりするくらいだと思います．治ったら立つ時に手を着けるようになりますか？　無理をするとまた骨折しますか？

PT　担当医に確認してもらった方がいいのですが，骨折の程度からすると立つ時に手を着けるようになることをリハビリの目標にしてよいと思います．指示通りに使っていれば骨折する心配はありませんが，急に手を使う量が増えると痛みが強くなることがあるので段階的に使う量と負荷を上げていく方が安全です．

患者 膝が痛い（変形性膝関節症）ので，立つ時に手が着けないから大変です．和式生活が一部あるのでなんとか立つ時に手を着けるくらいまでは治したいです．

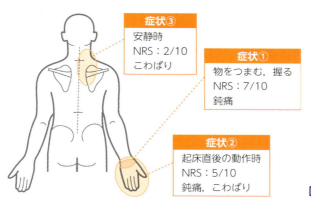

図3　初診時のボディチャート

> **症例** ②追加の問診で得た情報
>
> **既往歴**：変形性膝関節症
> **現病歴**：受傷直後に手指症状はなく，固定期間中から症状出現．急性期症状は軽減傾向．
> **ADL状況**：家事動作は必須でそれ以外で負荷がかかる動作はなく，固定中は家事以外では不動が多かった．家屋の一部に和式生活あり．
> **患部外症状**：肩こり，手指の浮腫あり．
> **患部症状**：つまみ，握り動作で手関節を軽度背屈すると手背部の痛み増強あり．

3）この段階での仮説は？

- 橈骨遠位端骨折後の骨アライメント変化によって推測される予後と対応策（**表5**）を踏まえて，事前に収集した情報からの仮説と問診後の新たな情報を検討する（**図3**）．

表5　画像所見＋主観的評価から推測される予後と対応策

画像	予後	対応策
Palmar tilt 減少	橈骨関節面が背屈方向へ変位することによる掌屈ROM制限，握力低下	・手関節背屈ROM改善を優先 ・手関節伸筋の強化
Radial inclination 減少	橈骨関節面が水平方向へ変位することにより近位手根骨の橈側変位，橈尺屈ROM制限，握力低下	・尺側部痛を考慮しながら尺屈筋群の強化 ・手内在筋不全など二次的問題の回避
Ulnar variance 増加	手関節尺側部痛	手関節尺屈位を回避する動作指導
尺骨茎状突起骨折	手関節尺側部痛	手関節尺屈，前腕回内，回外方向へのROM改善は尺側部痛を考慮する

1　仮説を立てるための思考プロセス

- 情報を整理し，原因について仮説を再検討してみる．

◆ 仮説を支持する所見・否定する所見 ②主観的評価から　※青字は新たな所見

仮説（可能性の高い順）	支持する所見	否定する所見
絞り込み！ ❶ 不動による循環不全？	◎ 手指の浮腫 ◎ 手首を返すと痛い ◎ 家事以外は不動が多い ◎ 肩こりあり ◎ 受傷直後は手指症状なし ◎ 起床直後は痛み強い ◎ 手を使用すると楽になる	—
❷ 骨折部のアライメント不良？	◎ 手首を返すと痛い Palmar tilt 減少 Radial inclination 減少 Ulnar variance 増強 尺骨茎状突起骨折 ◎ 画像上のレッドフラッグあり	—
絞り込み！ ❸ 固定中の過剰な手の使用？	◎ 手首を返すと痛い ◎ 手指の浮腫 ◎ 固定中も家事継続	× ギプス固定による手の使用困難 × 起床直後は痛み強い × 手を使用すると楽になる
絞り込み！ ❹ 不良姿勢での使用？	◎ 手首を返すと痛い ◎ 固定中も家事継続 ◎ 肩こりあり	× ギプス固定による手の使用困難 × 起床直後は痛み強い × 手を使用すると楽になる
否定！ ❺ 骨折部の痛み？	◎ 手首を返すと痛い ◎ 橈骨のアライメント不良画像所見	× 受傷後1週間で骨折部の安静時痛軽減
NEW ❻ 手関節背屈筋力低下？	◎ 物をつまもうとした時に手首全体が重い感じ，痛い	—

◆ 思考プロセス ②主観的評価からの仮説

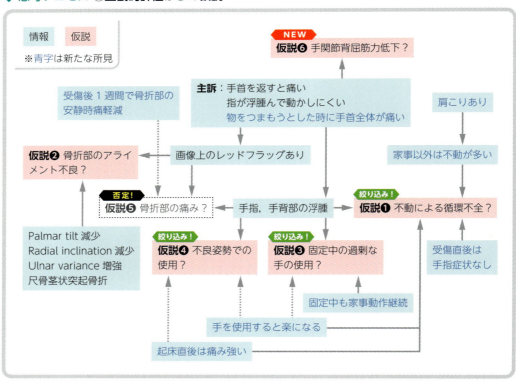

2 Check Point

Q1：手指の症状は不動による浮腫が原因か？　手の過剰使用による炎症が原因か？

- 手指の症状は**不動が要因となる浮腫**と，手関節患部の**炎症に波及される腫脹**であることが多い．
- 浮腫は受傷直後には認められないが固定期間中に徐々に増強することが多い．
- 一方，腫脹は手指に認められることは少なく，橈骨遠位端の骨折部，橈骨手根関節，尺側の伸筋腱周囲に生じることが多い．
- 腫脹は浮腫と異なり，熱感，発赤，安静時痛などを伴うことが多く，一方，浮腫は自動運動などにより即時的に軽減しやすく，問診だけではなく**治療の効果判定をすることでも推測することができる**．
- 腫脹，浮腫いずれにおいてもCRPSの可能性を踏まえて対応しなければならない．

Q2：骨折による橈骨のアライメント変化と痛みの関連は？

- 骨折によるアライメント変化は程度の大小はさまざまながら，何らかの形で生じると考えるべきである．しかし，前述したように骨折後の整復の程度と機能に関連が必ずしもあるとはいえず，痛みとの関連も同様である．
- 仮にアライメントが不良であっても手の使用頻度・強度に問題がなければ痛みは生じにくいが，アライメントに大きな問題がなくても，手の使用量によっては痛みを強く訴え，ROM制限が大きく残存する可能性もある．
- 画像所見だけで判断せず，問診や機能評価をしたうえで，痛みの原因を総合的に検討するべきである．

Pit Fall 橈骨遠位端骨折後，ギプス除去初期は浮腫と腫脹の混在する時期があり，それぞれ治療方針が異なるため，誤った評価の解釈をすると症状が悪化することがある．

3 身体的評価

- 主観的評価の終了時には橈骨遠位端骨折による症状，二次的に生じている症状，そして現状のリスクと予後予測を把握して仮説が立てられている必要がある．その仮説を身体的評価でより具体的にし，確証を得て治療方針を決定していく．
- 身体的評価中も画像所見と一致する機能的問題や，手首を返すと痛いという症状と一致する所見であるか判断しながら評価を進めていく．
- 現時点での有力な仮説は下記の通りである．
    - ⓐ骨折後の不動による浮腫，さらにこれに伴う伸筋腱の滑走不全による痛み
    - ⓑ固定期間中に生じた二次的な背屈筋力低下に伴う橈骨手根関節の不安定性
    - ⓒ骨折による骨アライメント変化に影響するROM制限

1) 身体的評価項目とその解釈（初診時）

	評価項目	評価の目的	結果	解釈
1	握り，つまみ動作評価（図4, 5）（筋・腱触診，図6）	筋の協調性，収縮不全の筋や手指関節の自動ROMの確認	・握り動作：MP関節伸展位，DIP関節，PIP関節屈曲不全 ・握り，つまみ動作ともに手関節伸筋群収縮不全（筋収縮を触診） ・つまみ，握り動作ともに動作の反復，または口頭指示にて動作修正が一部可能 ・I指-II指III指つまみなど低負荷動作は痛みなし．尺側握りなど中等度負荷動作は手関節背側に痛みあり．いずれも手関節背屈不全の動作（図5）	・不動により手内在筋[※3]，手関節伸筋，屈筋の協調性低下 ・手関節伸筋群の収縮不全による手関節屈筋群，手外在筋[※4]優位のつまみ，握り動作時に痛みあり ・手関節伸筋群の収縮不全により一定負荷以上の動作にて痛みあり ・伸筋群の収縮不全に伴う橈骨手根関節の安定性低下による痛みと推測
2	手指関節，手関節，前腕の自動および他動ROM評価	握り動作などの問題と一致するROM制限があるか，浮腫の影響の確認，腱の癒着の有無を判断	・II〜V指DIP・PIP関節自動・他動ともに屈曲伸展制限あり ※特にIV，V指の伸展制限が著明 ・MP関節自動伸展制限あり ・手関節ROM：他動（自動）背屈30°(10°)，掌屈25°(15°)，尺屈20°(20°)，橈屈-5°(-10°)，回内70°(60°)，回外20°(10°) ※特にIV，V指のDIP・PIP・MP関節伸展位における背屈制限が著明，痛みあり（図6）	・浮腫の影響による他動ROM制限あり，さらに自動と他動ROMの差が大きく，筋機能の影響もあり ・手関節屈筋，伸筋ともに伸長性低下あり，特に尺側の伸長性低下が著明 ・つまみ，握り動作と一致する機能的問題あり
3	徒手筋力検査（握力含む）	握り動作などの問題と一致する筋力低下があるか	・握力：5 kg（健側22 kg） ・長，短橈側手根伸筋：3 ・尺側手根伸筋：2 ・総指伸筋：2 ・手関節，手指関節屈筋全般：3〜4 ・虫様筋：2 ・長母指伸筋：2	・手関節伸筋筋力低下による握力低下とこれに伴うテノデーシス[※5]の低下を推測 ・手内在筋筋力低下による握り，つまみ動作機能低下を推測 ・つまみ，握り動作と一致する機能的問題あり
4	肘，肩関節ROM評価	二次的，潜在的な患部外の問題の確認	・肘関節自動・他動伸展制限あり ・肩関節自動内旋制限あり ・肩甲骨自動挙上制限あり	・不動および固定期間中の姿勢の影響により前腕屈筋，肩外旋筋群の伸長性低下，僧帽筋上部筋力低下あり
5	徒手的介入による痛みの変化	・痛みの原因を絞り込む ・レッドフラッグを否定する情報収集	・テノデーシスを介助すると握り，つまみ動作の痛みはともに改善（図7） ※橈屈位での介助によりつまみ動作の改善あり ※尺屈位での介助により握り動作の改善あり ・手関節屈筋，特に尺側屈筋群のストレッチ後に背屈ROM，痛み改善 ・手指自動運動の反復後は手指関節ROM改善 ※自動ROMが改善して他動ROMとの差が減少	・手関節伸筋筋力不全 ・手関節屈筋群の伸長性低下 ・浮腫による手指関節ROM制限 ※腱の癒着や損傷，CRPS type Iなどがある場合は治療介入後も一時的な改善は少ない ・握り動作などの痛みは浮腫による循環不全と伸筋群の収縮不全，腱の滑走不全と推測

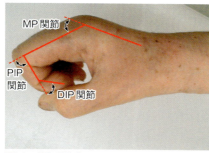

図4 握り動作
握り動作はDIP・PIP関節屈曲不全，MP関節はさらに屈曲不全．

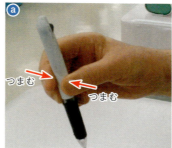
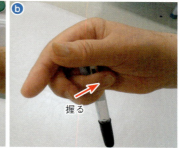

図5 橈側のつまみと尺側握り
a) 橈側のつまみは掌屈位の不良動作になるが痛みはなかった．
b) 尺側握りは橈骨つまみと比較して強い収縮が必要になり，手関節背側に痛みが生じた．

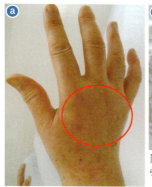

伸筋腱の視診，触診．
浮腫によって伸筋腱が目視できない，触診上も腱が触れにくい（○）．

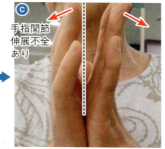

「手のひらを離さないで指だけ反らせてください」と指示する．

伸筋収縮機能，伸筋腱滑走を評価する．

図6 手指伸筋群の評価

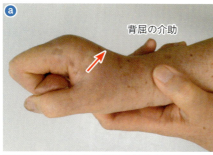
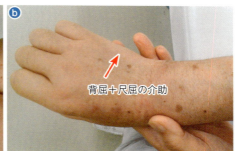
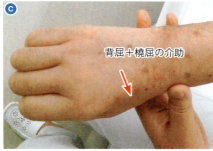

図7 テノデーシスの評価
a) 手関節背屈の介助によってつまみ，握り動作における手指関節のROM，筋力，痛みなどの変化を確認する．➡の方向へ背屈の介助をする．
b) 尺屈方向へ介助をした際の動きの変化を確認．➡の方向へ背屈＋尺屈の介助をする．
c) 橈屈方向へ介助をした際の動きの変化を確認．➡の方向へ背屈＋橈屈の介助をする．

>
>
> **※3 手内在筋**
> 起始部が手関節より近位に位置する筋群のことである．
>
> **※4 手外在筋**
> 起始部が手関節より遠位の上腕骨，橈骨，尺骨に位置する筋群のことである．
>
> **※5 テノデーシス**
> 腱作用や腱固定作用とも呼ばれる．他動的な手関節背屈により深指屈筋など屈筋の緊張が手指の腱に生じ，手指が屈曲することである．

2) 思考プロセス

1 仮説を立てるための思考プロセス

● 客観的評価の結果から仮説を絞り込む．

◆ **仮説を支持する所見・否定する所見** ③**身体的評価後**　※青字は新たな所見

仮説（可能性の高い順）	支持する所見	否定する所見
絞り込み！ ❶ 不動による循環不全？	◎ 手指の浮腫 ◎ 家事以外は不動が多い ◎ 肩こりあり ◎ 受傷直後は手指症状なし ◎ 起床直後は痛み強い ◎ 手指自動運動後にROM改善 ◎ 手指関節ROM制限	―
NEW ❷ テノデーシス機能低下？	◎ 手首を返すと痛い ◎ 握力低下 ◎ 手関節伸筋，手内在筋筋力低下 ◎ 握り，つまみ動作で手関節背屈不全あり ◎ 手関節背屈制限 ◎ テノデーシス介助にて握り動作改善	―
❸ 骨折部のアライメント不良？	◎ 手首を返すと痛い ◎ Palmar tilt 減少 ◎ Radial inclination 減少 ◎ Ulnar variance 増強 ◎ 尺骨茎状突起骨折 ◎ 画像上のレッドフラッグあり ◎ 手関節ROM制限	―
絞り込み！ ❹ 固定中の過剰な手の使用？	◎ 手指の浮腫 ◎ 固定中も家事継続 ◎ 受傷直後は手指症状なし ◎ 握り，つまみ動作で手関節背屈不全あり	✕ 受傷後1週間で骨折部の安静時痛軽減 ✕ 手を使用すると楽になる
絞り込み！ ❺ 不良姿勢での使用？	◎ 手指の浮腫 ◎ 固定中も家事継続 ◎ 肩こりあり ◎ 肩外旋筋群伸長性低下，僧帽筋上部筋力低下など患部外の機能不全 ◎ 握り，つまみ動作で手関節背屈不全あり	✕ 手を使用すると楽になる
❻ 手関節背屈筋力低下？	◎ 物をつまもうとした時に手首全体が重い感じ，痛い ◎ 手関節伸筋筋力低下	―

◆ 思考プロセス ③身体的評価後の仮説

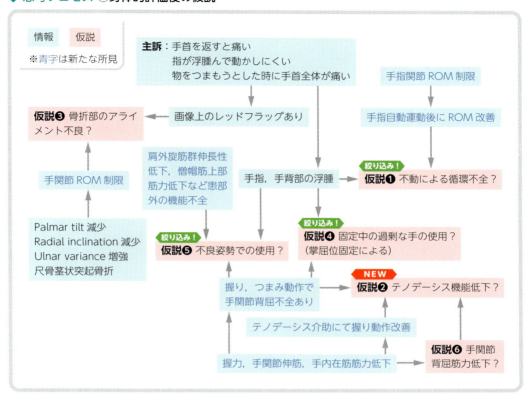

 問診の情報により，先入観をもって客観的評価を行うと重篤な手指の機能不全を見逃すことにつながる．腱の癒着などの合併症が生じている場合，手関節やMP関節の姿位によってDIP・PIP関節の可動性が変化するため詳細な評価が必要となる．

2 Check Point

Q1：テノデーシス機能の低下が「手首を返すと痛い」にどのように影響するか？

- 手関節伸筋機能低下に伴うテノデーシス機能の低下により図8に示すような不良な握り動作になることが多い．
  - ▶ このような動作をくり返すことにより橈骨手根関節の不安定性を助長し，橈骨手根関節の痛みも生じる．
  - ▶ また，伸筋群の機能不全による腱の滑走不全が遷延化するため背側の循環不全による痛みも生じる可能性がある．
- 本症例は骨折部の圧痛や腫脹などがほぼ消失していることから，二次的に生じた伸筋腱周囲の手関節背屈時痛である可能性が高い．

Q2：手関節背屈ROMの制限因子の原因は？

- 手関節他動ROMと自動ROMの差異が大きいことから手関節伸筋筋力低下が原因の1つであると推測できる．

第2章-4. 橈骨遠位端骨折

- しかしDIP・PIP関節伸展位では他動背屈ROMにおいても制限があることから，深指屈筋・浅指屈筋などの伸長性低下の影響も混在していると考えられる．
- さらに現時点では浮腫が強いため詳細な評価は不可能だが，橈骨手根関節の関節包内運動の影響なども複合的に生じていると考えられる．

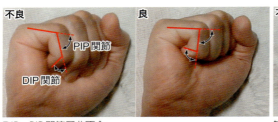
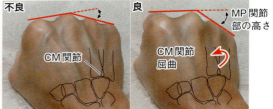
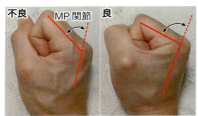

図8 握りの評価

4 初回の治療

- まずは手指，肘，肩など患部外の機能を改善させることが手関節患部の回復につながることを患者に説明する．
- 手関節患部については，治療後の効果判定から，推論をより詳細かつ具体的にすることが重要である．
- 初回の治療は以下の仮説をもとにして計画・実施した．
  - ⓐ不動による手指関節，手背部の浮腫による腱滑走不全に起因するこわばりと痛み
  - ⓑ手関節伸筋および手内在筋機能不全，手関節屈筋群伸長性低下によるテノデーシス機能の低下
  - ⓒ骨折による橈骨遠位端アライメント変化によるROM制限

 初回の治療において重要なことは患者に骨折の回復状況を理解してもらい，問題のない範囲で手を使用してもらうようにすることである．必要以上にリスクの説明をすると患者の不安を煽り，不動による浮腫など二次的な問題を助長することになり得るため注意する．

1）初回の治療項目

	治療項目	目的
1	手指屈曲，伸展自動運動 ※屈曲時は手関節背屈，MP関節屈曲位の保持を意識して	手指のこわばり，浮腫の改善，腱の滑走改善，手関節背屈とMP関節屈曲運動の促通によりテノデーシス機能の改善を図る
2	患部外の機能改善 ※前腕回外位での肘伸展自動運動，肩甲骨挙上運動	肘，肩，肩甲骨のアライメントを修正して，不良な運動連鎖による手関節機能不全の助長を抑制する
3	前腕屈筋のストレッチ（図9）	手関節背屈ROMの改善
4	手内在筋の促通（図10）	テノデーシス機能の改善，手外在筋優位（MP関節伸展位動作）の動作の改善
5	ホームエクササイズ指導 ADL指導	手指屈曲，伸展自動運動，手の高挙 家事動作における手関節背屈位，MP関節屈曲位での使い方を指導

※外来通院にて週1回（6週間），上記治療項目に基づく理学療法介入を実施

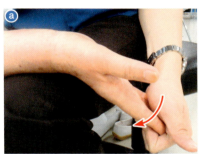
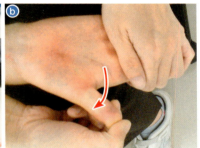
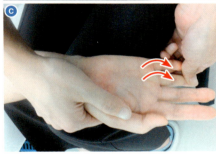

図9　手関節屈筋ストレッチ
a) DIP・PIP関節を伸展した状態で手関節背屈する．
b) 母指を橈側外転，IP関節伸展位にして長母指屈筋を選択的にストレッチする．
c) 小指・環指を強調して伸展することで，尺側の手関節屈筋群を選択的にストレッチする．

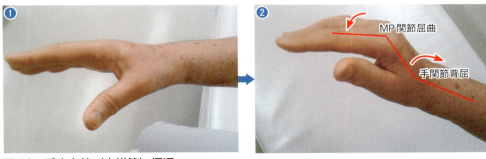

図10　手内在筋（虫様筋）促通
「手首を返しながら指を伸ばしたままつまむ動作をしてください」と指示する．

2) 初回の治療後の再評価を解釈（図11）

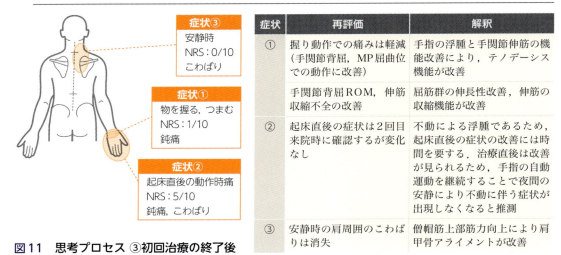

図11　思考プロセス③初回治療の終了後

3) 前述治療項目に基づく理学療法介入を実施後の状態の予測

- 手指，肘，肩関節など患部外の問題は消失することが予測される．
- 手関節ROMは健側の9割程度まで改善することが期待される（掌屈は骨折による橈骨のアライメントにより制限が大きく残る可能性あり）．
- 手首を返す痛みは握り動作時において消失しているが，手を着く動作では痛みが残存すると思われる．

5　7週間後の治療

1) 治療前の再評価

- 固定除去初期における問題が改善しているか評価をする．今後の筋力強化，ADL動作獲得へ向けた理学療法を進めるための準備段階が整っているか確認する．
- 手首を返す痛みの原因が初期とは異なっている可能性が高いので再評価を実施する．

2) 問診

PT　朝の手のこわばりはどうですか？
患者　だんだん良くなってきて最近1週間くらいは全く感じなくなりました．
PT　（手指の症状は消失したと判断してよいか？　こわばりが消失しても痛みはどうか？）
よかったですね．手首を返す痛みはどうですか？
患者　物をつまんだり，軽いものを持ち上げる程度では痛みはなくなりました．立ち上がろうとするときにまだ手首を返して手が着けないので困ります．
PT　（手首を返して手を着けない原因は痛み？　ROM制限？　筋力低下？）
手を着くと痛みがありますか？　それとも怖くて着けないですか？
患者　痛みもあるし，体重をかけるのが怖いです．

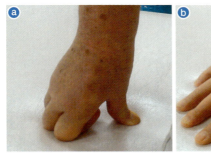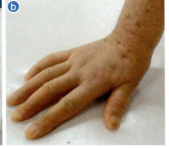

図12 手を着く動作の評価
a) 手のひらを着いて荷重できないため，立ち上がる際に手指背側面で荷重して代償している．
b) 手を着く動作が他動的になっていて，手関節を固定するために必要な筋収縮が不足している．

　　　　　　今はこうやって（拳を着いて，図12a）手を着いています．
- PT（手が着けないのは恐怖感？）
　　　　　　ゆっくりとやれば手のひらで手を着けますか？
- 患者　手に完全に体重をのせられませんが，このくらいは着けます（図12b）．
- PT（手伸筋群の機能不全は改善したのか？）
　　　　　　手の力の弱さを日常で感じることはありますか？
- 患者　あります．ビンの蓋くらいは開けられるようになりましたが，タオルを絞ったり，包丁で硬いものを切るのがまだ今まで通りにはできません．
- PT（まだ筋力低下はある？ 手首を返す症状の原因は他にもありそう？）
　　　　　　そうですか．今の時点で力がまだ入らないのは問題ありません．これから力をつけていきましょう．手も着けるように手首を返す柔軟性の改善をめざしましょう．

症例 ③追加情報

X線画像（図13）：Palmar tilt －19°，radial inclination 5°，ulnar variance 6 mm，radial length －3 mm とリハビリ開始時から変化はあるものの2週間前の画像とは変化は認められず，骨折癒合は得られたと判断できる．

※医師カルテからも骨癒合に問題がないことを確認．

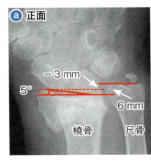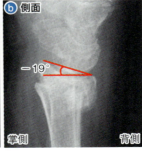

図13 X線画像

 理学療法開始した後にもpalmar tiltやulnar varianceの不良変化がみられることがある．これは理学療法における運動強度の問題，または日常生活指導の不足により不良姿勢で手を使用していることが推測される．

3）再評価項目

- 再評価の結果，固定除去後7週間の治療後の状況としては大きな問題はないといえる．
- 手を着く動作の痛みが残存しているのも予測通りであり，原因を再評価すると次の段階の仮説が浮上してきた．

	再評価項目	再評価の目的	結果	解釈
1	把持動作評価（筋，腱触診）	筋の協調性，収縮不全の筋や自動ROMの確認	左右差なし	・固定中に生じた二次的問題は改善 ・低負荷の把持動作は問題なし
2	手関節，前腕ROM評価	症状と一致するROM制限があるか確認	手関節： 背屈80°（60°），掌屈55°（40°），尺屈20°（20°），橈屈10°（5°）， 前腕： 回内80°（75°），回外75°（65°）	・他動自動ROMはADLに最低限必要なレベルに達しているが，手を着くために必要なROMに達していない ・橈屈ROM制限が強いことから舟状骨の可動性低下を推測
3	徒手筋力検査（握力含む）	ADL障害と一致する筋力低下があるか確認	握力：16 kg（健側：22 kg） 手関節伸筋：橈側4，尺側4，虫様筋4，長母指外転筋4	手関節伸筋筋力低下によるテノデーシス機能低下と手内在筋筋力低下による握力出力不全
4	関節包内運動の評価	ROM制限因子の確認	橈骨舟状骨間，舟状月状骨間に低可動性あり（左右差を確認）	舟状骨の背屈を制限する低可動性あり
5	徒手的介入による痛みの変化	痛みの原因を絞り込む	・手関節伸筋促通後は背屈時の痛み軽減 ・手関節屈筋ストレッチ後に背屈ROM改善 ・橈骨舟状骨間，舟状月状骨間モビライゼーション後に背屈時痛軽減 ・背屈荷重時に床を押すように動作を修正後，痛み軽減	・手関節屈筋の伸長性低下あり ・橈骨舟状骨間，舟状月状骨間の低可動性により舟状骨の背屈制限あり ・背屈荷重動作において必要な筋活動が不足している

4）思考プロセス

Check Point

Q1：固定除去初期の「手首を返すと痛い」症状は特に物をつまむ時にみられたが，手を着く時の痛みに変化した要因は？
- 初期の痛みは軽度背屈位における症状であったが，手を着く痛みは背屈角度が大きい．
- そのため，屈筋群の伸長性，橈骨手根骨間や手根骨間の可動性と安定性，手を着く動作に必要な筋活動の不足などさまざまな要因が考えられる．

Q2：橈骨遠位端骨折後に手を着く動作はどのような基準でいつから可能になるのか？
- 橈骨遠位端骨折後に手を着くことに関してエビデンスレベルの高い報告は存在しないが，遠位骨片が背側転移してpalmar tiltが減少するColles骨折では，背屈ROMは受傷前同等に改善することが多く，手を着くという目標設定は妥当である場合が多い．

- 時期的には医師の許可が必要であるが，定期診察においてX線画像上，骨癒合が得られ，転位性の変化が認められなくなってからが妥当な時期といえる．
    - さらに手の機能改善（テノデーシス機能やROMあるいは握り動作能力）も重要であり，おおよそ固定除去後2カ月以降になることが多い．

Q3：筋力強化はいつごろから実施するか？
- 適切な動作を学習する目的で実施する自動運動も筋力強化の1つである．
- 抵抗運動としての筋力強化はあくまで必要に応じてであり，患者が高齢者で目標がADLレベルであれば負荷をかけた筋力強化が必ずしも必要とはいえない．
- 時期的にはROMがほぼ得られた固定除去後1〜2カ月程度から開始する場合が多い．

5）7週間後の治療

	治療項目	目的
1	手関節屈筋ストレッチ	手関節背屈ROM改善による背屈荷重動作の獲得 ※屈筋群を個別にストレッチして効果判定を実施し，制限因子として影響の大きい筋を特定する
2	橈骨舟状骨間，舟状月状骨間モビライゼーション（図14, 15）	手関節背屈ROM改善による背屈荷重動作の獲得 ※背屈時に舟状骨と橈骨，月状骨間の低可動性の影響がどの程度あるか推測するため
3	手関節伸筋筋力強化	伸筋機能改善による握力改善，ADL動作獲得
4	手関節背屈荷重エクササイズ（図16）	合掌動作や屈筋ストレッチでの背屈とは異なる荷重動作時の筋の協調性の獲得 ※個々の筋機能が改善していても背屈荷重時に必要な収縮が入っているかを確認するため
5	ホームエクササイズ，ADL指導	・手関節屈筋ストレッチ，手関節背屈筋力強化 ・現状の手の機能レベル相応でADLで手を使用してもらう

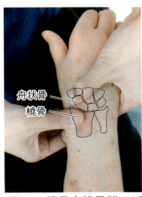

図14 橈骨舟状骨間モビライゼーション

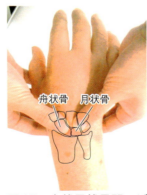

図15 舟状月状骨間モビライゼーション

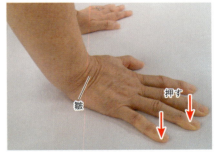

図16 背屈荷重訓練
指先で床面を押すようにしながら荷重訓練を段階的に進めていく（→）．その際，手関節伸筋群の収縮を触診しながら実施する．
手関節伸筋の収縮を伴う荷重動作では他動背屈より自動背屈の方が手関節背側の皺が深く入るのが目視できる．

合掌動作で痛みが消失しても背屈荷重動作において痛みが残存する症例は多い．荷重動作が他動背屈にならないように指導することが重要である．

おわりに

- 本症例においては「手首を返すと痛い」症状について，骨折後の固定除去初期とROM改善後の2期に分けてその異なる要因についてリーズニングを進めた．
  - 固定除去初期は骨折のための橈骨の変形による要因と固定期間中に生じた2次性の問題に分けて，物をつまむ際の「手首を返すと痛い」要因について評価と治療を実施した．
  - ROM改善後は手を着く際の「手首を返すと痛い」要因について初期とは異なる視点で評価と治療を実施した．
- 今回提示した仮説は画像所見，問診，主観的評価，客観的評価より推察して挙げたものであるが，より高度なクリニカルリーズニングを展開するにはさらにより多くの情報収集とその情報を整理するための知識と経験が必要となる．
- 複雑な構造である手関節においては，少ない情報と知識と経験から認知されたリーズニングでは的外れになりやすい．
- より多くの情報と経験からメタ認知したうえでクリニカルリーズニングを行うことによって具体的で精度の高い評価と治療に結びつくことになる．

文献

1) Stanton-Hicks MD, et al：An updated interdisciplinary clinical pathway for CRPS：report of an expert panel. Pain Pract, 2：1-16, 2002
2) 南野光彦，他：橈骨遠位端骨折における転位と臨床成績との相関：X線学的指標の患健側差の分析．日本手外科学会雑誌，17：16-20, 2000
3) Jaremko JL, et al：Do radiographic indices of distal radius fracture reduction predict outcomes in older adults receiving conservative treatment? Clin Radiol, 62：65-72, 2007
4) Anzarut A, et al：Radiologic and patient-reported functional outcomes in an elderly cohort with conservatively treated distal radius fractures. J Hand Surg Am, 29：1121-1127, 2004
5) Gliatis JD, et al：Outcome of distal radial fractures in young adults. J Hand Surg Br, 25：535-543, 2000
6) MacDermid JC, et al：Patient versus injury factors as predictors of pain and disability six months after a distal radius fracture. J Clin Epidemiol, 55：849-854, 2002
7) Karnezis IA, et al：Correlation between radiological parameters and patient-rated wrist dysfunction following fractures of the distal radius. Injury, 36：1435-1439, 2005
8) Grewal R & MacDermid JC：The risk of adverse outcomes in extra-articular distal radius fractures is increased with malalignment in patients of all ages but mitigated in older patients. J Hand Surg Am, 32：962-970, 2007
9) Souer JS, et al：Effect of an unrepaired fracture of the ulnar styloid base on outcome after plate-and-screw fixation of a distal radial fracture. J Bone Joint Surg Am, 91：830-838, 2009
10) Bushnell BD & Bynum DK：Malunion of the distal radius. J Am Acad Orthop Surg, 15：27-40, 2007
11) Prommersberger KJ, et al：Malunion of the distal radius. Arch Orthop Trauma Surg, 132：693-702, 2012
12) Jenkins NH & Mintowt-Czyz WJ：Mal-union and dysfunction in Colles' fracture. J Hand Surg Br, 13：291-293, 1988
13) Haase SC & Chung KC：Management of malunions of the distal radius. Hand Clin, 28：207-216, 2012
14) Li Z, et al：Complex regional pain syndrome after hand surgery. Hand Clin, 26：281-289, 2010
15) Jellad A, et al：Complex regional pain syndrome type I：incidence and risk factors in patients with fracture of the distal radius. Arch Phys Med Rehabil, 95：487-492, 2014

16) Atkins RM, et al：Features of algodystrophy after Colles' fracture. J Bone Joint Surg Br, 72：105-110, 1990
17) Dijkstra PU, et al：Incidence of complex regional pain syndrome type I after fractures of the distal radius. Eur J Pain, 7：457-462, 2003
18) Roh YH, et al：Factors associated with complex regional pain syndrome type I in patients with surgically treated distal radius fracture. Arch Orthop Trauma Surg, 134：1775-1781, 2014
19) Rhee PC, et al：Avoiding and treating perioperative complications of distal radius fractures. Hand Clin, 28：185-198, 2012
20) Meyer C, et al：Complications of distal radial and scaphoid fracture treatment. J Bone Joint Surg Am, 95：1517-1526, 2013
21) Kozin SH & Wood MB：Early soft-tissue complications after fractures of the distal part of the radius. J Bone Joint Surg Am, 75：144-153, 1993
22) Owers KL, et al：Ultrasound changes in the extensor pollicis longus tendon following fractures of the distal radius--a preliminary report. J Hand Surg Eur Vol, 32：467-471, 2007
23) Oren TW & Wolf JM：Soft-Tissue Complications Associated With Distal Radius Fractures. Oper Tech Orthop, 19：100-106, 2009
24) Taleisnik J & Watson HK：Midcarpal instability caused by malunited fractures of the distal radius. J Hand Surg Am, 9：350-357, 1984
25) Itsubo T, et al：Differential onset patterns and causes of carpal tunnel syndrome after distal radius fracture：a retrospective study of 105 wrists. J Orthop Sci, 15：518-523, 2010

第2章 クリニカルリーズニングの実際

5. 股関節唇損傷

外側に踏み込むと股関節が痛い

平尾利行

はじめに

股関節・鼠径部痛を訴えるスポーツ選手の20%に股関節唇損傷があることから[1]，股関節唇損傷は股関節痛の潜在的な要因の1つといえる[2]．CTやMRIでFAI (femoroacetabular impingement) 変形や股関節唇損傷を認めた者の60%は約4カ月の理学療法を中心とした保存療法でスポーツに復帰できたと報告されており[3]，機能的な問題に対するアプローチが重要となる．
提示症例では「外側に踏み込むと股関節が痛い」という症状の原因を機能的な問題から探りながらリーズニングを進めた．

1 事前の情報整理

1) 入手した情報は？

- 問診の前に医師や他部門から得た情報を整理する．

> **症例** ①医師からの情報
>
> **診断名**：股関節唇損傷
> **年　齢**：23歳
> **性　別**：女性
> **職　業**：企業バレーボール選手（練習：週5回）
> **主　訴**：最近右鼠径部がずきずきしている．レシーブで右に踏み込んだ際，右鼠径部に当たる感じと痛みがあるだけでなく，殿部痛も出てきており，プレーに支障がある．
> **現病歴**：6年前から右股関節に痛みやつまりがあった．そのときに病院にかかり，右股関節唇損傷を指摘されたが保存療法で様子をみており，近年は通院していなかった．
> **圧　痛**：右鼠径部内側
> **方　針**：まずは理学療法を実施し効果をみる．次回診察時にMRIを撮影予定．
> **X線画像所見**：股関節に変形なし．恥骨結合に不整像がみられる（図1）．

2) この段階での仮説は？

- 情報が少ないため，この段階での仮説を絞り込むことは難しいが，いくつかの仮説を形成し，患者の問題をイメージしてみる．

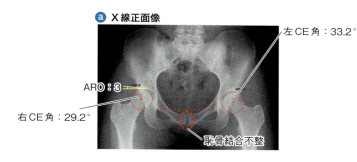
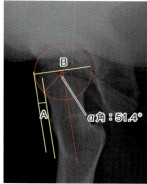

左CE角：33.2°
ARO：3
右CE角：29.2°
恥骨結合不整

ⓐ X線正面像
ⓑ X線軸写像

α角：51.4°

Head-neck offset ratio (A/B)：0.14

図1　症例のX線画像
股関節に変形はなく，center edge angle〔CE角，(a)〕，acetabular roof obliquity〔ARO，(a)〕，α角 (b)，head-neck offset ratio (b) は正常範囲内である．恥骨結合には不整像がみられる (a)．

1 仮説を立てるための思考プロセス

- 情報を整理し，原因について仮説を立ててみる．
- 仮説を肯定する所見だけでなく，否定する所見についても考慮する．

◆ 仮説を支持する所見・否定する所見 ①事前情報から　※順位が同じ仮説には番号にダッシュ（'）をつけた

仮説（可能性の高い順）	支持する所見	否定する所見
❶ 股関節唇損傷による器質的インピンジメント？	◎ 6年前に右股関節唇損傷の指摘あり ◎ 右に踏み込んだ際に当たる感じが右鼠径部にある	ー
❷'恥骨結合の炎症？	◎ X線画像上で恥骨結合が不整 ◎ 右鼠径部内側に圧痛あり ◎ 画像上のレッドフラッグなし	ー
❷'軟部組織の炎症？	◎ X線画像上では恥骨結合が不整であること以外の所見なし ◎ 右に踏み込んだ際に当たる感じが右鼠径部にある ◎ 右鼠径部内側に圧痛あり ◎ 画像上のレッドフラッグなし	ー
❷'筋長・筋力のバランス不良？	◎ 右に踏み込んだ際に当たる感じが右鼠径部にある ◎ 右鼠径部内側に圧痛あり	ー
❷'姿勢・アライメント不良？	◎ 右に踏み込んだ際に当たる感じが右鼠径部にある	ー
❷'股関節機能的インピンジメント？	◎ X線画像上では恥骨結合が不整であること以外の所見なし ◎ 右に踏み込んだ際に当たる感じが右鼠径部にある	ー
❸ 心理社会的要因の影響？	◎ 労災	× セミプロ × レギュラー選手
否定！ ❹'臼蓋形成不全症？ ❹'変形性関節症？ ❹'FAI？	ー	× X線画像上では恥骨結合が不整であること以外の所見なし

◆ 思考プロセス ①事前情報からの仮説

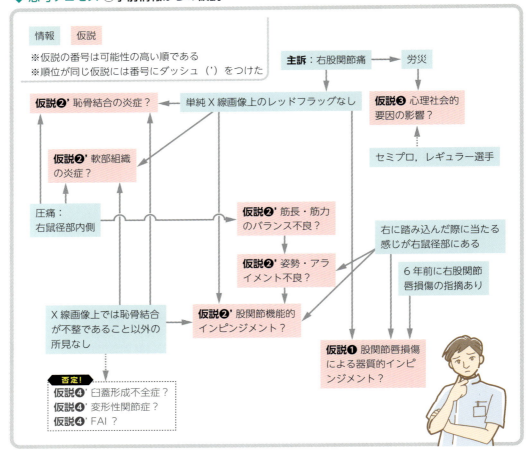

2 Check Point

Q1：単純X線画像所見からわかることは何か？

- 成人股関節のCE角の正常値は25°以上[4]である．本症例では股関節の変形は認めないことから，臼蓋形成不全症および変形性股関節症は改めて否定される．
- また，日本股関節学会が提唱するFAI診断基準[5]※1よりFAIは否定される．恥骨結合は不整である．

Q2：股関節唇損傷は症状の原因ではないのか？

- 股関節唇損傷があっても痛みを自覚していない症例や，はじめは痛みがあっても保存療法で痛みが改善しスポーツ復帰が可能になる症例も多いことから，「股関節唇損傷＝股関節痛の原因」という根拠はない．

 ※1 **日本股関節学会が提唱するFAI診断基準**[5]
図2の画像所見を満たし，臨床症状（股関節痛）を有する症例を臨床的にFAIと判断する．
① Pincer typeのインピンジメントを示唆する所見

- CE角40°以上
- CE角30°以上かつARO 0°以下
- CE角25°以上かつcross-over sign陽性

②Cam typeのインピンジメントを示唆する所見
主項目を含む2項目以上の所見を要する.
- 主項目：α角55°以上
- 副項目：head-neck offset ratio（0.14未満），pistol grip変形，herniation pit

ⓐ Cross-over sign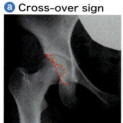
臼蓋の前壁と後壁がクロスして写る

ⓑ Herniation pit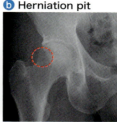
囊胞性変化を認める

ⓒ Pistol grip変形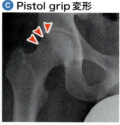
骨頭がピストルのグリップのような変形像となる

図2　FAIの画像所見
本症例ではCross-over sign（a），herniation pit（b），pistol grip変形（c）はみられない．

Q3：股関節機能的インピンジメントを仮説に挙げた根拠は？
- 股関節のインピンジメントは股関節周囲筋の筋長・筋力の不良によって股関節運動軸が不安定になり生じることがある．
- 大腿骨頸部と平行に走行している小殿筋は，ベクトルとして考えると中殿筋後部線維とともに外転作用以外にも股関節を圧縮する作用があり，股関節軸の安定化に関与していることが推察される[6]．
- 大腰筋は前方から[7〜9]，逆に内閉鎖筋および外閉鎖筋は後方から[9]大腿骨頭を圧迫し股関節軸の安定化を担っている．
- 内閉鎖筋と外閉鎖筋は股関節に対し自動車におけるサスペンションのように働き，地面から関節窩にかかる衝撃負荷を分散させる役割をもつと考えられている[9]．

Q4：心理社会的要因についてはどう対応するか？
- 労災患者の場合，心理社会的要因が症状にかかわることがある．
- 当患者はセミプロスポーツ選手であり，週5回練習があるが，問診でも練習を休みたいという意思はなかったことから，休むための口実としての病院受診ではないことがわかる．
- 心理社会的要因については優先順位を最後とし，他の問題点を解決しても問題が残るようであれば再度検討していくこととする．

2 主観的評価

1）主観的評価の計画とその理由

- 臨床推論の過程で原因となる部位や構造だけでなく，症状に関連する潜在的な要素を理解する必要がある．

表1　問診内容

問診内容	推論内容
痛みの部位・質	症状の原因となる組織・構造
症状を誘発する動作	症状の原因となる組織・構造
痛みの程度	炎症の存在，重症度の確認
受傷機転	外傷による痛み？　慢性疼痛？
発症からの経過（悪化／変化なし／緩和）	・痛みの期分け（急性期／亜急性期／慢性期） ・予後
随伴性疼痛の有無	股関節痛との関連性の確認
レッドフラッグ（表2）	該当項目の有無

表2　股関節痛のレッドフラッグ

- 最近の激しい外傷
- 進行性の非機会的な痛み（ベッド上の安静で軽快しない）
- 胸部痛
- 悪性腫瘍の既往
- 長期のステロイドの使用
- 薬物依存，免疫抑制，HIV
- 全身の倦怠感
- 説明のできない体重減少
- 広範な神経学的徴候（痺れ，感覚障害，筋力低下）
- 構造的変形
- 発熱

該当項目が1個でもあれば股関節唇損傷以外の疾患の可能性がある．

- この段階で行う問診と後で実施する身体的評価の情報を統合しながら仮説形成・検証を進めていく．表1に特に重要と思われる問診内容を示した．
- 診断的トリアージ〔レッドフラッグ（表2）等の鑑別〕を実施し，股関節唇損傷以外の疾患を改めて鑑別する．
- 発症時の状況，既往歴，過去の治療歴，患者の期待，症状に対する認識，仕事や日常生活の満足度，活動の制限の程度なども確認する．

2）問診スタート

PT　どこが，どのように痛みますか？
患者　右鼠径部に当たるようなズキズキした痛みがあります．また，最近は右殿部痛も出てきました．
PT　どういう時に痛みますか？
患者　ジョギングやバレーボールのレシーブ時に右に踏み込んだ時に痛みが出ます（図3 症状①）．

PT	じっとしている時に痛みますか？
患者	痛みはありませんが，違和感を感じます．
PT	日常生活で痛みを感じますか？
患者	練習後は歩く時にも痛みを感じることがあります（**図3症状①**）．
PT	右股関節の痛みはいつから生じましたか？捻ったなどのきっかけはありましたか？
患者	今回は，捻ったなどということはなく1週間前から，徐々に痛みが出てきました．
PT	痛みは強くなってきていますか？
患者	ここ1週間は同じ程度の痛みが続いています．
PT	今までも右股関節が痛くなることはありましたか？
患者	10年前に股開きストレッチをしていたら，パキっと鳴って，その時は痛みましたが，しばらくして痛みがなくなったのでプレーは続けていました．その後，6年前から徐々に痛みが出るようになってきました．
PT	右股関節はどこかで治療を受けましたか？
患者	10年前は放っておきました．6年前に右股関節のつまり感と軽い痛みを感じた際に病院へ行き，MRIを撮り，股関節唇損傷を指摘されましたが，無理をしないようにしていたら痛みはなくなりました．
PT	現在，右股関節以外の痛みや違和感はありますか？
患者	右足首と腰に軽い痛みと違和感があります（**図3症状②，③**）．
PT	右足首と腰の痛みはいつからありますか？また，それぞれ，きっかけはありましたか？
患者	右足首は12年前に捻ってしまいました．軽く腫れた程度で，そのままプレーをしていました．その後も右足首は何度か軽い捻挫をしています．腰は6年前から徐々に痛みが出るようになってきました．
PT	今回の腰と右足首の痛みについては何か思い当たる誘因はありますか？
患者	疲労だと思います．これまでも，右足首・腰・右股関節は疲労が溜まるとどこかが痛くなり，1つが痛くなると徐々に他も痛くなってくるということをくり返しています．今回は右足首が痛くなったと思っていたら右股関節と腰が痛くなってきました．
PT	治療に期待することはありますか？
患者	バレーボールを続けながら，痛みをとっていければと思っています．

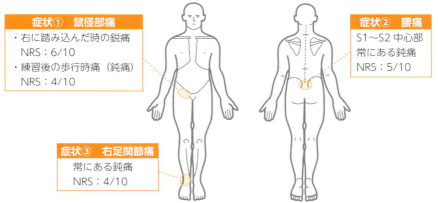

図3 初診時のボディーチャート

> **症例** ②問診で得た情報
>
> - **随伴性疼痛**：右足関節痛，腰痛（S1～S2中心部）
> - **既往歴**：
>   12年前 右足関節捻挫（少し腫れた程度．その後，何度も軽度の捻挫をくり返している）
>   10年前 右股関節に礫音と痛み（しばらくして痛み消失したのですぐに練習再開）
>   8年前 左膝内側側副靱帯損傷（保存加療．4カ月でバレーボール復帰）
>   6年前 腰痛発症（その後も疲労が溜まるとくり返し発症）
>   6年前 右股関節唇損傷（保存加療．バレーボールは痛みのない範囲で継続し痛みは一度消失したが，その後も疲労が溜まるとくり返し発症）
> - **服薬状況**：今現在，使っている薬はない．
> - **その他**：動悸，息切れ，不眠，腹痛，倦怠感，急な体重減少，神経学的徴候（痺れ，感覚障害，筋力低下），発熱についての自覚症状なし．
> - Western ontario and McMaster universities osteoarthritis index：WOMAC（最高点：0点，最低点：96点）
>   →合計：24/96点（痛み：10/20点，こわばり：5/8点，機能：9/68点）
> - 日本語版 Lower extremity functional scale[10]：LEFS（最高点：80点，最低点：0点）
>   →合計：69/80点

3）この段階での仮説は？

- 股関節への過度なストレスにつながる運動，不安定性，インピンジメントの関係性（**表3**）を踏まえて，事前に収集した情報からの仮説と，問診後の新たな情報を検討する．

表3 股関節への過度なストレスにつながる運動，不安定性，インピンジメントの関係性

股関節運動	不安定性	インピンジメント
過度な屈曲＋内転＋内旋	後方回旋不安定性	前上方インピンジメント
過度な伸展＋外転＋外旋	前方回旋不安定性	後上方インピンジメント

文献11を参考に作成

① 仮説を立てるための思考プロセス

- 情報を整理し，原因についての仮説を再検討してみる．

◆ 仮説を支持する所見・否定する所見 ②主観的評価から
※青字は新たな所見．※順位が同じ仮説には番号にダッシュ（'）をつけた

仮説（可能性の高い順）	支持する所見	否定する所見
❶ 股関節唇損傷による器質的インピンジメント？	◎ 6年前に股関節唇損傷の指摘あり ◎ 右に踏み込んだ際に当たる感じが右鼠径部にある ◎ 受傷機転なし ◎ 安静時痛なし	―

（次ページに続く）

(続き)

仮説（可能性の高い順）	支持する所見	否定する所見
❷'股関節機能的インピンジメント？	◎ X線画像上では恥骨結合が不整であること以外の所見なし ◎ 右に踏み込んだ際に当たる感じが右鼠径部にある ◎ 受傷機転なし ◎ 安静時痛なし	−
❷'筋長・筋力のバランス不良？	◎ 右に踏み込んだ際に当たる感じが右鼠径部にある ◎ 右鼠径部内側に圧痛あり ◎ 右足関節痛，右股関節痛，腰痛の発症に関連性あり	−
❷'姿勢・アライメント不良？	◎ 右に踏み込んだ際に当たる感じが右鼠径部にある	−
❸'恥骨結合の炎症？	◎ X線画像上で恥骨結合が不整 ◎ 右鼠径部内側に圧痛あり ◎ 画像上のレッドフラッグなし	× 受傷機転なし × 安静時痛なし
❸'軟部組織の炎症？	◎ X線画像上では恥骨結合が不整であること以外の所見なし ◎ 右に踏み込んだ際に当たる感じが右鼠径部にある ◎ 右鼠径部内側に圧痛あり ◎ 画像上のレッドフラッグなし	× 受傷機転なし × 安静時痛なし
❹ 心理社会的要因の影響？	◎ 労災	× セミプロ × レギュラー選手 × バレーボールを続けながら治したい

◆ 思考プロセス ②主観的評価からの仮説

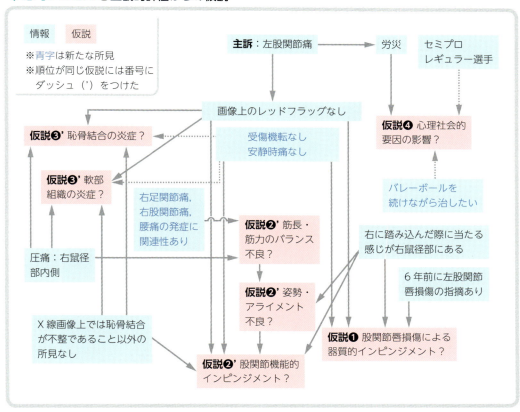

2 Check Point

Q1：本症例は急性期？ 亜急性期？ 慢性期？

- 今回の股関節痛には外傷などの明らかな受傷機転がないため慢性痛に分類される．
- 現在は安静時痛がないことから，強い炎症のある時期（急性期）ではないことが推測される．
- しかし，痛みが強くなってから1週間という期間を考えると，亜急性期であることが推測されるため，恥骨結合の炎症，軟部組織（筋，関節包，靭帯）の炎症がある可能性も否定できない．

 否定的な所見があると，その仮説をすぐに消去してしまいたくなるが，治療過程において新たな所見が現れ，一度消去しようとした仮説が再浮上することもある．すぐに消去するのではなく，優先順位を下げて据え置きしておくこと．

3 身体的評価

- 主観的評価の終了時には問題の性質や患者の機能に及ぼす影響について，いくつかの仮説が形成されていなければならない．この仮説をもとに身体的評価の方向性や内容を考え，評価の優先順位について判断する．
- 身体的評価中もリーズニングを進めながら患者の状態に合わせて評価内容を追加・省略する．
- 必要があれば問診により新たな情報を収集することで評価内容を修正していく．

1）身体的評価項目とその解釈

- 身体的評価項目とその目的および評価結果とその解釈を**表4**に示す．
- 関節可動域検査（ROM test）において，ROM制限因子が軟部組織性のものであると判断した際には，筋緊張が亢進し短縮している筋を選定していく．この際，肢位によってあらかじめ起始・停止が離れ伸張位にある筋や逆に起始・停止が近付き短縮位となっている筋があること，また筋作用が異なる（筋作用の逆転）場合があることを留意しておく．**表5**に股関節周囲筋の作用をまとめた．また，肢位の違いが股関節内外旋制限に与える筋の影響の強さについて**図4**に示す．
- 筋の触診において，「固い」と判断した筋が，筋緊張が亢進し短縮位にある筋であるとは限らない．伸張されて固くなっている場合もあるため，必ずROM testや整形外科的テストと合わせて判断する．伸張されて固くなっている筋を緩めても治療効果は現れにくい．
- 本症例におけるROM test結果から内旋制限因子を分析する際の思考プロセスを**図5**に示す．

表4 身体的評価項目（初診時）

	評価項目	評価の目的	結果	解釈
1	立位姿勢の評価	アライメントの影響（構造へのストレス，可動域や筋長など）を確認	骨盤左回旋位（右寛骨：前方回旋位，左寛骨：後方回旋位）	右股関節外旋筋，右腰方形筋の短縮？
2	しゃがみ込みテスト	・荷重位股関節屈曲における痛み出現の確認 ・荷重位で重心を左右にシフトさせ，足関節可動域の左右差を確認	・痛みなし ・右足関節背屈制限あり	右足関節背屈制限？
3	フロントランジ	片脚への負荷を上げた時の痛み確認・動作分析	・痛みなし ・右側へ踏み込んだ際，体幹左回旋を伴う左肩前方突出，右寛骨後方回旋が見られる	体幹左回旋を伴う左肩前方突出，右寛骨後方回旋 →股関節過屈曲回避動作？体幹機能低下？
4	サイドランジ（図6）	片脚への負荷を上げた時の痛み確認・動作分析	・右側へ踏み込んだ際右鼠径部痛あり．体幹左回旋を伴う左肩前方突出，右寛骨後方回旋が見られる．右股関節は屈曲内転内旋する．右股関節を中間位に修正すると右足部は外側荷重になる ・左側へ踏み込んだ際右内転筋に張り感あり	・体幹左回旋を伴う左肩前方突出，右寛骨後方回旋 →股関節過屈曲回避動作？体幹機能低下？ ・右股関節屈曲内旋内転 →機能的インピンジメント？ ・右足部外側荷重 →右足趾機能低下？ ・右内転筋の張り →右内転筋の短縮？
5	股関節周囲の触診	炎症の確認	・腫脹なし ・右鼠径部内側に圧痛あり ・恥骨結合部に圧痛なし	恥骨結合の炎症なし
6	関節可動域検査（ROM test）	・最終域の感覚（end feel）の確認 ・関節可動域検査結果から短縮筋を選定する	・End feelはすべて軟部組織性の感覚 ・股関節ROM： 屈曲 130°/130°，伸展 25°/25° 外転 60°/60°，内転 20°/20° 背臥位90°，屈曲位外旋 30°/40° 背臥位90°，屈曲位内旋 50°*/50° *：鼠径部痛 腹臥位0°，屈曲位外旋 30°/40° 腹臥位0°，屈曲位内旋 60°/50° ・足関節ROM： 背屈 20/20，底屈 45/45 ・母趾（MTP）ROM： 背屈 35/40，底屈 35/35	・ROM制限は軟部組織性の制限 ・腹臥位0°屈曲位内旋に比べ，背臥位90°屈曲位内旋ではROM制限が見られる＋屈曲ROM制限はない →右内外閉鎖筋，上下双子筋の短縮（図4, 5） ・ROM testでは足関節背屈制限は見られなかったが，右母趾（MTP）背屈制限を認めた →長母趾屈筋の短縮

（次ページに続く）

(続き)

	評価項目	評価の目的	結果	解釈
7	整形外科的テスト	・筋長検査 ・インピンジメント検査（図7） ・腹圧検査	・他動下肢伸展挙上検査（PSLR）70°/70° ・股関節外旋位 PSLR 70°/70° ・股関節内旋位 PSLR 70°/70° ・自動SLR（ASLR）70°*/70° 　＊：上前腸骨棘下方に痛み出現 　→腹圧を意識させることで痛み消失 ・前方インピンジメント検査（FADIR test）　+/− ・後方インピンジメント検査　−/− ・FABER test　26 cm*/17 cm 　＊：鼠径部痛 ・Thomas test　−/− ・踵殿間距離（HBD）12 cm/8 cm ・股関節外旋位HBD　15 cm/8 cm ・股関節内旋位HBD　10 cm/8 cm ・Ober's test　0°/15° ・Craig test　25°/20°	・PSLRに股関節内外旋を加えてもROMに変化なし 　→内外側ハムストリングスの筋長差なし ・ASLR時に腹圧意識させることで痛み消失 　→ローカル筋の機能低下 ・前方のインピンジメント症状あり ・FABER test陽性 　→前方関節包炎？右恥骨筋・大内転筋前部線維の短縮？ ・HBD：正常値(0 cm)に比べ明らかな低下が見られる 　→左右ともに大腿前面の二関節筋（大腿直筋，縫工筋，大腿筋膜張筋）に短縮あり？ 　→右は股関節が外旋するほどHBDが大きくなる 　→右大腿筋膜張筋に短縮あり？ ・Ober's test：左右差があること，右側は内転ROMに比べ明らかな低下が見られる 　→大腿筋膜張筋の短縮 ・Craig test：両側ともに前捻股（右＞左） 　→右の方が内旋位に入りやすい骨格
8	徒手筋力検査（MMT）	他の検査で示唆された筋力低下，主動筋・拮抗筋のバランスを評価	・大殿筋：5/5 ・中殿筋：5/5 ・内転筋：5/5 ・股関節外旋筋：4/5 ・股関節内旋筋：5/5 ・腸腰筋：5/5 ・外腹斜筋：4/5 ・僧帽筋下部線維：5/5 ・腓腹筋：5/5 ・ヒラメ筋：5/5 ・前脛骨筋：5/5 ・長母趾屈筋：4/5 ・長母趾伸筋：5/5	・右外腹斜筋，右外旋筋，右長母趾屈筋の筋力低下が動作パターンに影響？ ・筋力低下は筋萎縮によるもの？それとも筋長変化による出力低下？ ・MMTで痛みは現れない 　→炎症症状はない？
9	筋の触診	他の検査で示唆された筋の筋萎縮の有無および筋緊張の亢進を確認	・筋萎縮なし ・右側における内閉鎖筋（上下双子筋），恥骨筋，大腿筋膜張筋，腰方形筋の筋緊張亢進	・筋力低下は筋長変化によるものである可能性が高い ・ROM test，整形外科的テストの結果を裏づける結果
10	腰椎椎間板ヘルニア鑑別診断	長母趾屈筋が神経症状の結果として筋力低下を起こしているのか否かを判別する	・触感低下なし ・腱反射低下なし ・SLR test 陰性 ・大腿神経テスト陰性	下肢神経症状はない

表5 股関節周囲筋の作用　　○：作用する，△：わずかに作用する

筋名	屈曲	伸展	外転	内転	外旋	内旋	その他
腸腰筋[12～15]	○ (※1)		○		△ (※2)		※1 45°～60°で最も効率的な屈筋機能 ※2 外旋作用はないという報告が多い
大腿直筋[12, 15]	○		△				
大殿筋上部[12～19]		○ (※3)	○		○ (伸展位～屈曲約40°)	○ (屈曲約40°以上)	※3 伸展モーメント ・屈曲0°で最大 ・屈曲90°では明らかな低下
大殿筋下部[12～19]		○ (※3)		○	○		
中殿筋前部[12, 14, 15]	△ (※4)	△ (※4)	○ (屈曲0°～40°)			○	※4 中殿筋前部線維の屈伸作用については意見が別れるが，その作用は小さい
中殿筋後部[12, 14, 15]		○	○ (屈曲0°～40°)		○ (伸展位～屈曲約60°)	○ (屈曲約60°以上)	
小殿筋前部[12, 14, 15]	△		○ (屈曲0°～40°)			○	※5 小殿筋の伸展モーメントは極めて小さい
小殿筋後部[12, 14, 15]		△ (※5)	○ (屈曲0°～40°)		○		
恥骨筋[12, 15, 20]	○			○		○	
短内転筋[12, 15, 19, 20]	○ (伸展位～屈曲約50°)	○ (屈曲約50°以上)		○		△	
長内転筋[12, 15, 19, 20]	○ (伸展位～屈曲約50°)	○ (屈曲約50°以上)		○		△	
大内転筋前部[12, 13, 18, 20]	○ (伸展位～屈曲約10°)	○ (屈曲約10°以上)		○		△	
大内転筋後部[12, 13, 18, 20]		○ (※6)		△	△		※6 伸展モーメントは大殿筋よりも大きい
薄筋[15]	○			○			
大腿方形筋[12, 14]	○ (伸展位)	○ (屈曲位)		△ (伸展位～軽度屈曲位)	○		
内閉鎖筋[12, 14, 21]			○ (屈曲位)	△ (伸展位～軽度屈曲位)	○ (※7)		※7 深屈曲位では外旋作用なし
上下双子筋[12, 14]					○ (※8)		※8 深屈曲位では外旋作用なし
梨状筋[12, 14]			○		○ (伸展位～屈曲約60°)	○ (屈曲約60°以上)	
外閉鎖筋[12, 14, 21]				△ (伸展位～軽度屈曲位)	○ (屈曲位で増加)		
大腿筋膜張筋[12, 15]	○		○			○	
縫工筋[15, 21]	○		○		○		
半膜様筋[12]		○				○	
半腱様筋[12]		○				○	
大腿二頭筋長頭[12]		○			○		

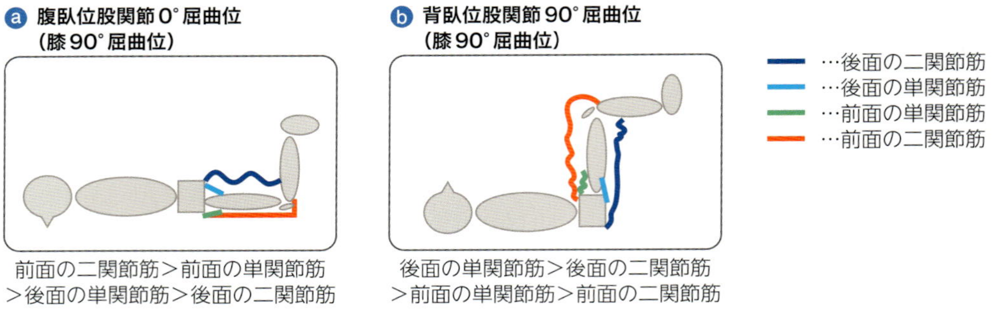

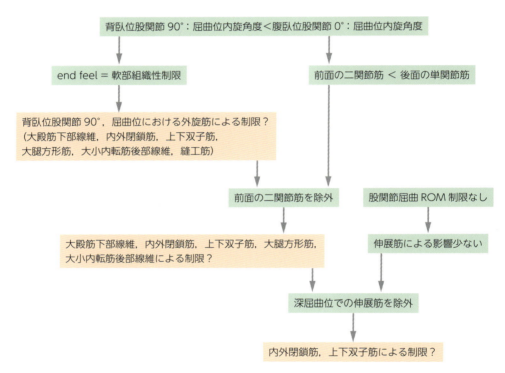

図4 肢位の違いが股関節内外旋制限に与える筋の影響の強さ

図5 内旋制限因子分析における思考プロセス

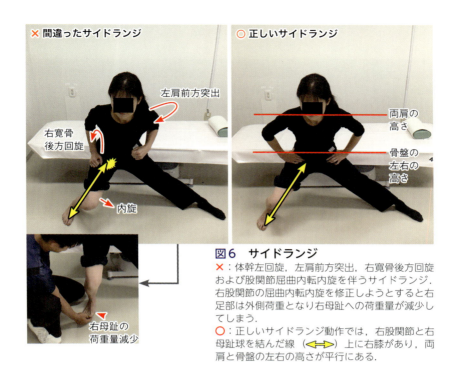

図6　サイドランジ
×：体幹左回旋，左肩前方突出，右寛骨後方回旋および股関節屈曲内転内旋を伴うサイドランジ．右股関節の屈曲内転内旋を修正しようとすると右足部は外側荷重となり右母趾への荷重量が減少してしまう．
○：正しいサイドランジ動作では，右股関節と右母趾球を結んだ線（⇔）上に右膝があり，両肩と骨盤の左右の高さが平行にある．

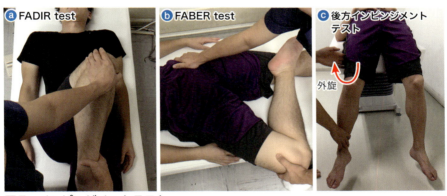

図7　インピンジメントテスト
a) FADIR（flexion, adduction and internal rotation）test：股関節を他動的に伸展位から屈曲，内転，内旋させ，痛みが生じた場合に陽性とする．
b) FABER（flexion, abduction and external rotation）test：背臥位で下肢を胡座位とし，脛骨結節から診察台までの距離を計測する．患側が健側に比して5 cm以上大きい，もしくは痛みが生じた場合に陽性とする．
c) 後方インピンジメントテスト：背臥位で診察台から下肢を垂らし，股関節を伸展，外旋させ，痛みが生じた場合に陽性とする．

2）思考プロセス

1 仮説を立てるための思考プロセス

- 客観的評価の結果から仮説を絞り込む．

◆ 仮説を支持する所見・否定する所見 ③身体的評価後

※青字は新たな所見．※順位が同じ仮説には番号にダッシュ（'）をつけた

仮説（可能性の高い順）	支持する所見	否定する所見
❶ 股関節唇損傷による器質的インピンジメント？	◎ 6年前に股関節唇損傷の指摘あり ◎ 右に踏み込んだ際に当たる感じが右鼠径部にある ◎ 受傷機転なし ◎ 安静時痛なし ◎ FADIR test 陽性 ◎ FABER test 陽性	―
絞り込み！ ❷' 股関節機能的インピンジメント？	◎ X線画像上では恥骨結合が不整であること以外の所見なし ◎ 右に踏み込んだ際に当たる感じが右鼠径部にある ◎ 受傷機転なし ◎ 安静時痛なし ◎ 筋長・筋力バランスの不良による，股関節運動軸の不安定化を支持する所見あり ◎ 姿勢・アライメント不良を支持する所見あり	―
NEW ❷' 筋長・筋力バランスの不良による股関節運動軸の不安定化？	◎ 右に踏み込んだ際に当たる感じが右鼠径部にある ◎ 筋の短縮（右内外閉鎖筋，右上下双子筋，右恥骨筋，右大内転筋前部線維，右大腿筋膜張筋，右腰方形筋） ◎ 筋力低下（右外腹斜筋，右外旋筋，右長母趾屈筋）	―
❷' 姿勢・アライメント不良？	◎ 右に踏み込んだ際に当たる感じが右鼠径部にある ◎ サイドランジ： 　・右股関節屈曲内転内旋 　・体幹左回旋 　・左肩前方突出 　・右寛骨後方回旋	―
NEW ❷' 足部からの運動連鎖破綻？	◎ 右足関節背屈制限 ◎ 右長母趾屈筋短縮	―
NEW ❷' 筋力低下は筋長変化による出力低下？	◎ 筋力低下はあるが筋萎縮はない ◎ 下肢神経症状なし	―
❸ 軟部組織の炎症？	◎ X線画像上では恥骨結合が不整であること以外の所見なし ◎ 右に踏み込んだ際に当たる感じが右鼠径部にある ◎ 右鼠径部内側に圧痛あり ◎ FABER test 陽性 ◎ FADIR test 陽性	× 受傷機転なし × 安静時痛なし × 腫脹なし × 収縮時痛なし × 恥骨結合部に圧痛なし
❹ 心理社会的要因の影響？	◎ 労災	× セミプロ × レギュラー選手 × バレーボールを続けながら治したい

（次ページに続く）

(続き)

仮説（可能性の高い順）	支持する所見	否定する所見
否定！ ❺ 恥骨結合の炎症？	◎ X線画像上で恥骨結合が不整 ◎ 右鼠径部内側に圧痛あり	× 受傷機転なし × 安静時痛なし × 腫脹なし × 恥骨結合部に圧痛なし × サイドランジで右に踏み込んだ時の痛みは右鼠径部

◆ 思考プロセス ③身体的評価後の仮説

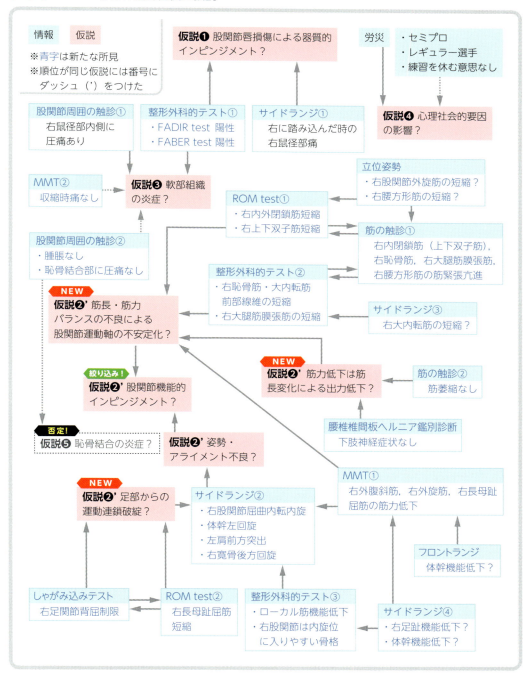

2 Check Point

Q1：FADIR testやFABER testが陽性だったにもかかわらず，器質的インピンジメント以外の可能性を否定しないのはなぜか？
- 機能的インピンジメントを肯定する所見が多くみられること，また機能的インピンジメントを否定する十分な所見がないことから，機能的インピンジメントの可能性を強く疑う．

Q2：炎症の可能性についてどう考えるか？
- 恥骨結合には画像上で不整がみられるものの，安静時痛・圧痛・腫脹が確認されない．また，動作時に出現する痛み部位は恥骨結合部ではないことから，恥骨結合には炎症はないと考え，優先順位を最下位とする．
- 軟部組織の炎症については，筋の収縮時痛がないことから，筋・腱の炎症の可能性は否定的となったが，右鼠径部に圧痛があることおよびFABER testで右鼠径部に痛みが出ることから，前方関節包や靱帯の炎症の可能性は否定しきれない．

4 初回の治療

- 理学療法では器質的問題点に対しては直接着手できないため，主観的評価および客観的評価から得られた問題点のうち，機能的問題点に対し治療を展開していく．
- 治療中でも推論を継続し，必要があれば評価や治療プログラムを修正しながら進めていく．
- 初回の治療は以下のように仮説を捉え，計画・実施した．
    - ⓐ仮説：サイドランジで右に踏み込んだ際の右鼠径部痛は，機能的問題により生じた股関節インピンジメントによる影響が強い．
    - ⓑ機能的インピンジメントを引き起こす原因を「筋長・筋力バランスの不良による股関節運動軸の不安定化」と「姿勢・アライメント不良」として捉える．
    - ⓒ「筋長・筋力バランスによる股関節運動軸の不安定化」は「筋の短縮」または「筋力低下」によって起こるが，筋力低下の原因が筋長変化による出力低下である可能性があるため，まずは「筋の短縮」に対しアプローチを開始し，筋長を整えても「筋力低下」が残るか否かを判断する．
    - ⓓ「姿勢・アライメント不良」の原因として，「筋の短縮」，「筋力低下」，「足部からの運動連鎖破綻」，「運動感覚の問題」，「骨格の問題（股関節が内旋しやすい）」が挙げられるが，まずはⓒに挙げた機能面にアプローチし，その後，運動連鎖を意識したトレーニングを行っていく．

1）初回の治療項目

- 初回の治療を行いながら，再評価をし，仮説が正しいかを検証していく．

治療項目	目的	再評価（右/左）	解釈
ダイレクトストレッチ（図8，9）	右腰方形筋，右大腿筋膜張筋，右内閉鎖筋（上下双子筋），右恥骨筋，右大内転筋前部線維，長母趾屈筋の短縮を改善し，筋長を修正する	・立位姿勢：骨盤左回旋消失（中間位） ・HBD：8 cm/8 cm ・股関節外旋位：HBD 8 cm/8 cm ・股関節内旋位：HBD 8 cm/8 cm ・Ober's test：10°/15° ・MMT：外腹斜筋 5/5 ・FABER test：23 cm/17 cm 右鼠径部痛消失 ・FADIR test：−/− ・90°屈曲位内旋 50°/50°　痛みなし ・MMT：股関節外旋筋 5/5，長母趾屈筋 5/5 ・ASLR：70°*/70° 　*：上前腸骨棘下方に痛み出現 　→腹圧を上げることで痛み消失 ・サイドランジで右に踏み込んだ際の痛みなし	・右外腹斜筋，股関節外旋筋，長母趾屈筋の筋力低下は筋長変化による出力低下であった ・FABER test，FADIR test ともに，機能的インピンジメントであったことが証明された（器質的インピンジメントであれば筋長を修正してもインピンジメントは改善されない） ・腹圧に関しては意識しないと上がらないことから，ローカル筋トレーニングが必要である

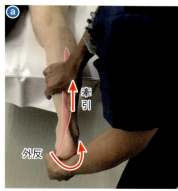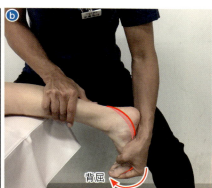

図8　長母趾屈筋のダイレクトストレッチ
筋の起始部を圧迫し近位方向へ牽引しながら，足関節を外反・背屈，母趾を伸展させる．

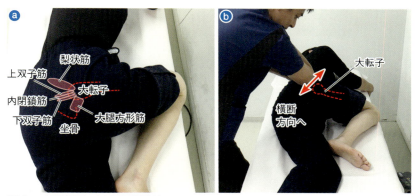

図9　内閉鎖筋（上下双子筋）のリリース
梨状筋，大腿方形筋は単独で触診可能である．内閉鎖筋と上下双子筋も触診可能であるが，この3筋の区別は困難である[22]（a）．外閉鎖筋はさらに深層を走行しているため触診は困難である[22]．筋線維を肘で圧迫した状態を保ちつつ，筋線維に対し横断方向に肘を動かしリリースする（b）．

2）追加プログラム

● 初回の治療効果を継続させることを目的にホームエクササイズを追加する（表6）．

表6　初回のホームエクササイズ

	治療項目	目的
1	セルフリリース（図10）	痛みの緩和
2	内外閉鎖筋トレーニング（図11）	股関節運動軸の安定性向上
3	ローカル筋トレーニング	体幹の固定性を向上させることで股関節をコントロールしやすくする

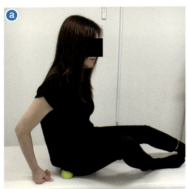
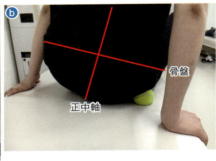

図10　内閉鎖筋，上下双子筋のボールセルフリリース

内閉鎖筋，上下双子筋の走行をダイレクトストレッチで患者に認知させた後，同部位を自宅でもリリースできるよう指導する．図に示すように身体を斜めにしてボールが大転子後方部に当たるように乗り，内閉鎖筋・上下双子筋を大転子方向へ圧迫する．股関節を外旋させないようにしながらボールで圧迫することで内閉鎖筋，上下双子筋を直接的に伸張する．

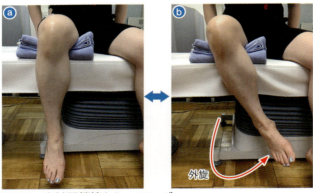

図11　内外閉鎖筋トレーニング

内外閉鎖筋は低負荷外旋運動で筋活動を賦活することができる[21]．内外閉鎖筋線維には速筋線維が多く含まれるため[23, 24]，速い速度で外旋自動運動を行い，中間位に戻す時には脱力して戻すよう指示する．足部，大腿部の力を抜いて行うこと．端座位での自動外旋で疼痛が生じる場合は長座位で下腿の重さを抜かした状態で外旋運動を行う．個人差はあるが，上手に賦活できれば，50回3〜5セット行うと，殿部に重さを感じてくる．代償動作が加わると，他の部位に重さや痛みが生じるので代償動作を起こさないよう注意する必要である．

3）次回来院時の状態の予測

- 腹圧コントロールができていないため，スポーツ活動によるくり返しの負荷には耐え切れず，痛みは軽減するが残存すると予測される．
- ホームエクササイズにより筋長の不均衡が改善したとしても，運動・動作パターンは大きく改善しないと予測される．

 患者にホームエクササイズを一度指導しただけでは自宅で正確に実施できていないことが多い．正確なエクササイズができるまでは，セラピストが目的とする反応が得られているかどうかを必ず確認し，再指導すること．

5　1週間後の治療

1）治療前の再評価

- 2回目以降の治療前には，主訴や初回評価時に問題があった項目を中心に必ず再評価し，初期仮説や治療，指導内容に問題はなかったか，患者の状態の変化などを明らかにする．
- 再評価の結果によって，追加の情報収集や仮説の修正，それに伴う治療プログラムの変更を検討する．

2）問診

- **PT**　前回の治療後，痛みはいかがでしたか？
- **患者**　ほとんど痛みはなくなりました．右股関節が内に入ってしまうような格好になると痛む程度になりました．
- **PT**　バレーボールの練習にはどの程度参加していますか？
- **患者**　すべて参加しています．
- **PT**　右足首や腰の痛みについてはいかがですか？
- **患者**　右足首も大分楽になりました．腰は練習後につまるような感じがして痛みます．
- **PT**　ホームエクササイズは実施できましたか？
- **患者**　はい．毎日実施しています．セルフリリースを行うと，股関節が軽くなります．

3）再評価項目

- 前回と同様の評価を行い，改善点の確認と残存する問題点を抽出する．

	評価項目	結果	解釈
1	立位姿勢の評価	改善しているが骨盤左回旋位（右寛骨：前方回旋位，左寛骨：後方回旋位）残存	右股関節外旋筋，右腰方形筋の筋長改善傾向？

（次ページに続く）

(続き)

	評価項目	結果	解釈
2	しゃがみ込みテスト	・痛みなし ・右足関節背屈制限改善するも残存	右長母趾屈筋の筋長改善傾向
3	フロントランジ	・痛みなし ・右側へ踏み込んだ際，体幹左回旋を伴う左肩前方突出，右寛骨後方回旋が見られる→残存	体幹左回旋を伴う左肩前方突出，右寛骨後方回旋 →股関節過屈曲回避動作？ 体幹機能低下？
4	サイドランジ	・右側へ踏み込んだ際の鼠径部痛消失 ・右側へ踏み込んだ際，体幹左回旋を伴う左肩前方突出，右寛骨後方回旋が見られる．右股関節は屈曲内転内旋．右股関節を修正すると右足部は外側荷重になる→残存 ・左側へ踏み込んだ際の右内転筋に張り感消失　→改善	運動・動作パターンの修正を目的としたトレーニングを追加する必要あり？
5	股関節周囲の触診	右鼠径部内側の圧痛消失　→改善	軟部組織の炎症の可能性消失？
6	関節可動域検査 （ROM Test）	・股関節 ROM： 　背臥位 90°，屈曲位内旋 60°/50°→鼠径部痛消失 ・母趾（MTP）ROM： 　背屈 40/40　→改善（end feel：軟部組織性抵抗感 右＞左）	・右内外閉鎖筋，上下双子筋の短縮は改善されている ・長母趾屈筋の筋長も改善傾向にあるが残存
7	整形外科的テスト	・自動 SLR（ASLR）80°*/80° 　*：上前腸骨棘下方に痛み出現 　　→腹圧を上げることで痛み消失 ・FADIR test：＋/−　→残存 ・FABER test：19 cm*/17 cm 　*：鼠径部痛　→改善 ・HBD：9 cm/6 cm　→改善 ・股関節外旋位 HBD：10 cm/8 cm 　→改善 ・股関節内旋位 HBD：8 cm/8 cm 　→改善 ・Ober's test 5°/15°　→改善	・ASLR時に腹圧意識させることで痛み消失→ローカル筋の機能低下は残存 ・FADIR test，FABER test陽性 →股関節運動軸を改善するにはくり返しのリリースとトレーニングが必要 ・HBD，Ober's test →改善しているが，大腿筋膜張筋の短縮は残存
8	徒手筋力検査 （MMT）	股関節外旋筋，外腹斜筋，長母趾屈筋：すべて 5/5	右外腹斜筋，右外旋筋，右長母趾屈筋の筋力低下は筋長改善により改善した．

4）思考プロセス

Q1： 初回の治療後から右股関節痛がほとんどなくなっている点についてはどう解釈するか？

- 治療直後から症状の改善が認められたことから，「器質的インピンジメント＜機能的インピンジメント」として捉えた初回の仮説とアプローチは正しかったと考える．

Q2： 筋長の短縮が残存している点についてどのように解釈するか？

- 運動も継続しており，くり返しの負担がかかっているため，筋の短縮が1回の治療と1週間のホームエクササイズのみで完全に改善することは考え難い．引き続き治療とホームエクササイズを行ってもらう必要がある．

Q3：練習後，腰につまるような痛みが生じていることについてどのように解釈するか？
- フロントランジやサイドランジ動作において，「右側へ踏み込んだ際，体幹左回旋を伴う左肩前方突出，右寛骨後方回旋がみられる」という運動パターンが残存しており，右に踏み込むたびに右腰部へ伸張ストレスがかかるため，右腰部には筋・筋膜性の痛みが生じやすい環境となっている．

Q4：「右側へ踏み込んだ際，体幹左回旋を伴う左肩前方突出，右寛骨後方回旋がみられる」という運動パターンが起きている原因は？
- 右股関節屈曲制限はなく，足部や股関節周囲筋筋力や右足関節背屈制限が改善してきているにもかかわらずこの運動パターンが残存していることから，右足関節背屈制限に伴う右股関節の過屈曲回避動作としての運動パターンを記憶してしまっている可能性を考える．

Q5：今後の方針は？
- 痛みのコントロールはできており，股関節のROMや筋力も改善してきているため，誤った運動パターンを修正するためのトレーニングを追加し，正しい運動パターンを再学習させていく．

5）2回目の治療

	治療項目	目的
1	ダイレクトストレッチ	右腰方形筋，右大腿筋膜張筋，右内閉鎖筋（上下双子筋），右恥骨筋，右大内転筋前部線維，長母趾屈筋の短縮を改善し，筋長を修正する
2	Semi-closed kinetic chain exercise（図12）	足趾，足関節，膝関節，股関節の連動した動きを意識させ，運動パターンを修正する
3	サイドランジの動作誘導（図13）	股関節屈曲内転内旋の抑制，右寛骨の後方回旋の抑制，体幹左回旋を伴う左肩前方突出の抑制を意識させ，運動パターンを修正する
4	ホームエクササイズの指導	セルフリリース・ストレッチ，内外閉鎖筋トレーニング，ローカル筋トレーニング，サイドランジ

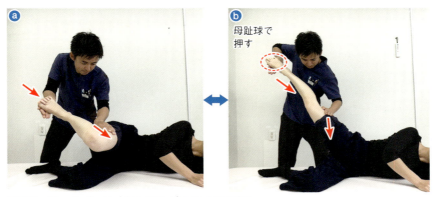

図12　Semi-closed kinetic chain exercise
足趾，足関節，膝関節，股関節の連動した動きを意識させ，運動パターンを修正する．
徒手抵抗を加えながら，屈曲から伸展，伸展から屈曲の抵抗運動を行う．この際，股関節が屈曲内転内旋方向へ行かないよう意識させる．また，足趾で施術者の手を把持させ，母趾球で押すことを意識させながら運動を行う．

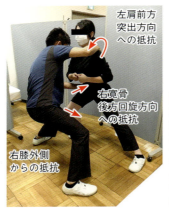

図13 サイドランジの動作誘導
右寛骨の後方回旋の抑制，体幹の左回旋を伴う左肩前方突出の抑制を意識させるために，右寛骨後方回旋，体幹左回旋（左肩前方突出）方向へ徒手的に軽い抵抗を加え，その抵抗に抗するように姿勢を保持させながらサイドランジを行わせる．
また，右膝が内に入ってしまう（股関節屈曲内転内旋してしまう）場合は，施術者の左膝で患者の右膝外側から抵抗を加え，その抵抗に抗するようにさせる．この際，患者には右母趾球で地面を蹴るように意識させること．

 問題点として抽出した項目がもつ症状への影響力の強さについては来院ごとに異なるため，毎回，再評価項目をチェックし，患者の状態の変化に応じたプログラム選択をしていく．

おわりに

- 外来における多くの症例は本症例同様，MRI撮影前に理学療法が開始されるが，われわれセラピストは，機能的問題点を発見し，治療を展開していく必要がある．
- 本症例は股関節唇損傷という器質的要因が過去に確認されていたが，姿勢，運動・動作パターン，筋長・筋力のバランスの不良が身体的評価によって確認されたため，機能的要因による影響が強いと捉え治療を実施した．
- 来院後1カ月に撮影したMRIでは13時付近で股関節唇が垂れ下がり，輝度が上がっていることが確認されたが，右股関節痛（NRS）：0〜1/10，WOMAC合計：5/96点，日本語版LEFS合計：74/80点と改善し，スポーツ活動における支障はまったくないという状態にまで回復した．
- 股関節唇損傷があるという事実は確かなので，将来的に病態が悪化する可能性は否定できず，定期的なフォローアップが必要性である．
- 外側に踏み込むと股関節が痛いという症例の多くは体幹に対し股関節が相対的に屈曲・内転・内旋していることが多く，その動的アライメントの修正をいかに行っていくのかが重要である．

文献

1) Narvani AA, et al：A preliminary report on prevalence of acetabular labrum tears in sports patients with groin pain. Knee Surg Sports Traumatol Arthrosc, 11：403-408, 2003
2) Burnett RS, et al：Clinical presentation of patients with tears of the acetabular labrum. J Bone Joint Surg Am, 88：1448-1457, 2006
3) 平尾利行，他：スポーツにおけるFemoroacetabular impingementに対する保存療法の有効性について．日本臨床スポーツ医学会誌，20：5156, 2012
4) Fredensborg N：The CE angle of normal hips. Acta Orthop Scand, 47：403-405, 1976
5) 日本股関節学会FAIワーキンググループ：大腿骨寛骨臼インピンジメント（FAI）の診断について（日本股関節学会指針）．Hip Joint, 41：1-6, 2015
6) Gottschalk F, et al：The functional anatomy of tensor fasciae latae and gluteus medius and minimus. J Anat, 166：179-189, 1989
7) 名倉武雄，他：生体力学モデルによる大腰筋の機能解析．バイオメカニズム学会誌，24：159-162, 2000
8) Yoshio M, et al：The function of the psoas major

muscle: passive kinetics and morphological studies using donated cadavers. J Orthop Sci, 7:199-207, 2002

9) Leopld B: L'Ingeniosite de la coxo - femorale. Kinesitherapie Scientifique, 370:7-19, 1997

10) 中丸宏二, 他:下肢疾患外来患者における日本語版 Lower Extremity Functional Scale の信頼性・妥当性・反応性の検討. 理学療法学, 41:414-420, 2014

11) Klingenstein GG, et al: Hip injuries in the overhead athlete. Clin Orthop Relat Res, 470:1579-1585, 2012

12) Dostal WF, et al: Actions of hip muscles. Phys Ther, 66:351-361, 1986

13) Blemker SS & Delp SL: Three-dimensional representation of complex muscle architectures and geometries. Ann Biomed Eng, 33:661-673, 2005

14) Delp SL, et al: Variation of rotation moment arms with hip flexion. J Biomech, 32:493-501, 1999

15) Hoy MG, et al: A musculoskeletal model of the human lower extremity: the effect of muscle, tendon, and moment arm on the moment-angle relationship of musculotendon actuators at the hip, knee, and ankle. J Biomech, 23:157-169, 1990

16) Clark BC, et al: Electromyographic activity of the lumbar and hip extensors during dynamic trunk extension exercise. Arch Phys Med Rehabil, 83:1547-1552, 2002

17) Lengsfeld M, et al: Lengths and lever arms of hip joint muscles: geometrical analyses using a human multibody model. Gait & Posture, 6:18-26, 1997

18) Németh G & Ohlsén H: In vivo moment arm lengths for hip extensor muscles at different angles of hip flexion. J Biomech, 18:129-140, 1985

19) Ward SR, et al: The architectural design of the gluteal muscle group: implications for movement and rehabilitation. J Orthop Sports Phys Ther, 40:95-102, 2010

20) Arnold AS & Delp SL: Rotational moment arms of the medial hamstrings and adductors vary with femoral geometry and limb position: implications for the treatment of internally rotated gait. J Biomech, 34:437-447, 2001

21) 平尾利行, 他:磁気共鳴画像法(MRI)を用いた閉鎖筋の筋活動分析. 理学療法科学, 31:297-302, 2016

22) 「触診機能解剖カラーアトラス 下 筋・血管・神経」(竹井仁/著, 岸 清/監), 文光堂, 2008

23) Armstrong RB, et al: Distribution of fiber types in locomotory muscles of dogs. Am J Anat, 163:87-98, 1982

24) Roy RR, et al: Architectural and histochemical properties of cat hip 'cuff' muscles. Acta Anat (Basel), 159:136-146, 1997

第2章 クリニカルリーズニングの実際

6. 股関節症・人工股関節置換術後

脚が長く感じて歩きづらい

古谷英孝

人工股関節全置換術（total hip arthroplasty：THA）は，末期の変形性股関節症による痛み，ADL制限を改善させる優れた外科的治療である．しかし，術後に機能的脚長差を有する症例が少なくない．脚長差は，跛行，エネルギー効率の低下，腰痛や膝痛などの隣接関節障害の原因となるため，股関節機能はもちろんのこと，隣接関節にも配慮したリーズニングが必要となる．

1 事前の情報整理

1）入手した情報は？

- 問診の前に医師や他部門から得られた情報を整理する．

症例 ①医師からの情報

- **診断名**：右変形性股関節症
- **年　齢**：55歳
- **性　別**：女性
- **職　業**：清掃業
- **家族構成**：夫，長男（20歳）
- **主　訴**：手術した脚が長く感じて歩きづらい．
- **現病歴**：5年前より右股関節に痛みが出現し，変形性股関節症と診断された．年齢が若く，すぐに手術には踏み切れなかったが，痛みが増し歩行困難となったため，THAを施行された．術後経過は良好で術後2週間で退院となった．退院後4週間は家庭の事情で外来理学療法を受けられず，自宅でのセルフエクササイズを継続し，術後5週目に外来理学療法が開始された．
- **既　往**：先天性股関節脱臼
- **手術情報**：後外側進入法アプローチ．脚延長2.5 cm[※1]．内転筋切離[※2]．
- **X線画像所見**：Kellgren–Lawrence分類 ステージⅣ．術前は右大腿骨頭の扁平化による脚短縮を認め，術後の脚長差は認めない（図1）．術前の下肢全長像では，右の骨盤下制位のアライメントを認める（図2）．

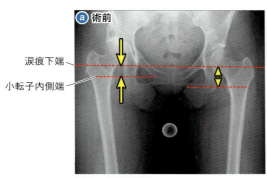
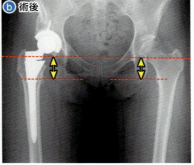

涙痕下端
小転子内側端

図1 X線画像

図2 術前下肢全長像

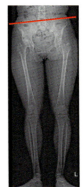

> **memo**
> ※1 X線画像での脚長差の計測（図1）
> 両涙痕下端を結んだ線と，小転子内側端までの距離を計測し，左右差を算出する[1]．左右差 15 mm 以下なら正常とみなす．
>
> ※2 内転筋腱切離術[2,3]
> 術前に内転位拘縮を認める症例では，術後の外転可動域の改善を目的として行われることがある．

2）この段階での仮説は？

- 医師情報，手術情報，画像所見からいくつかの仮説を形成し，患者の問題をイメージしてみる．

①　仮説を立てるための思考プロセス

- 情報を整理し，原因について仮説を立ててみる．
- 仮説を肯定する所見だけでなく，否定する所見についても考慮する．

◆ 仮説を支持する所見・否定する所見 ①事前情報から

仮説（可能性の高い順）	支持する所見	否定する所見
❶ 機能的脚長差？	◎ 手術による脚延長 ◎ 術後X線所見（脚長差なし）	―
❷ 姿勢・アライメント不良（骨盤・股関節）？	◎ 術前X線所見 （大腿骨骨頭の扁平化による右脚短縮・右骨盤下制位）	―
❸ 筋長・筋力のバランス不良？	◎ 手術による脚延長 ◎ 術前X線所見（大腿骨骨頭の扁平化による右脚短縮・右骨盤下制位）	―
❹ 痛み由来の異常知覚？	◎ 内転筋腱切離術	―
否定！ ❺ 構造的脚長差？	―	× 手術による脚延長 × 術後X線所見（脚長差なし）

第2章-6．股関節症・人工股関節置換術後

◆ 思考プロセス ①事前情報からの仮説

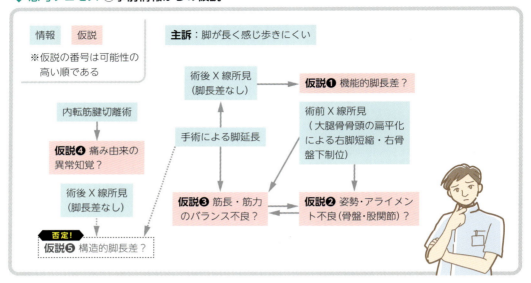

2 Check Point

Q1：X線画像からわかることは何か？

- 術前に右に2.5 cmの脚短縮があったが、手術で2.5 cmの脚延長が行われ、術後は脚長差を認めなかった（図1）．
- 術前の下肢全長像の骨盤アライメントは（図2）、右骨盤下制位であることから、術前の大腿骨骨頭の扁平化による脚の短縮を、右の骨盤を下制させることで代償していたことが推察される．

Q2：術側脚が長いと感じている原因は機能的脚長差か？構造的脚長差か？

- 脚長差には、骨頭の扁平化などの関節の構造的な問題で起こる**構造的脚長差**と、骨盤のアライメント異常などで起こる**機能的脚長差**があり、構造的脚長差には補高が行われる．
- 今回の手術情報と画像所見から考えると、機能的脚長差によって脚長差が生まれていることが推察される．THA後に、本症例のような「術側の脚が長い」と感じる自覚的脚長差を訴える患者は少なくなく[4,5]、このような患者では患者立脚型アウトカムが低下しやすい[6]．
- 脚長差は、跛行、歩行能力の低下[7]、エネルギー効率の低下[8]を招き、腰痛や膝痛などの隣接関節障害の原因にもなる[9]．

2 主観的評価

1）主観的評価の計画とその理由

- 画像所見や手術情報から自覚的脚長差は、機能的脚長差によるものであると仮説を立て、これを検証するために問診を進めていく．
- どのような時に脚長差を感じているか、痛みの有無と程度、跛行の有無、患者の期待、活

(続き)

仮説（可能性の高い順）	支持する所見	否定する所見
絞り込み！ ❷ 定常化した姿勢・アライメント不良（骨盤・股関節）？	◎ 術前X線所見（大腿骨骨頭の扁平化による右脚短縮・右骨盤下制位） ◎ 術前自覚的脚長差ほぼなし ◎ 連続歩行による膝痛 ◎ 跛行（自覚的）	―
❸ 筋長・筋力のバランス不良？	◎ 手術による脚延長 ◎ 術前X線所見（大腿骨骨頭の扁平化による右脚短縮・右骨盤下制位） ◎ 術前自覚的脚長差ほぼなし ◎ 連続歩行による膝痛 ◎ 跛行（自覚的）	―
NEW ❹ 運動連鎖不良？	◎ 術前自覚的脚長差ほぼなし ◎ 連続歩行による膝痛 ◎ 跛行（自覚的）	―
否定！ ❺ 痛み由来の異常知覚？	◎ 内転筋腱切離術	× 股関節周囲に痛みなし × 鼠径部痛なし

◆ 思考プロセス ②主観的評価からの仮説

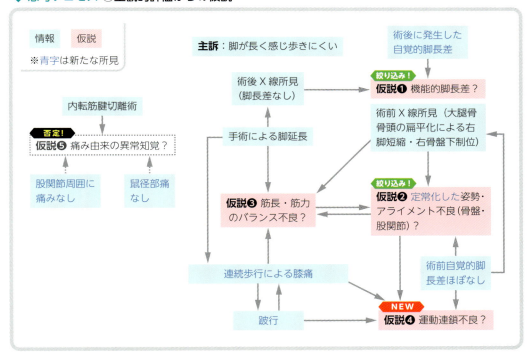

2 Check Point

Q1：姿勢・アライメント不良が定常化していると推察した理由は？

● 事前の情報整理では，術前の下肢全長像（図2）から，症例は構造的脚短縮を右の骨盤下制により代償していたと考えた．

- 問診より，術前は構造的脚短縮があるにもかかわらず，ほとんど脚長差を感じていなかったことから，右骨盤下制アライメントは定常化していることが推察できる．

Q2：術前と術後の自覚的脚長差の変化から仮説を機能的脚長差に絞り込んだ理由は？

- 手術により構造的脚長差はなくなったが，前述した術後の右骨盤下制アライメントの残存から機能的脚長差が「術側脚が長い」と感じさせる原因になっているという仮説に絞り込んだ．

Q3：運動連鎖不良を仮説に挙げた理由は？

- 術前に比べ術後の方が，歩きづらさ（自覚的な跛行）があること，また，自覚的脚長差は，立位や歩行時に感じていること，以上の問診結果から，荷重時における閉鎖性の運動連鎖不良が生じていることを仮説として挙げた．
- 歩行の立脚期や立位姿勢のような閉鎖性運動連鎖において，前額面上の骨盤を水平に保つために，股関節の内転および外転で調整する．本症例は，この骨盤・股関節のコントロール不良が生じている可能性がある．

Q4：術前にはなかった膝痛がなぜ術後に出現したか？

- 構造的脚短縮がある症例に対して手術で脚延長を行うと，下記のようなメカニズムにより膝痛の出現や，膝機能に悪影響を及ぼすことがある[10, 11]．
- 脚延長により周囲の軟部組織が伸張され，二関節筋である大腿筋膜張筋－腸脛靭帯が脛骨を外反方向に牽引する．
    - ▶ この牽引によりQ-angleや膝蓋骨外方傾斜角（patellar lateral tilt angle）が変位し，内側側副靭帯や膝蓋大腿関節の痛みとして出現する（図4，5）．
    - ▶ 脚延長を行うことで，股関節周囲軟部組織の静止張力が増加し可動域制限も起こり得る．

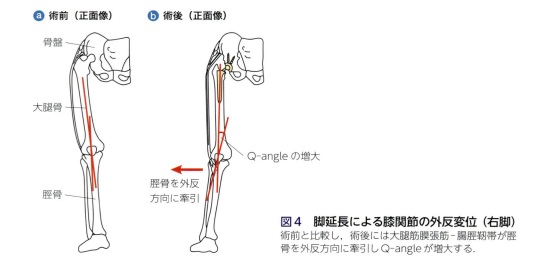

図4　脚延長による膝関節の外反変位（右脚）
術前と比較し，術後には大腿筋膜張筋－腸脛靭帯が脛骨を外反方向に牽引しQ-angleが増大する．

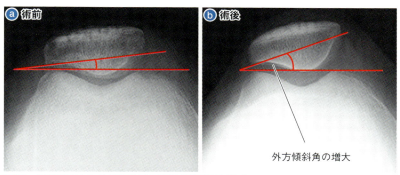

図5 脚延長による膝蓋骨の外方傾斜角の拡大

3 身体的評価

- 主観的評価で絞り込んだ仮説について，評価の優先順位を考慮しながら身体的評価を行い，問題点をさらに絞り込んでいく．
- 問診で得られた新たな主訴（連続歩行時の膝痛）についても，推論しながら身体的評価との統合を進めていく．

1）身体的評価項目とその解釈（初診時）

	評価項目	評価の目的	結果	解釈
1	立位姿勢の評価（図6）	アライメントの影響の確認	・右骨盤下制位 ・左骨盤挙上位 ・右股関節外転位 ・左膝関節軽度外反位 ・左脚部回外位	術前の構造的脚短縮による定常化した姿勢・アライメント不良の残存
2	片脚立位テスト（図7）	術側荷重時のアライメントの影響と左右差の確認	・左正常 ・右デュシェンヌ＋逆トレンデレンブルグ肢位 ・立位姿勢より左骨盤挙上，右股関節外転角度，膝関節外反角度増加 ・右脚部回外位	右閉鎖性運動連鎖不良
3	歩行分析	歩行時のアライメントの影響の確認	・右デュシェンヌ＋逆トレンデレンブルグ歩行	右閉鎖性運動連鎖不良
4	脚長差の計測 ・棘果長差 ・臍果長差※3	画像所見との一致性の確認	・棘果長差：0 cm ・臍果長差：右2 cm長い	・構造的脚長差なし ・機能的脚長差あり

（次ページに続く）

 ※3 臍果長
計測方法は臍から内果までの距離を計測する．骨盤傾斜のアライメント不良や股関節の内転もしくは外転拘縮による機能的脚長差の計測に用いる．棘果長や転子果長で計測できる構造的な脚長差と区別し判断する．

（続き）

	評価項目	評価の目的	結果	解釈
5	股関節可動域検査	姿勢・アライメント不良の原因を可動域制限から確認	右/左 ・屈曲：100°/120° ・外転：25°/30° ・内転：−5°/15° ・伸展：5°/20° ・股関節伸展0°位での外旋：10°/40°	・股関節外転筋群の著明な短縮 ・股関節屈筋群短縮 ・股関節内旋筋短縮
6	筋長検査および股関節前捻角	・短縮筋の限局化 ・骨形態の確認	右/左 ・Ely's test：−/− ・Thomas test：+/−（右：J signの出現，図8） ・Ober test：+/− ・Craig's test[12]：正常範囲内	・大腿筋膜張筋の短縮 ・大腿骨前捻角は正常，左右差なし
7	徒手筋力検査（MMT）	姿勢・アライメント不良の原因を筋力から確認	・腰方形筋：右3/5，左5/5 ・大殿筋：右3/5，左5/5 ・中殿筋：右3/5，左5/5	右腰方形筋，大・中殿筋力低下
8	運動パターン	運動パターンの影響の確認	・股関節外転運動時に股関節内旋運動で代償	大殿筋・中殿筋の収縮不全・大腿筋膜張筋優位パターン
9	筋の触診	筋緊張の亢進・低下を確認し，姿勢・アライメント不良への影響を評価	・右大腿筋膜長筋張−腸脛靭帯：筋緊張亢進と圧痛 ・左腰方形筋の筋緊張亢進	筋緊張亢進による拮抗筋の抑制，姿勢・運動パターンへの影響
10	膝関節可動域検査	術後歩行時に出現した膝痛を可動域の観点から評価	可動域制限なし	膝痛は可動域制限の問題ではない
11	膝蓋骨の位置検査	術後歩行時に出現した膝痛の原因を膝蓋骨の位置から評価	・左：正中位 ・右：外側変位・Patellar lateral tilt test陽性（図9）	右膝蓋骨外側軟部組織の短縮
12	膝関節疼痛部位の触診	疼痛出現部位の限局化	・左内側側副靭帯に軽度の圧痛あり ・NRS：2/10 ・歩行時の痛み部位と一致	手術による脚延長と歩行時の膝関節外反ストレスが原因
13	距骨下関節可動性検査	術前の構造的脚短縮が及ぼす足部への影響の確認	・左：回外・回内制限なし ・右：回内方向への可動性低下，アライメント回外位	術前の構造的脚短縮から発生した定常化した姿勢・アライメント不良の残存

 Craig's testを行う際，股関節中間位の内旋運動は，股関節脱臼の危険性がまったくないとはいえないため慎重に検査をする必要がある．特に，内旋最終域からさらに内旋させるような力を加える場合には注意する．

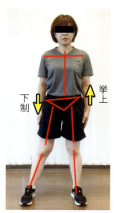
図6 立位姿勢

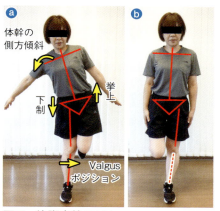
図7 片脚立位テスト
a) 右デュシェンヌ＋逆トレンデレンブルグ肢位．
b) 左正常

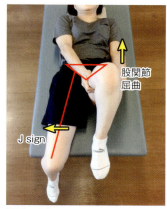
図8 Thomas test
J sign出現

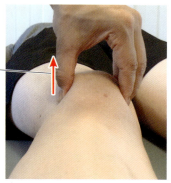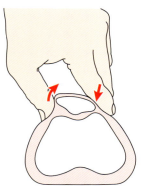

図9 Patellar lateral tilt test
膝蓋骨外側の傾斜を確認する．外側縁が水平より高くならなければ，外側軟部組織の短縮を疑う．

2）思考プロセス

1 仮説を立てるための思考プロセス

- 客観的評価の結果から仮説を絞り込む．

 主観的評価までの仮説にとらわれずに，客観的に分析し，仮説を修正する．
脚長差の原因は機能的脚長差であるため，靴の補高等はなるべく使用しないことが大切である．

◆ **仮説を支持する所見・否定する所見 ③身体的評価後**　　※青字は新たな所見

仮説（可能性の高い順）	支持する所見	否定する所見
絞り込み！ ❶ 筋長・筋力のバランス不良？	◎ 手術による脚延長 ◎ 術前X線所見（大腿骨骨頭の扁平化による右脚短縮・右骨盤下制位） ◎ 術前自覚的脚長差ほぼなし ◎ 連続歩行による膝痛 ◎ 跛行（自覚的） ◎ 右大腿筋膜張筋短縮 ◎ 左腰方形筋筋緊張亢進 ◎ 右腰方形筋筋力低下 ◎ 右膝蓋骨外側軟部組織短縮	－
絞り込み！ ❷ 定常化した姿勢・アライメント不良による機能的脚長差（骨盤・股関節・足部）？	◎ 術前X線所見（大腿骨骨頭の扁平化による右脚短縮・右骨盤下制位） ◎ 術後に発生した自覚的脚長差 ◎ 術前自覚的脚長差ほぼなし ◎ 連続歩行による膝痛 ◎ 跛行（自覚的） ◎ 棘果長差：0 cm 　臍果長差：右2 cm長い ◎ 右骨盤下制位，右股関節外転位，右膝関節軽度外反位，右脚部回外位	－
❸ 運動連鎖不良？	◎ 術前自覚的脚長差ほぼなし ◎ 連続歩行による膝痛 ◎ 跛行（自覚的） ◎ 右デュシェンヌ＋逆トレンデレンブルグ歩行 ◎ 右大腿筋膜張筋短縮 ◎ 右距骨下関節回内制限	－

◆ **思考プロセス ③身体評価後の仮説**

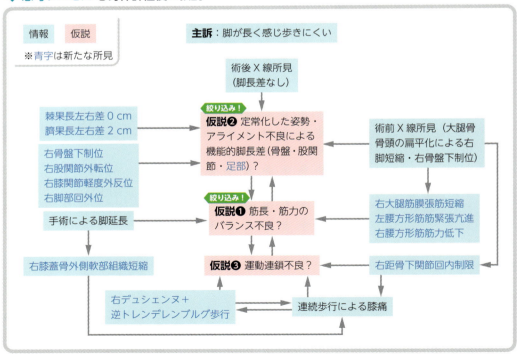

2 Check Point

Q1：自覚的脚長差の原因を最終的に筋長・筋力のバランス不良に絞り込んだ理由は？

- X線画像から腰椎，左股関節に変形がないこと，Craig's test の結果は正常範囲内であること，等の身体的評価の結果から，定常化した姿勢・アライメント不良によって発生した自覚的脚長差の原因は，骨形態の問題ではなく，筋長・筋力のバランス不良にあると仮説を絞り込んだ．

Q2：姿勢評価と筋長検査と筋力検査から，どのように治療ポイントを絞り込んだか？

- 立位姿勢では，骨盤が下制すると理論的には下制側の股関節は外転位となり反対側挙上位の股関節は内転位となる[13]．
- 本症例も同様のアライメントであり，骨盤下制側の股関節は外転位を呈していた．
- このアライメント不良の原因を，身体的評価結果から，右大腿筋膜張筋短縮，左腰方形筋筋緊張亢進，右腰方形筋筋力低下にあると推察し，治療ポイントを絞り込んだ（図10）．

Q3：機能的脚長差は，骨盤・股関節のアライメント不良だけが原因か？

- 脚部（距骨下関節）の回内位は脚を短縮させ，回外位は脚を延長させる[14, 15]．
- 本症例において，構造的脚長差による脚の短縮を，骨盤の下制で代償する以外に，脚部（距骨下関節）を回外位とし，脚を延長させて代償していたことが考えられる．
- 身体的評価では，右脚部は回外位（回内制限）を呈しており，この脚部のアライメント不良の残存も，骨盤アライメント不良の残存と同様に，機能的脚長差の原因であることが推察できる．

Q4：右デュシェンヌ＋逆トレンデレンブルグ歩行の原因は？　歩容と膝痛の関係は？

- 正常歩行では立脚相にて股関節は内転位となり，骨盤が荷重側へ移動する[16]．
- 本症例は左股関節内転可動域（−5°）に著明な制限が認められており，この可動域制限が原因で，荷重時に骨盤が荷重側へ移動できず，デュシェンヌ＋逆トレンデレンブルグ歩行を呈していると考える．
- デュシェンヌ歩行，逆トレンデレンブルグ歩行のような，立脚相で体幹が術側に倒れる歩容では，重心が膝関節の外側を通る場合，膝関節には外反方向に力が加わり valgus thrust が生じる[17, 18]（図11）．
- 本症例においても，歩行立脚相や片脚立位で同様の現象が観察されている．
- 脚延長が及ぼした軟部組織（大腿筋膜張筋−腸脛靭帯）の伸張による脛骨外反方向への牽引，加えて，前述した歩容が生み出す膝関節外反方向へのストレスが長距離歩行時の膝痛の原因であると推察できる．

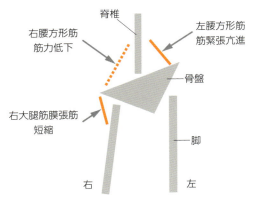

図10 本症例の筋長・筋力バランスの模式図

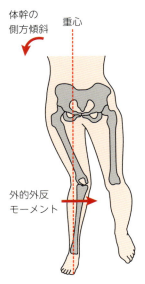

図11 歩行中の体幹側方傾斜によるvalgus thrust

4 初回の治療

- 自覚的脚長差は，術前の構造的脚短縮による定常化した骨盤・股関節・足部のアライメント不良，および，手術の脚延長による筋長・筋力のバランス不良が原因であると仮説を立て治療を選択する．
- また，この筋長・筋力のバランス不良が荷重時の運動連鎖不良と関連し，膝痛を引き起こしていることについても考慮する．

1) 初回の治療項目

治療項目	目的
1 軟部組織モビライゼーション（横断マッサージ・ストレッチ）	筋短縮が存在する筋（右大腿筋膜張筋）を伸張することで，骨盤アライメント不良を修正する
2 等尺性収縮後のリラクセーション（PIR）	筋緊張が亢進している筋（左腰方形筋）の緊張を軽減し，骨盤アライメント不良を修正する．患者に左骨盤を挙上させることで腰方形筋を収縮させ20～30秒保持させる．その後，リラックスさせセラピストは左骨盤を下制させる．これを3～4回くり返す
3 筋力トレーニング（clamエクササイズ，図12）[19]	・股関節回旋軸での大腿筋膜張筋の拮抗筋となる中殿筋後部線維，大殿筋を意識したトレーニングを行うことで，筋機能のインバランスを修正する ・右骨盤の挙上トレーニングを行うことで骨盤アライメント不良を修正する
4 膝蓋骨外側軟部組織のモビライゼーション（medial glide mobilization，図13）[19]	膝蓋骨外側軟部組織の柔軟性を改善させることで，膝蓋骨外方傾斜角（patellar lateral tilt angle）および，膝関節外反位の改善を図り，長距離歩行時の膝痛軽減を目指す

PIR = post isometric relaxation

（次ページに続く）

(続き)

	治療項目	目的
5	距骨下関節モビライゼーション	距骨下関節回内制限を改善することで,機能的脚長差を修正する
6	ホームエクササイズ,自己治療の指導	大腿筋膜張筋ストレッチ,右腰方形筋の筋力トレーニング,左腰方形筋のPIR,Clamエクササイズ,セラバンドによる右足部回内エクササイズ

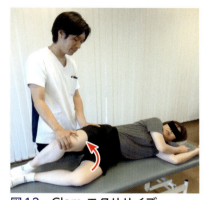

図12 Clam エクササイズ
→：股関節が外旋するよう矢印の方向に開排させる.

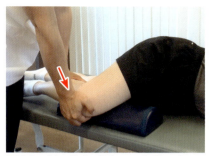

図13 Medial glide mobilization
→：Patellaの外側を把握し,patellaを内側にglideさせる.

2) 初回の治療後の再評価と解釈

症状	再評価	解釈
立位時,歩行時の自覚的脚長差の改善	立脚中期の体幹外方傾斜量の減少	・骨盤アライメント不良,股関節の内転可動域制限が改善することにより,歩行中の骨盤の側方移動が起こるようになったと考える ・即時的に効果が出現していることから,まずは,主な跛行の原因は筋力低下ではなく可動域制限であると推察できる
	Patellar lateral tilt testの陰性化・立脚中期の膝関節外反角度の減少	・膝蓋骨外側組織の柔軟性が改善することにより,歩行中の膝関節外反方向へのストレスが減少したと考える ・しかし,20分程度の歩行での膝内側部痛についてはこの場では評価ができないため,次回の治療時の問診にて確認する

3) 次回来院時の状態の予測

- 大腿筋膜張筋,左腰方形筋,膝蓋骨外側軟部組織の柔軟性改善,右腰方形筋,大殿筋,中殿筋の筋力向上が予測される.
- デュシェンヌ＋逆トレンデレンブルグ歩行の改善が予測される.
- 連続歩行による膝痛の軽減が予測される.
- 骨盤・股関節・足部のアライメント不良が術前から定常化していたこと,活動性が高いことから,筋長・筋力のバランス不良の再発が予想される.

5　1週間後の治療

1) 治療前の再評価

- 2回目以降の治療前に，主訴，ホームエクササイズが実施できていたか，処方した運動が高負荷になっていないかを確認する．
- 問診より，評価項目の追加，それに伴う治療プログラムの変更を検討する．

2) 問診

PT　この1週間，手術した脚の長さはどのように感じていましたか？
患者　以前よりは，改善されましたが，まだ手術した脚が長いと感じます．
PT　歩き方は変だと感じますか？
患者　まだ変だと感じますが，徐々に改善しています．歩きやすくなってきました．
PT　20分歩くとまだ膝痛はありますか？
患者　一昨日，わりと調子よく歩けたので，嬉しくてつい1時間くらい歩いたらすごく膝が痛くなりました．それ以降はあまり歩いていません．

> **症例**　③追加の問診で得た情報
> 自覚的脚長差：改善傾向
> 膝　痛：1時間歩行し，膝痛増大．

3) 再評価項目

- 再評価の結果，おおよそ1週間前に予想した結果通りであり，仮説が大きく修正されるような所見はなかった．しかし，連続歩行後の膝痛が増大している．

	評価項目	結果	解釈
1	立位姿勢の評価	・立位姿勢では骨盤は水平に保たれている ・左膝軽度外反位も改善	筋長・筋力のバランス不良がホームエクササイズにより改善
2	片脚立位アライメント評価	右デュシェンヌ＋逆トレンデレンブルグは残存しているが，体幹の外方傾斜角度は減少している	・右股関節内転可動域制限の残存 ・股関節外転筋力低下の残存
3	歩行分析		
4	臍果長	左右差：右1cm長い	骨盤アライメント不良の改善傾向
5	股関節可動域検査（左のみ記載）	・内転：5° ・伸展制限：10° ・股関節伸展0°位での外旋：15°	股関節の可動域は改善傾向
6	筋長検査	・Thomas test：J sign 陽性 ・Ober test：陽性 　（両評価とも減弱傾向）	股関節可動域は改善しているが，大腿筋膜張筋短縮は完全には改善していない
7	MMT	腰方形筋4/5と改善しているが，大殿筋，中殿筋の筋力は3/5と著明な改善はなし	・腰方形筋の運動は施行しやすかった？ ・ホームエクササイズの見直し？

（次ページに続く）

(続き)

	評価項目	結果	解釈
8	運動パターン	股関節外転時の大腿筋膜張筋優位パターンの改善	大殿筋・中殿筋の筋力は著明には改善していないが，運動方向を修正できるようになっている
9	筋の触診	・右大腿筋膜長筋緊張-腸脛靱帯の圧痛改善，緊張亢進は残存 ・左腰方形筋の筋緊張改善	・腰方形筋の過剰筋緊張はPIRで改善している ・大腿筋膜張筋の短縮は残存
10	膝蓋骨の位置検査	右Patellar lateral tilt test陽性	・右膝蓋骨外側軟部組織短縮が残存．大腿筋膜張筋のストレッチのみでは改善しなかった？ ・右膝蓋骨外側軟部組織のセルフマッサージが必要？
11	膝関節疼痛部位の触診	左内側側副靱帯圧痛増加（NRS：5/10）	歩容は以前より改善しているのに痛み増加．原因は？
12	距骨下関節可動性検査	回内方向への可動性改善	初回の関節モビライゼーションとホームエクササイズにより改善

4）思考プロセス

Q1：歩容は改善してきているが，膝痛が増大した原因は？

- 第1に歩容が改善し歩きやすくなった分，活動量が増し，オーバーワークになったことが考えられる．第2に跛行の残存があげられる．
- 歩行中，骨盤の支持側への側方移動は立脚側の骨盤の内転で起こる．この際に，立脚側の股関節外転筋群の遠心性収縮，続いて等尺性収縮をすることによって，反対側（遊脚側）の骨盤の側方傾斜（沈み込み）が過度に起こらないようコントロールされる[20]．
- 本症例は可動域が改善しているが，跛行が残存していることから，前述した外転筋の収縮形態についても改善していく必要があると考える．

Q2：オーバーワークにはどのようにアプローチするか？

- オーバーワークに関しては，患者指導が基本になる．痛みのない範囲で段階的にウォーキング量の増加を図る方法を指導する．
- 本症例の場合は，歩行時間を20分に戻し，膝痛に合わせて，10分間隔で漸増的に歩行時間を延長していく．また，移動手段を自転車等に変えるなどの検討も行う．
- 本症例のようなケースに対して全身的な運動量を上げたい場合は，ウォーキングではなく，エアロバイクエクササイズなどを選択する．エアロバイクエクササイズは，THA術後患者の長期的な身体機能，生活の質，患者満足度に有効である[21]．

5）2回目の治療（表1）

- 初回の治療と新たに追加した治療を行う．表1には追加した項目のみ記載．

表1　2回目に追加した治療項目とその目的

	治療項目	目的
1	骨盤シフトエクササイズ・片脚立位での骨盤コントロールエクササイズ（図14, 15）	閉鎖性運動連鎖での股関節外転筋の収縮形態（遠心性から等尺性）の改善

（次ページに続く）

(続き)

	治療項目	目的
2	エアロバイクエクササイズ	持久力改善
3	歩行距離の制限	オーバーワークを改善し，膝痛の改善を目指す
4	ホームエクササイズ，自己治療の指導	1回目の治療で指導した項目に加え，膝蓋骨外側軟部組織のモビライゼーションを指導，骨盤コントロールエクササイズを追加

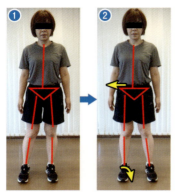

図14 骨盤シフトエクササイズ
①脚部を肩幅に開き，②術側方向に骨盤を水平にシフトする．
この際，骨盤シフトに伴い，術側脚部が回外しないよう，回内させる．
①と②を繰り返し行う．

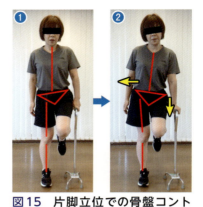

図15 片脚立位での骨盤コントロールエクササイズ
①術側支持の片脚立位となり，②術側方向に骨盤をシフトする．
この際，非術側の骨盤が挙上（術側の逆トレンデレンブルグ）しないように，下制させる．
①と②を繰り返し行う．

おわりに

- 本症例では，自覚的脚長差の原因として，術前の構造的脚短縮によると思われる定常化した骨盤・股関節・足部のアライメント不良を挙げた．
  - 身体的評価を行い，アライメント不良の主な原因は，筋長・筋力のバランス不良であるとの仮説を立て，治療を実施した．
  - また，手術による脚延長と定常化したアライメント不良の両者が，閉鎖性の運動連鎖不良を生じさせ，跛行および膝痛に関与していると推察した．
- 2回目の治療時点では膝痛が増していたため，今後は，生活スタイルを見直しながら，治療プログラムを再構築していく必要がある．
- 最終的に，立位や歩行において骨盤・股関節・足部のコントロールが行えるようになることで，自覚的脚長差および膝痛を改善することが目標である．
- 本稿では，術前の身体アライメントの状態，および手術により起こり得る2次的な隣接関節障害の原因分析を中心にリーズニングを展開した．
- THA術後患者のリーズニングを展開していくうえで，術後に起こり得る症状や身体的特徴に関する知識を身につけておく必要性と，仮説検証に必要な身体的評価項目の選択能力，また，評価結果から治療を展開できる能力が重要となる．

文献

1) Meermans G, et al：Preoperative radiographic assessment of limb-length discrepancy in total hip arthroplasty. Clin Orthop Relat Res, 469：1677-1682, 2011

2) Honke H, et al：Improvement of adduction contracture after total hip althroplasty. Orthopedics & Traumatology, 56：274-276, 2007

3) Welters H, et al：One-stage bilateral total hip replacement：a retrospective study of 70 patients. Acta Orthop Belg, 68：235-241, 2002

4) Konyves A & Bannister GC：The importance of leg length discrepancy after total hip arthroplasty. J Bone Joint Surg Br, 87：155-157, 2005

5) Iversen MD, et al：Influence of self-reported limb length discrepancy on function and satisfaction 6 years after total hip replacement. J Geriatr Phys Ther, 34：148-152, 2011

6) Wylde V, et al：Prevalence and functional impact of patient-perceived leg length discrepancy after hip replacement. Int Orthop, 33：905-909, 2009

7) Röder C, et al：Total hip arthroplasty：leg length inequality impairs functional outcomes and patient satisfaction. BMC Musculoskelet Disord, 13：95, 2012

8) Gurney B, et al：Effects of limb-length discrepancy on gait economy and lower-extremity muscle activity in older adults. J Bone Joint Surg Am, 83-A：907-915, 2001

9) Gurney B：Leg length discrepancy. Gait Posture, 15：195-206, 2002

10) Kilicarslan K, et al：What happens at the adjacent knee joint after total hip arthroplasty of Crowe type III and IV dysplastic hips? J Arthroplasty, 27：266-270, 2012

11) Tokuhara Y, et al：Anterior knee pain after total hip arthroplasty in developmental dysplasia. J Arthroplasty, 26：955-960, 2011

12) 「Orthopedic physical assessment, 3rd Edition」(Magee DJ, ed), W.B.Saunders Company, pp473-486, 1997

13) 「Muscles, testing and function：with posture and pain, Fourth Edition」(Kendall FP, et al, eds), Lippincott Williams & Wilkins, pp83-89, 1993

14) Sammarco VJ：The talonavicular and calcaneocuboid joints：anatomy, biomechanics, and clinical management of the transverse tarsal joint. Foot Ankle Clin, 9：127-145, 2004

15) ELFTMAN H：The transverse tarsal joint and its control. Clin Orthop, 16：41-46, 1960

16) 「基礎運動学 第5版」(中村隆一，齋藤 宏/著)：医歯薬出版，pp337-342, 2002

17) Stief F, et al：Effect of compensatory trunk movements on knee and hip joint loading during gait in children with different orthopedic pathologies. Gait Posture, 39：859-864, 2014

18) Davis RB, et al：Clinical Gait Analysis and Its Role in Treatment Decision-Making. Medscape Orthopaedics & Sports Medicine eJournal, 2, 1998

19) Willcox EL & Burden AM：The influence of varying hip angle and pelvis position on muscle recruitment patterns of the hip abductor muscles during the clam exercise. J Orthop Sports Phys Ther, 43：325-331, 2013

20) 「観察による歩行分析」(Neumann K/著，月城慶一，他/訳)，医学書院，pp22-39, 2005

21) Liebs TR, et al：Ergometer cycling after hip or knee replacement surgery：a randomized controlled trial. J Bone Joint Surg Am, 92：814-822, 2010

第2章 クリニカルリーズニングの実際

7. 膝関節症・人工膝関節置換術後

前に踏み込むと膝が痛い

諸澄孝宜

はじめに

膝関節痛患者の25〜40％，人工膝関節置換術（total knee arthoplasty：TKA）後患者の1〜49％において，立ち上がり動作や階段動作など，荷重をかけて踏み込んだときに膝前面・内側痛を訴えることがあると報告されている[1, 2]．このような症例においては膝関節の機能評価だけでなく，画像評価，足部・股関節機能も含めた多角的な評価からのリーズニングが必要となる．
提示した症例ではTKA後の急性期に痛みを訴え，画像所見や全身的な静的・動的アライメント，既往歴等を考慮しながらクリニカルリーズニングを進めて治療を行った．

1 事前の情報整理

1) 入手した情報は？

● 問診の前に医師や他部門から得られた情報を整理する．

症例 ①医師からの情報

原疾患名：両側変形性膝関節症
術 式：両側TKA（midvastus approach，CR型[※1]，膝蓋骨非置換）
年 齢：73歳
性 別：女性
BMI：27.2 kg/m^2（148.5 cm，59.9 kg）
現病歴：10年ほど前から両膝が痛くなり，最近，夜間痛が増加したため手術目的で入院した．術後1週間経過し，病棟生活はT字杖にて自立している．
術前膝関節可動域：伸展 右−10°／左−5°，屈曲 右115°／左115°
術前膝伸展筋力（体重比）：右14.9 kgf（24.9％）／左18.0 kgf（30.1％）
主 訴：歩行時，着座・立ち上がり時，段差昇降時に膝前面痛．膝前面から内側（palm sign）にかけて痛く，左膝よりも右膝の痛みが強い．
画像所見：
① 術前よりFTAは両側とも180°以上で内側関節裂隙の50％以上の狭小化が認められ，Kellgren-Lawrence分類GradeⅢの高度内反変形である（図1）．Mikulicz線は両側とも膝関節中心よりも内側を通過している．
② 膝蓋大腿関節：膝蓋骨高・膝蓋骨滑車溝の深さは両側正常範囲内だが，右大腿骨外側顆が変形している（図2，3）．
※膝X線のチェックポイントを表1に示す．

血液検査：術後1週時点でC反応性タンパクが高値（CRP 1.05 mg/dL）を示し，炎症の残存が推察される．また，ヘモグロビン（Hb 10.6 g/dL），アルブミン（Alb 3.9 g/dL）が低値を示しており，軽度の貧血と栄養状態不良が推察される．

> **memo** ※1 TKAのインプラント
> TKAのインプラントにはさまざまなタイプがあるが，後十字靭帯（posterior cruciate ligament：PCL）温存の有無で分類すると，PCLを温存するcruciate retaining type（CR型）と，PCLを切除してポスト・カム機構を有する後方安定型（posterior stabilized type：PS型）がある．

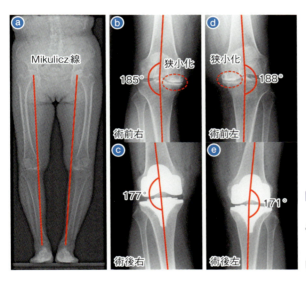

図1　術前全下肢長と術前後膝正面X線画像

a) Mikulicz線（下肢機能軸）：本症例では，両側ともMikulicz線は膝関節の内側を通過している．
b〜e) 大腿脛骨角（femoro tibial angle：FTA）

表1　膝X線のチェックポイント

評価項目	定義	標準値（正常）	異常の場合
Mikulicz線	大腿骨頭中心より足関節の中心に引いた線	軸は膝関節の中心を通過	内反変形：膝関節の内側を通る 外反変形：膝関節の外側を通る
FTA（大腿脛骨角）	大腿骨軸と脛骨軸がつくる外反角	男性178°，女性176°	内反変形：180°以上 外反変形：170°未満
ISR	膝関節約30°屈曲位の側面像において，膝蓋靭帯の長さ（LT）と膝蓋骨の長さ（LP）から膝蓋骨高位を計測（ISR＝LT/LP）	1.0 ± 0.2	膝蓋骨高位：ISR＞1.2 膝蓋骨低位：ISR＜0.8
Sulcus angle	大腿骨内外顆の頂点と膝蓋骨滑車の最下点の成す角度	$138 \pm 6°$	膝伸展機構の形成異常と関連．膝蓋骨脱臼など膝蓋骨マルアライメントのリスクとなる

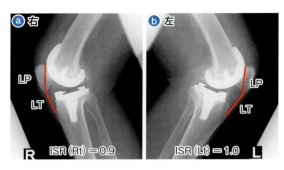

図2 膝蓋骨高評価
Insall-salvati ratio（ISR）= LT/LP.
膝関節約30°屈曲位の側面像において，膝蓋靭帯の長さ（LT）と膝蓋骨の長さ（LP）から膝蓋骨高位を計測する．標準値は0.8〜1.2．

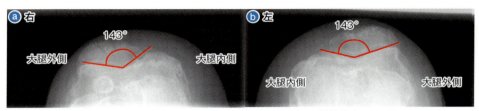

Sulcus angle：本症例では，術前右143°/左143°であり，両側とも基準値内であった．

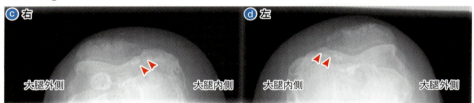

正常膝関節は大腿外側が内側よりも高位（左膝）だが，術前右膝関節では外側が低位となっている．また，関節面の狭小化，骨棘（▶）が認められる．
図3 術前軸位X線画像による膝蓋大腿関節評価

2）この段階での仮説は？

- 動作時の膝前面痛に特異的な仮説を絞り込むことは難しいが，術前後のアライメント変化と，術後急性期であることを踏まえて仮説を形成し，問題点をイメージしてみる．

1 仮説を立てるための思考プロセス

- 情報を整理し，原因について仮説を立ててみる．
- 仮説を肯定する所見だけでなく，否定する所見についても考慮する．

◆ 仮説を支持する所見・否定する所見 ①事前情報から

仮説（可能性の高い順）	支持する所見	否定する所見
❶ 膝前内側へのメカニカルストレス？	◎ TKA（midvastus approach） ◎ 膝内側関節包の侵襲 ◎ 術前高度内反変形膝の矯正	× 術前FTA右＜左
❷ 膝蓋大腿関節機能低下？	◎ 術前右大腿骨外側顆変形 ◎ 術前両側膝蓋骨・大腿骨関節面変形　骨棘	× 術前sulcus angle基準値内
❸ 外的膝伸展モーメント増大？	◎ 術後急性期炎症 CRP 1.05 mg/dL ◎ 術前膝伸展筋力低下	ー

◆ 思考プロセス ①事前情報からの仮説

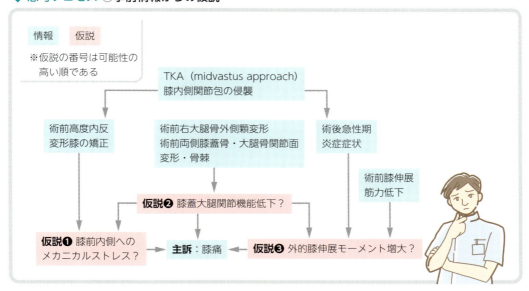

2 Check Point

Q1：画像所見と仮説の関連は？

- 大腿脛骨角（femoro tibial angle：FTA）：本症例ではFTAが術前 右185°/左188°から術後 右177°/左171°となり，手術侵襲およびアライメント矯正により膝関節内側軟部組織が伸張されたことによる痛みが考えられる．
- 膝蓋骨高の計測[3]（insall-salvati ratio：ISR，図2）：本症例ではISRは基準値内であるが，術前に関節裂隙が狭小化しており，術後に膝蓋靭帯の伸長による痛みが考えられる．
- 膝蓋大腿関節評価[4]（図3）：軸位X線より，本症例では右大腿骨外側が内側よりも低く抽出されている．また，膝蓋骨と大腿骨関節面に骨棘が認められ，膝蓋大腿関節の機能障害による痛み，膝蓋骨可動性低下が考えられる．

Q2：手術所見と仮説の関連は？

- Midvastus approach[5]：膝蓋骨内側上部で内側広筋斜走線維（vastus medialis oblique：VMO）を侵襲する．内側膝蓋大腿靭帯（medial patello-femoral ligament：MPFL）を侵襲することで，膝蓋骨の安定したトラッキングが得られ，術中の膝蓋骨翻転もしやすくなる．
- 本症例においても，膝内側に侵襲が加えられるアプローチであり，VMOやMPFLの一次的な機能低下によって，術後急性期は膝蓋骨の外側への偏位が生じる可能性がある．また，術前の内反変形が矯正されたために，膝関節内側軟部組織の伸長痛が考えられる．

> **Pit Fall** 画像所見は主観的評価の前に確認しておくことが望ましい．ただし，臨床症状と一致しないこともあるので，固執しないように注意する．本症例では術前のX線画像より，左膝の方がMikulicz線はより内側を通過し，FTAも大きいため，手術によるアライメント修正が大きいが，痛みは右膝の方が強くなっている．

2 主観的評価

1）主観的評価の計画とその理由

- クリニカルリーズニングを進めていくうえで，現状の機能だけでなく，手術に至るまでの経緯や術前のADL，現在の生活状況なども聴取する．
- この段階で行う問診と（表2），後で実施する身体的評価の情報を統合しながら仮説検証を行い，治療介入していく．

表2 問診内容

問診内容	推論内容
痛みを誘発する動作	症状（痛み）の誘発に関連する動作における力学的モーメント，メカニカルストレスの推定
痛みの部位・質	痛みの原因となる組織・構造の推定
痛みの程度	炎症の存在，重症度，痛みに対する被刺激性
悪化要因/緩和要因	痛み誘発に関連する要因
病棟での生活（睡眠時間）	体調への配慮
術前の活動状態	廃用性筋力低下の可能性 痛み回避動作獲得による運動パターンの誤学習の可能性
痛み対処方法	術後の痛み対処方略の確認

2）問診スタート

- **PT** 膝の状態はどうですか？
- **患者** 歩く時や段差を上り下りする時に体重がかかると両膝が痛いです（図4症状①，②，⑤，⑥）．
- **PT** 痛む場所はどのあたりですか？
- **患者** 全体が痛いけど，特に右膝の内側です．
- **PT** 膝の曲げ伸ばしや安静にしている時はどうですか？
- **患者** 自分で動かす範囲内で動かしたり，昼間に座っていたりするのは大丈夫だわ．
- **PT** 他に痛い時はありますか？
- **患者** 椅子からの立ち座りが痛い（図4症状③，④）から，どうしても手を使ってしまいます．
- **PT** 夜は眠れていますか？
- **患者** 入院以降，あまり熟睡できていません．
- **PT** 手術前の生活はどうでしたか？
- **患者** 3年前に胸腺がんの手術をして，退院1週間後に転んで骨折してから体力が落ちてしまいました．その頃から，移動は車ばかりになって，運動してなかったわね．階段も痛かったので，手すりにしがみつきながら後ろ向きで降りていました．

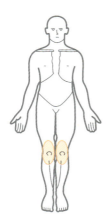

悪化要因	右膝	左膝
歩行時	症状① NRS：3/10 膝全体・鈍痛	症状② NRS：2/10 膝全体・鈍痛
起立動作時	症状③ NRS：4/10 膝内側・鋭痛	症状④ NRS：2/10 膝内側・鋭痛
階段昇降時	症状⑤ NRS：5/10 膝内側・鋭痛	症状⑥ NRS：3/10 膝内側・鋭痛

図4　初診時のボディチャート
症状の悪化要因，numerical rating scale（NRS），疼痛部位・質を示す．

症例　②追加の問診で得た情報

既往歴：3年前に閉塞性動脈硬化症（arteriosclerosis obliterans：ASO）によって左大腿部にステント手術，胸腺がんに対する開腹手術，その後に転倒による第一腰椎圧迫骨折を続けて受傷している．開腹手術では正中から右側腹にかけて切開しており，以降体力の低下を自覚している．腰椎X線画像より下位腰椎の右側屈，骨棘変性が認められる（図5）．

服薬状況：セレコックス®，レンドルミン®，降圧薬

その他：術前の活動状態低く（life-space assessment：48点），運動への耐用は低い可能性がある．また，夜間の睡眠時間も短いため，負荷量の設定の際に注意を要する．

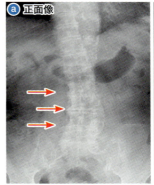
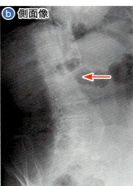

ⓐ 正面像　　ⓑ 側面像

図5　腰椎X線画像
正面像より第四腰椎を頂点として右側屈位となり骨棘が認められる（a→）．また，側面像より第一腰椎の圧縮変形が認められる（b→）．

3）この段階での仮説は？

- 膝前面痛（anterior knee pain：AKP）の特徴[6]（表3）や膝蓋大腿関節（patellofemoral joint：PFJ）変形にかかわる要因[7]（表4）を踏まえて，事前に収集した情報からの仮説と，問診後の新たな情報を検討する．

表3　AKPの特徴[6]

- 膝蓋骨のマルトラッキング
- 筋力低下，筋力バランス不良
- 大腿四頭筋の機能不全（内側広筋の筋力低下）
- 体幹筋，股関節外転・外旋筋の機能不全
- 活動量低下による廃用性筋力低下

表4　PFJ変形に関与する因子[7]

個人因子	40歳以上，女性，肥満 降段動作などのPFJに負荷のかかる動作の反復
関節原性因子	捻髪音，ACL損傷の既往，膝蓋骨マルアライメント，大腿四頭筋・股関節外転・回旋筋群の筋力低下，腸脛靭帯・ハムストリングスの伸張性低下，下肢のマルアライメント（内反 varus/外反 valgus，大腿骨内旋，脛骨外旋）

1 仮説を立てるための思考プロセス

- 情報を整理し，原因について仮説を検討してみる．

◆ 仮説を支持する所見・否定する所見 ②主観的評価から　※青字は新たな所見

仮説（可能性の高い順）	支持する所見	否定する所見
❶ 膝前内側へのメカニカルストレス？	◎ TKA（midvastus approach） ◎ 膝内側関節包の侵襲 ◎ 術前高度内反変形膝の矯正 ◎ 荷重時痛 ◎ 非荷重位での膝関節運動時痛なし ◎ 安静時痛なし	× 術前FTA右＜左
❷ 外的膝伸展モーメント増大？	◎ 術後急性期炎症（夜間時痛）CRP1.05 mg/dL ◎ 術前膝伸展筋力低下 ◎ 術前からの上肢による代償動作	─
❸ 膝蓋大腿関節機能低下？	◎ 術前右大腿骨外側顆変形 ◎ 術前両側膝蓋骨・大腿骨関節面変形骨棘	× 術前salcus angle基準値内
❹ 廃用性（体幹）筋力・体力低下？ **NEW**	◎ 腰椎（L1）圧迫骨折 ◎ 右側腹開腹手術の既往 ◎ 術前の低活動量（LSA 48点） ◎ 転倒歴 ◎ 罹患期間が10年 ◎ 術前からの上肢による代償動作	─

◆ 思考プロセス ②主観的評価からの仮説

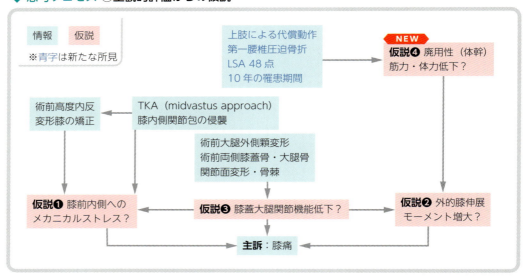

2 Check Point

Q1：現病歴・既往歴から考えることは何か？

- 右側腹の開腹手術に加えて第一腰椎の圧迫骨折により，第一腰椎に付着する大腰筋や横隔膜の機能不全に伴う体幹機能低下が考えられる．
- 内側型変形性膝関節症患者の多くは足部回内変形を呈していることが多く，TKA後の静的アライメントにおいても足部マルアライメントが残存するとされている[8]．
- また，症例は術前から立ち上がり時に上肢を利用し，階段を後ろ向きに降段していたことから，下腿前傾を伴う荷重動作に必要な機能が低下していると考えられる．
  - ▶ 術前からの足部変形の程度を考慮しながら，TKA後において，再建された膝アライメントに応じ下腿・足部の可動性・アライメントに対するアプローチも必要とされる．

> **Pit Fall** 荷重動作において痛みが誘発（増悪）する場合は，特に，患部だけでなく，荷重面である足部や位置モーメントの高い体幹や股関節の可動性が影響する可能性についても仮説を拡げることが必要になる．

3 身体的評価

- 主観的評価の終了時には，問題となるメカニカルストレスや機能に及ぼす影響について，いくつかの仮説が形成されるべきである．この仮説をもとに身体的評価の方向性や内容を考え，評価の優先順について判断する．

1）身体的評価項目とその解釈（術後1週目）

	評価項目	評価の目的	結果	解釈
1	立位姿勢評価（図6）	アライメントの影響	・右骨盤後傾・後方回旋位 ・胸椎後彎増強 ・肩甲帯・骨盤帯左下制位 ・重心右後方位（右33 kg/左26 kg） ・足部回内位（右＞左） ・アーチ高率：右14.0％，左15.9％	・両足部回内位かつ右後方荷重偏位により右足部内側での習慣的荷重ストレス増大 ・骨盤帯・股関節周囲の筋バランスを評価する必要あり
2	視診・周径	炎症症状，腫脹の評価	・膝蓋骨直上周径：右41 cm/左43 cm ・皮下出血：大腿後面から内側，下腿近位内側（右＜左）	・関節原性筋抑制が生じている可能性（右＜左？） ・左大腿の周径が大きいのはASOの影響か？
3	動作観察	痛み誘発動作の特徴の把握	ランジ動作（右，図7）： ・肩甲帯の左下制 ・骨盤右後傾・後方回旋 ・体幹前傾不十分 ・下腿前傾制限 ・重心前方移動に伴う足趾過屈曲座位でのweight-shift： ・左殿部支持性低下 ・右骨盤帯の挙上量低下（図8）	・上部体幹の左方への回転モーメントによる右膝関節内側圧縮ストレス増大，足底内側荷重増大 ・体幹・骨盤前傾・下腿前傾制限，足趾屈曲による重心前方移動制限 ・右腰部・骨盤帯機能低下

（次ページに続く）

(続き)

	評価項目	評価の目的	結果	解釈
4	関節可動域検査（ROM）	関節可動性の評価	・膝伸展：右0°/左−5° ・膝屈曲：右100°/左90° ・股関節屈曲：右120°/左120° ・足関節背屈：右0°/左5°	立位重心の右後側方偏位と右足関節背屈制限の関連
5	脛骨・膝蓋骨可動性（図9）	脛骨の回旋可動性・膝蓋骨の可動性評価	・脛骨内旋可動性低下（右＜左） ・膝蓋骨可動性低下（右＞左）	・大腿筋膜張筋短縮による脛骨内旋可動性低下？ ・膝蓋大腿関節機能低下
6	荷重位での足部柔軟性評価（図10）	足部柔軟性と下腿前傾の評価	Weight bearing lunge test（WBLT）[9]：右3 cm/左7 cm	足関節可動性低下・下腿前傾制限（右＞左）
7	筋長検査	他の検査で示唆された筋長の問題を確認	・Modified Thomas test：陽性（右＞左） ・Ober's test：陽性（右＞左） ・縫工筋，薄筋，半腱様筋に対する伸長ストレスによる痛み誘発なし	・腸腰筋と大腿筋膜張筋の緊張亢進と短縮 ・立位姿勢・画像評価との関連性あり
8	膝関節ストレステスト	膝関節の構造的安定性を評価	・内反ストレス：両側陰性 ・外反ストレス：両側陰性	内外反方向への不安定性・内側伸張ストレスによる痛み誘発なし→複合的なストレス？
9	徒手筋力検査（MMT）	他の検査で示唆された筋力低下，主動作筋・拮抗筋のバランスを評価	・大殿筋：3/3，ハムストリングス：3/3，中殿筋3/2，股関節外旋：4/3 ・腸腰筋：3/4，腹筋：3 ・大腿四頭筋：4/3 ・足関節背屈：4/4，長腓骨筋：4/3，後脛骨筋：4/4	股関節屈曲・伸展・外転・外旋，左大腿四頭筋および腹部（体幹）・足部の筋力低下
10	筋の触診	筋緊張の亢進・低下，圧痛の評価	下記筋に筋緊張亢進と圧痛あり ・腸腰筋（右＞左） ・大腿筋膜張筋（右＜左） ・内側側副靱帯・縫工筋（右＞左） ・後脛骨筋（右＞左），長腓骨筋（右＜左）	・姿勢・動作パターンへの影響 ・代償性の筋緊張亢進
11	心理社会的要因の評価	痛みの受容に関する心理社会的要因の有無を評価	日本語版Pain catastrophizing scale（PCS）：22/52点	痛みに対する破局的思考あり？

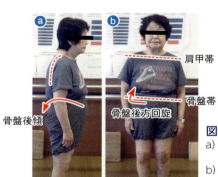

図6　立位姿勢
a）右骨盤後傾・後方回旋による重心の右後方偏位が認められ，右股関節が相対的に内旋位となる．
b）肩甲帯・骨盤帯の左下制より，右股関節は相対的な内転位となり，右股関節外転筋群は伸張位となる．
動作：歩行，立ちあがり，階段動作
部位：膝前内側（右＞左）

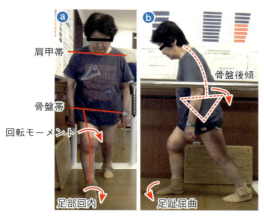

図7　ランジ動作
a) 上部体幹：骨盤帯の左下制，右後方回旋により，右股関節は相対的に伸展・内転・内旋位となる．骨盤後傾・胸腰椎屈曲も伴っており，右腹部体幹・腸腰筋の機能低下が考えられる．また，肩甲帯・骨盤帯の左下制により膝関節には左方への回転モーメントが生じ，膝関節内側圧縮ストレスが増加していると考えられる．
b) 下腿・足部：脛骨内旋が制限されているため（**図9**）過剰な足部回内と，足関節背屈制限による回旋ストレスが大腿脛骨関節に生じる．また，足趾屈曲により下腿外旋方向に力が働き，より内旋が制限される．

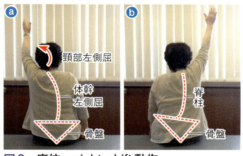

図8　座位 weight-shift 動作
下肢荷重動作は体幹における荷重支持機能が重要な一要素である．左方への重心移動において，右腰部骨盤帯の筋活動が低下し，骨盤挙上の代償運動として体幹・頸部の左側屈が認められる．

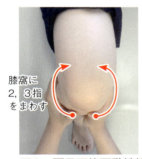

図9　脛骨回旋可動性検査
脛骨を後内方（あるいは後外方）に押し込んで，脛骨回旋可動性を評価する．母指を脛骨粗面の両側に縦に沿わせ，膝窩に回した2，3指で可動量を検知する．

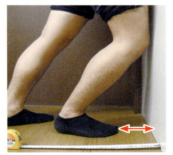

図10　Weight bearing lunge test：WBLT
踵部と母趾を直線上に並べ，膝が壁に接触するように足部の位置を調整する．母趾壁距離（←→）をテープメジャーにて0.5 cm単位で測定する．平均値12.0 ± 3.0 cm．最小可検変化量（MDC）は1.6 cm．

2) 思考プロセス

1 仮説を立てるための思考プロセス

- 客観的評価の結果から仮説を絞り込む.

◆ **仮説を支持する所見・否定する所見** ③**身体的評価後から**　※青字は新たな所見

仮説（可能性の高い順）	支持する所見	否定する所見
絞り込み！ ❶ 膝前内側へのメカニカルストレス増大？	◎ TKA（midvastus approach） ◎ 膝内側関節包の侵襲 ◎ 術前高度内反変形膝の矯正 ◎ 荷重時痛 ◎ 非荷重位での膝関節運動時痛なし ◎ 安静時痛なし ◎ 右膝内側側副靭帯圧痛 ランジ動作： 　◎ 肩甲帯・骨盤左下制による右膝内側圧縮ストレス増大 　◎ 足趾屈曲による重心前方移動制動 　◎ 足底内側荷重，足部回内	× 術前FTA右＜左 × ストレステスト陰性
❷ 外的膝伸展モーメント増大？	◎ 術後急性期炎症（夜間時痛） ◎ CRP1.05 mg/dL ◎ 術前からの上肢による代償動作 ◎ 術前膝伸展筋力低下 ランジ動作： 　◎ 骨盤・下腿前傾制限（足関節背屈制限右＞左） 　◎ 骨盤右後方回旋	－
❸ 膝蓋大腿関節機能低下？	◎ 術前右大趾骨外顆変形 ◎ 膝蓋骨・大腿骨関節面変形・骨棘 ◎ 大腿筋膜張筋（ITB）短縮（右＞左） ◎ 膝蓋骨可動性低下（右＜左）	× 術前 salcus angle 基準値内
❹ 廃用性（体幹）筋力低下？	◎ 腰椎（L1）圧迫骨折 ◎ 右側腹開腹手術の既往 ◎ 術前の低活動量（LSA 48点） ◎ 転倒歴 ◎ 罹患期間が10年 ◎ 術前からの上肢による代償動作 ◎ 腸腰筋短縮（右＞左）	－
NEW ❺ 心理社会的要因？	◎ PCS 22点	－

◆ 思考プロセス ③身体的評価後の仮説

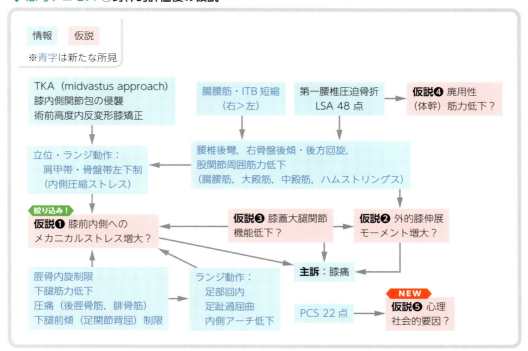

2 Check Point

Q1：足部・下腿機能が膝関節に影響する理由は？

- 荷重位での足部と下腿は距骨下関節を介し，足部が回内すると下腿が内旋し，回外すると外旋する[10]．さらに，距骨下関節回内位では足部柔軟性が高まり，足底面内側で体重を支持するために足部回外筋である後脛骨筋などの過活動が引き起こされる可能性がある．
- 本症例では下腿前傾に伴う脛骨内旋が制限されているため，足部回内，内側アーチの低下によって大腿脛骨関節の回旋ストレスが増大する．また，ランジ動作（図7）に伴う重心前方移動を足趾屈曲で制動しているため，足趾屈筋が脛骨内旋をさまたげるように作用する．

Q2：肩甲帯・骨盤帯機能が膝関節に影響する理由は？

- 骨盤帯左下制・右後方回旋によって，右股関節は相対的に内転・内旋位となり，右膝関節には左方への回転モーメントが生じる．また，肩甲帯左下制によって，右膝関節内側の圧縮ストレスが増大する．
- ランジ動作における非支持脚側骨盤下制の制動には支持側股関節外転・外旋筋力が重要な役割を果たすが，本症例において股関節外転筋の筋力低下が認められており，靭帯・関節・軟部組織へのストレス増大が考えられる[11]．

Q3：股関節・体幹機能が膝関節に影響する理由は？

- 立位アライメントにおける足部回内位に加えて，ランジ動作における右骨盤後傾・後方回旋，胸椎後彎による体重心の後方化によって外的膝伸展モーメントが増大する．また，骨盤骨後傾によって大腿は外旋方向に誘導されるため，足部回内に伴う下腿内旋ストレスと併して，膝関節では相対的な捻じれが生じ，膝関節内側の回旋ストレスが増大する[12]．

4 初回の治療

- 初回の治療は以下の仮説をもとにして計画・実施した．
  - ⓐ 足部回内，内側荷重位での下腿前傾に伴う膝関節回旋ストレス増大
  - ⓑ 肩甲帯・骨盤帯の機能低下による膝関節内側圧縮ストレス増大
  - ⓒ 股関節・骨盤帯の機能低下による外的膝関節伸展モーメント増大
  - ⓓ 既往歴と術前からの活動性低下による全身的な筋力（体力）低下

1）初回の治療項目と目的

	治療項目	目的
1	モビライゼーション（膝蓋骨，距骨下関節）	筋緊張が亢進している筋の緊張を軽減し，関節の可動性を改善することで，姿勢の修正，運動パターンを修正する．
2	股関節屈曲ex	骨盤・股関節の協調した運動の獲得
3	骨盤前傾（図11）・胸椎伸展ex	骨盤の前傾・後傾運動の改善
4	大腿四頭筋セッティング	膝関節伸展筋力の改善
5	チューブex（足関節底背屈，内外反）	モビライゼーションにより可動性改善した関節の筋出力を促通する
6	座位カーフレイズ（図12）	足関節の底背屈に伴う下腿回旋を促通する 股関節・腰部骨盤帯の安定性向上
7	ハーフストレッチポール上荷重ex	足部への荷重偏移をself-feed backしながら修正する．足部における荷重バランスの調整
8	股関節伸展（ブリッジ）ex（図13）	骨盤の前傾・後傾運動の改善，ハムストリングスと殿筋の協調した股関節伸展を促通する
9	股関節外転ex（図13）	股関節外転筋力の改善，骨盤帯左下制姿勢の改善
10	下肢伸展ex（図14）	・荷重位での下肢伸展筋力の改善 ・遠心性収縮の改善 ・骨盤・股関節・膝関節の協調した運動を促通する

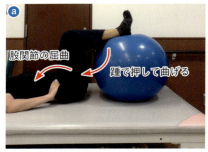 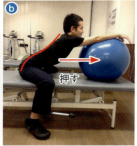

図11　骨盤前後傾ex
a）ハムストリングスによる膝関節屈曲を意識する．ベッドで骨盤の過度な後傾を防ぎ，腸腰筋による股関節屈曲を促す．痛みの強い症例では，骨盤後傾と大腿直筋による股関節屈曲による代償運動が認められる．
b）股関節外転位として骨盤前傾，脊柱伸展を促す．

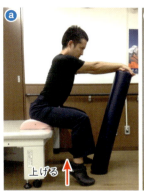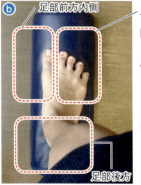

図12 座位カーフレイズと荷重バランスex

a) 足関節底背屈に伴う下腿回旋を促通する．座面を高くすることで足関節運動がしやすいように調節する．骨盤・体幹前傾位を保ちながらカーフレイズすることで，腸腰筋のトレーニングとなる．
b) 足部アライメントの変化を知覚できる患者は少ないため，ハーフポール上の皺を目安に足部荷重が外側，後方に集中しないようにself-feedbackしながら内外側バランスを調整する．

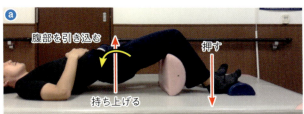

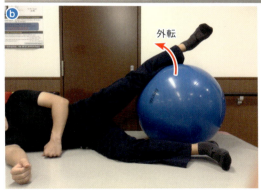

図13 股関節伸展（ブリッジ），外転ex

a) 膝関節屈曲制限がある症例，殿筋群機能低下症例ではブリッジのくり返しにより身体が頭側に滑ることがある．足部に台を置き，足関節底背屈中間位で，踵で床を押して殿部を持ち上げることでハムストリングス・殿筋群のトレーニングとなる．また，腰椎前彎増大による代償動作が認められる症例では，殿部挙上の前に腹部を引き込み，骨盤後傾運動を行う．
b) 側臥位での股関節外転は正確な動作遂行が難しいため，セラボール上に下肢を設置し，股関節外転筋の短縮位保持を行う．

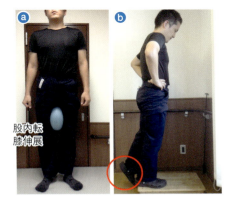

図14 下肢伸展ex

a) 大腿にボールを挟み，膝を伸展する．股関節伸展・内転と膝伸展筋の同時収縮となる．過度な股関節内転運動とならないように留意する．
b) 昇段時に対側足部を離床しないようにすることで（○），対側骨盤の引き上げを抑制する．また，段の上にあげた足部に荷重したまま降段動作をすることで膝伸展・股関節伸展筋の遠心性収縮，骨盤前傾に伴う股関節屈曲を促す．

2) 初回の治療後の再評価と解釈（図15）

症状（初期評価→再評価）
階段時の痛み：右 NRS：5/10→2/10，左 3/10→1/10
圧痛 ◯：右鼠径部，両側殿部，右下腿，右足部内側，左足部外側→鼠径部，右下腿，両足部消失．両側殿部軽減

再評価（ランジ動作）
・下腿前傾増大，足趾屈曲軽減
・骨盤後傾軽減
・足部回内軽減
・足底内側重心偏位改善
・重心前方移動増大
・動作時痛軽減
・肩甲帯・骨盤帯左下制残存
・胸椎後彎残存

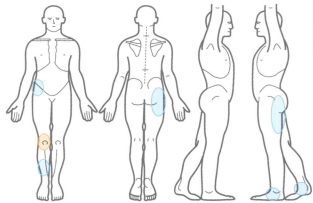

図15　思考プロセス③初回治療の終了後
再評価の解釈：膝に対する左回転モーメントにつながる上部体幹の左下制が残存しているが，ランジ動作における痛みが軽減した．足部における距骨下関節可動性改善，脛骨回旋可動性改善，後脛骨筋や腓骨筋など足部の筋出力が改善したことにより，足部からの上行性運動連鎖による膝関節内側へのストレスが軽減したと考えられる．また，胸椎後彎は残存するが，骨盤後傾が改善し，腸腰筋機能が改善したことで重心前方移動が増大し，ランジ動作時の外的膝関節伸展モーメントが軽減したと考えられる．

3) 1週間後の状態の予測

- 股関節周囲筋群の筋力向上，循環改善による腫脹軽減が期待される．
- 一時的な筋出力改善が認められたが，術前からの活動量低下のため，立位アライメントには著明な改善は認められないと予測される．

5　1週間後の治療

1) 治療前の再評価

- 1週間前に立案した治療プログラムにおける治療直後の動作・痛みの変化，翌日までの効果持続性などを確認する．
- 再評価の結果によって，追加の情報収集や仮説の修正，それに伴う治療プログラムの変更を検討する．

2) 問診

PT　1週間前と比べて，膝の状態はどうでしょうか？
患者　歩いたときの痛みはだいぶ減ってきました．階段も降りられるようになりましたが，高い段差や疲れた時は少し痛みます．夜の痛みはまだありますね．

3) 再評価項目

- 再評価の結果はおおよそ1週間前の予測通りであり，右膝痛は軽減していたが，段差の高さなど負荷が大きいときは痛みが残存していた．
  - ▶ 仮説が大きく修正されるような所見はなかった．

	評価項目	結果	解釈
1	立位姿勢評価	・胸椎後彎位 ・右寛骨後傾位	重心の右後方偏位の残存
2	ROM	・膝伸展：0°/0° ・膝屈曲：120°/115° ・足関節背屈：5°/10°	急性期症状の緩和によるROM改善
3	WBLT	・右10 cm/左10 cm	足関節可動性・下腿前傾改善
4	脛骨・膝蓋骨可動性評価	・脛骨内旋可動性改善 ・膝蓋骨尾側可動制限	脛骨可動性改善
5	筋長検査	・Modified Thomas test：両側陰性 ・Ober's test：右陰性/左陽性	左ITB短縮残存
6	徒手筋力検査（MMT）	・股関節周囲筋：右4/左3 ・膝周囲筋：右4/左4	初回治療によっておおむね改善したが，左殿筋筋力低下が残存
7	筋の触診	左大腿筋膜張筋に圧痛	左筋力低下による代償？
8	動作観察	・立ち上がり，ランジ動作時における体幹・下腿前傾が増大 ・座位weight-shift：左荷重時に右骨盤挙上制限残存	・矢状面上の運動では，体幹前傾が改善した ・左shift時には右側腹筋の筋力低下が残存している
9	心理社会的因子	状態−特性不安検査[13]（state-trait anxiety inventory：STAI）：特性不安38/80点	性格的な不安要因はない

4) 思考プロセス

Q1：心理社会的要因についてはどのようにアプローチするか？

- 痛みの対処方略としてpain coping skills[14] では**認知的対処方略**と**行動的対処方略**の2つの大きな枠組みが示されている．
  - ▶ 慢性痛患者における痛みによる活動制限には，痛み対処方略のうちは**願望思考**（痛みがなくなるように），**破滅思考**（痛みに対する絶望感），**医薬行動**（薬に頼る）が関連するとされている[15]．
- 本症例は術前から活動量が低下していたため，術後急性期から不適応な痛み対処方略を修正するための患者教育（認知行動的アプローチ）も必要になる．
- 本症例に対しては健常人の1日平均歩数（約4,700歩）の提示や，1日における身体活動量を10分間増やすことからはじめるように指導するなど，具体的で実効可能性が高くなるような指導が必要となる[16, 17]．

5）2回目の治療

	治療項目	目的
1	モビライゼーション（膝蓋骨）	術前からの変形，術後の腫脹によって低下した膝蓋骨可動性を改善し，膝蓋大腿関節の機能改善を図る
2	骨盤前傾ex	骨盤帯の可動性改善
3	座位カーフレイズ	足部・下腿の協調した運動の獲得
4	股関節外転ex	姿勢改善，動的アライメントの改善
5	下腿前傾ex（図16）	下腿前傾・股関節前傾に伴う膝関節屈曲動作の獲得
6	大腿四頭筋セッティング	自宅での自主トレーニングとして継続指導
7	片脚立位ex（図17）	下肢・骨盤帯における挙上側と支持側の協調した運動の獲得

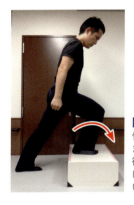

図16　下腿前傾ex
骨盤前傾位を維持したまま，下腿前傾を促通する．術後患者では，膝の屈曲に過剰な意識が向きやすいので，注意を要する．

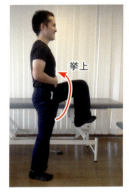

図17　片脚立位ex
挙上側と同側上肢でベッドを支持してバランスをとりながら，片脚立位となる．支持側の骨盤前傾位を保持したまま対側股関節をさらに屈曲させることで，支持側の殿筋，挙上足の腸腰筋を促通する．大腿直筋の過活動や腰部安定性が低いときは，代償動作として骨盤後傾が観察される．

おわりに

- 本症例では，痛みの原因として，①手術による術前アライメントの矯正，②術後急性期の炎症症状，③足部可動性低下による上行性運動連鎖，④骨盤・股関節機能低下による外的膝関節伸展モーメント増大，⑤肩甲帯・骨盤帯の対側下制による回転モーメントの増大と膝関節への圧縮ストレス増大として仮説を立てた．また既往歴や術前の活動状況から廃用性の筋力低下，姿勢アライメント不良に対する継続的なアプローチを実施した．
  - ▶ 今後は痛みに対する破局的思考などの心理面も考慮しながら姿勢・動作パターンの修正エクササイズ，活動量増加に対する患者指導など，機能面だけに限らないアプローチが必要となる．
- 本症例では，膝関節に及ぼすメカニカルストレスを中心にリーズニングを展開した．慢性疾患である変形性膝関節症から手術に至る症例の既往歴や現病歴を顧みながら，術後急性期の身体評価結果を解釈する必要がある．
- 術後急性期には過去と現在をつなぎ，未来の可能性を拡げる一助となるようなセラピストの対応が望まれる．

文献

1) Fagan V & Delahunt E：Patellofemoral pain syndrome：a review on the associated neuromuscular deficits and current treatment options. Br J Sports Med, 42：789-795, 2008

2) van de Groes SA, et al：Effect of medial-lateral malpositioning of the femoral component in total knee arthroplasty on anterior knee pain at greater than 8 years of follow-up. Knee, 21：1258-1262, 2014

3) Insall J & Salvati E：Patella position in the normal knee joint. Radiology, 101：101-104, 1971

4) Davies AP, et al：The sulcus angle and malalignment of the extensor mechanism of the knee. J Bone Joint Surg Br, 82：1162-1166, 2000

5) 野崎博之：膝関節内進入法．「人工膝関節置換術[TKA]のすべて―安全・確実な手術のために―」（勝呂徹，井上一／編），pp110-113，メジカルビュー社，2007

6) Nuttall C & Winters BA：Understanding anterior knee pain：Patellofemoral pain syndrome. J Nurse Pract, 11：1032-1035, 2015

7) Mills K & Hunter DJ：Patellofemoral joint osteoarthritis：an individualised pathomechanical approach to management. Best Pract Res Clin Rheumatol, 28：73-91, 2014

8) Reilly K, et al：The role of foot and ankle assessment of patients with lower limb osteoarthritis. Physiotherapy, 95：164-169, 2009

9) Bennell KL, et al：Intra-rater and inter-rater reliability of a weight-bearing lunge measure of ankle dorsiflexion. Aust J Physiother, 44：175-180, 1998

10) Resende RA, et al：Increased unilateral foot pronation affects lower limbs and pelvic biomechanics during walking. Gait Posture, 41：395-401, 2015

11) Kagaya Y, et al：Association between hip abductor function, rear-foot dynamic alignment, and dynamic knee valgus during single-leg squats and drop landings. J Sport Health Sci, 4, 182-187, 2015

12) Kulas AS, et al：Trunk position modulates anterior cruciate ligament forces and strains during a single-leg squat. Clin Biomech（Bristol, Avon），27：16-21, 2012

13) 清水秀美，今栄国晴：STATE-TRAIT ANXIETY INUENTORY，日本語版（大学生用）の作成．教育心理学研究，29：62-67, 1981

14) Riddle DL, et al：A phase III randomized three-arm trial of physical therapist delivered pain coping skills training for patients with total knee arthroplasty：the KASTPain protocol. BMC Musculoskelet Disord, 13：149, 2012

15) 野呂美文，他：膝痛を有する中高齢女性の痛み対処方略と痛みの程度，痛みによる活動制限との関係．日本老年医学会雑誌，45（5）：539-545, 2008

16) 厚生労働省：平成26年国民健康・栄養調査結果の概要．http：//www.mhlw.go.jp/file/04-Houdouhappyou-10904750-Kenkoukyoku-Gantaisakukenkouzoushinka/0000117311.pdf

17) 厚生労働省：健康づくりのための身体活動基準2013．https：//www.e-healthnet.mhlw.go.jp/information/exercise/s-01-001.html

第2章 クリニカルリーズニングの実際

8. 膝前十字靱帯損傷・再建術後

> 切り返すようなステップ動作が怖い，練習後に膝の前が痛くなる

廣幡健二

はじめに

膝前十字靱帯（以下，ACL）損傷は，ほとんどが手術適応となる．ACL再建術後の受傷前レベルへの競技復帰率は50％程度である[1]．術後3年経過しても，膝関節機能を理由に競技レベルを低下させてスポーツ活動に参加している場合も多い[2]．
術後リハビリテーションでは，術後機能回復を円滑にサポートすることに加え，受傷前レベルへの競技復帰を阻害する要因を事前に抽出・把握して，予防的な理学療法を展開する．提示症例でも，介入時の主訴となっている症状の原因を探りながら，今後の問題となり得るリスクファクターを抽出し，排除することに重点を置きリーズニングをすすめた．

1 事前の情報整理

1）入手した情報は？

- 問診の前に医師や診療録から得られた情報を整理する．

症例 ①医師からの情報

診断名：左膝 ACL 損傷
年　齢：18歳，性　別：男性，職　業：大学生
現病歴：

時期		経過
8カ月前	受傷時	バスケットボール試合中に，パスキャッチからの切り返し動作時に受傷
5カ月前	手術	・当院にて ACL 再建術を施行（術式は，半腱様筋腱を用いた解剖学的二重束再建術） ・半月板損傷および軟骨損傷の合併は認めず
1カ月前	術後4カ月	術後経過は良好で，主治医より練習参加許可され，少しずつチーム練習に参加
1カ月前	術後4カ月	診療録によると，来院時の診察では再建靱帯の安定性は良好
半月前	術後4.5カ月	明らかな受傷機転の記憶はないが，練習後の膝前面痛を自覚

膝関節所見（右/左）：脛骨前方移動量（KT-1000）：（8 mm / 9 mm），
前方引き出しテスト：（－/－），Lachmann test：（－/－，Endpoint左右差なし），Pivot shift test：（－/－），N-test：（－/－）
X線画像所見：異常なし（図1）

症例 ②理学療法診療録からの情報（表1）

全体像：術後早期から，セルフケアやエクササイズに対する理解は良好．自宅でのトレーニングもまじめに取り組めている．術後4カ月時点からは，3週に1回のペースでフォロー中．

表1　理学療法診療録からの情報

	評価項目	結果
術前	視診・触診	・炎症症状なし ・膝蓋跳動（−），Stroke test（zero/trace）
	膝関節可動域	右/左 ・伸展：5°/0° ・屈曲：（150°/150°） ・Heel height difference[3]：左高位10 mm ・正座：可能
	大腿四頭筋機能	・周径（膝関節裂隙頭側10 cmレベル）：右42 cm/左41 cm ・膝蓋骨セッティング：左側にて内側広筋筋硬度低下あり．右側に比べて左側は自覚的筋発揮力80％程度
	動作観察	片脚スクワット：※膝関節屈曲70° 下降局面の早期から骨盤後傾出現．支持側への体幹傾斜と遊脚側への骨盤傾斜および膝関節外反角度の増大認める．両側とも大腿四頭筋優位で半腱様筋腱の硬度低下あり（図2）
術後4カ月	視診・触診	・炎症所見なし ・膝蓋跳動[3]（−），Stroke test[3]（zero/trace）
	等速性膝関節筋トルク	・患健比：膝伸展84.6％，膝屈曲87％ ・HQ比：右60.3％，左58％
	Y-balance test	左右差なし
	Hop test	患健比：前方93％，外方87％，内方80.1％
	動作観察	片脚スクワット：※膝関節屈曲85° 両側ともに特記すべき動作パターン異常はなし 片脚スクワットジャンプ： 右側と比べて膝関節屈曲角度低下，軽度の膝外反，骨盤後傾および反対傾斜運動認めるが，口頭支持にて修正可能
	自覚的走行能力	100％でダッシュは可能

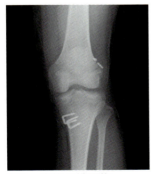

図1　術後X線画像

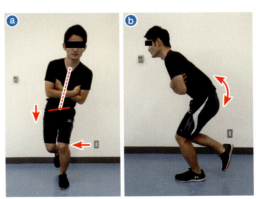

図2　術側片脚スクワット動作
a) 遊脚側骨盤下制・前方回旋運動と膝外反運動を確認．
b) 骨盤後傾運動が大きく股関節屈曲運動の減少を認める．

2）この段階での仮説は？

- 術前機能，術後経過および最近の医師診察情報をふまえて，いくつかの仮説を形成し，患者の問題をイメージしてみる．

1 仮説を立てるための思考プロセス

- 情報を整理し，原因について仮説を立ててみる．
- 仮説を肯定する所見だけでなく，否定する所見についても考慮する．

◆ 仮説を支持する所見・否定する所見 ①事前情報から

仮説（可能性の高い順）	支持する所見	否定する所見
❶ 膝関節へのメカニカルストレスによる痛み？	◎ 明らかな受傷機転なし ◎ 再建靭帯機能は良好 ◎ 練習参加開始後から発症	―
❷ Overuse / misuse による痛み？	◎ 明らかな受傷機転なし	
❸ 特定の動作パターン不良？	◎ 特定動作にのみ自覚 ◎ ACL損傷受傷時の動作と一致 ◎ 術前のスクワットアライメント不良 ◎ 練習参加開始後から発症	× 術後4カ月段階では改善傾向 × トレーニングに対する理解良好
❹ 姿勢・筋バランス不良？	◎ 特定動作にのみ自覚	× 術後4カ月段階では改善傾向 × トレーニングに対する理解良好
❺ 練習量増加に対するコンディショニング不足？	◎ 練習参加開始後から発症	× 術後4カ月段階では改善傾向 × トレーニングに対する理解良好
❻ 再建靭帯断裂を含む膝関節外傷？	―	× 明らかな受傷機転なし × 再建靭帯機能は良好 × 練習参加開始後から発症

◆ 思考プロセス ①事前情報からの仮説

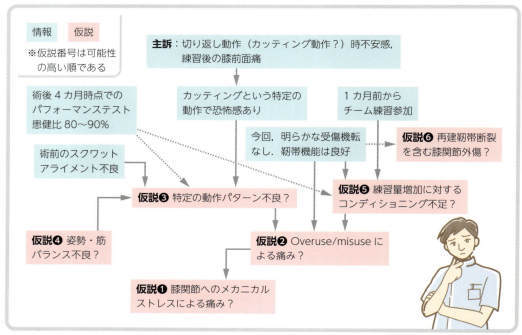

2 Check Point

Q1：受傷機転に関する情報や術前評価からわかることは？

- ACL再建術において，術前膝関節機能は術後成績に影響する．受傷後後遺症として，膝関節可動域や筋にどれほどの機能低下が残存していたかは確認しておきたい．
- また，術前の動作パターンのエラーは手術の影響を受けていないという点で膝関節のメカニカルストレス増大やACL損傷にかかわる患者の潜在的な内的リスクファクターを示す重要な情報である．

2 主観的評価

1）主観的評価の計画とその理由

- 事前情報によると明らかな再損傷ではなく，くり返される膝へのメカニカルストレスが原因であると考えられる．
- 最近の練習参加状況やトレーニングメニューを聞きだし，痛みを誘発している可能性の高い活動（練習メニュー）を探る．
- 術後から行っている介入のなかで指導したセルフエクササイズ（セルフコンディショニング）の実施状況を把握する．
- 現在生じている痛みに対する本人の考えを確認する．

2）問診スタート

PT こんにちは，1カ月ぶりですね．調子はいかがですか？
患者 だいぶ速く走れるようになってきた感じです．練習参加量は少しずつ増やしています．チーム練習全体の30～40％といったところです．
PT ちなみに今，自覚的に全力ダッシュの何％くらいで走れますか？
患者 90％くらいですかね．走ろうと思えば100％できると思います．
PT 少し膝に痛みが出てきていると医師から聞きましたけど，そのあたりはどうですか？
患者 3週間くらい前から練習後に少し膝の前が痛くなるようになりました（**図3症状①**）．少し心配です．
PT 膝のどのあたりが痛くなりますかね？
患者 お皿の外と下あたりです．
PT 夜寝ている時に痛むことはありますか？
患者 それはありません．
PT 長時間座っていた後などはいかがです？
患者 そういえば，大学の講義後なんかは少し痛いかも（**図3症状②**）．
PT この痛みは今後の練習参加や試合復帰に影響しそうですか？
患者 最初はあまり気にならなかったけど，なかなかなくならないので少し心配です．

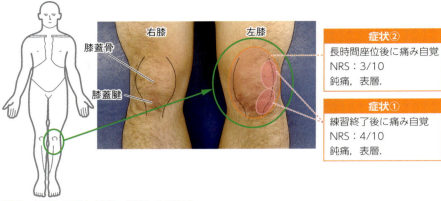

図3 問診で得た情報（痛みの部位）
各症状の部位とともに症状の悪化要因，NRS，痛みの質を示す．

> **PT** あと，切り返し動作で不安感があるとも聞きましたがどんな症状ですか？
> **患者** 実際に練習をしていて不安感というか，怪我した時のような動きをするのが怖い感じです．
> **PT** 実際にその動きをした時に，膝に痛みや不安定感があるわけではないということですか．
> **患者** そうですね．痛みなどはありません．ただ，怖さもあってあまりやらない方がいいのかなと思い，あまりその動き自体やっていないです．
> **PT** 話を戻しますが，膝前面の痛みは練習後に必ず出ますか？
> **患者** 日によって程度は違うけど，毎回違和感はあります．
> **PT** 今まで私と一緒にやったセルフエクササイズも実施状況はどうですか？
> **患者** 正直，やれているものとやれていないものがあります．練習に出ることが増えた分，以前よりやっていないかもしれません．
> **PT** わかりました．ではこれから膝や体の状態を確認していきます．
> **患者** よろしくお願いします．

症例 ③追加の問診で得た情報

- 切り返し動作に対する不安感は，本人の運動恐怖感で実際の症状ではない？
- 症状は練習後や長時間座位後に生じる膝前面痛（図3）．
- 練習参加量の増加に比べ，セルフケア量は減少傾向．
- 痛みの出現が継続していることで不安を覚えているが，解決策は見出せていない様子．

3）この段階での仮説は？

- 問診で得られた情報を加味して，仮説の修正と追加を行う．

1 仮説を立てるための思考プロセス

◆ 仮説を支持する所見・否定する所見 ②主観的評価から

※青字は新たな所見．※順位が同じ仮説には番号にダッシュ（'）をつけた

仮説（可能性の高い順）	支持する所見	否定する所見
絞り込み！ ❶ 膝蓋大腿関節に対するメカニカルストレスによる痛み？	◎ 明らかな受傷機転なし ◎ 再建靱帯機能は良好 ◎ 練習参加開始後から発症 ◎ 膝蓋骨周囲の痛み ◎ 長時間座位での痛み ◎ 術前スクワットアライメント不良 ◎ 自覚的なケア不足	× 術後4カ月段階では改善傾向 × トレーニングに対する理解良好
絞り込み！ ❷ Misuseによる痛み？	◎ 明らかな受傷機転なし ◎ 練習参加開始後から発症 ◎ 術前スクワットアライメント不良 ◎ チーム練習への参加量は全体の30〜40％程度	－
❸ 特定の動作パターン不良？	◎ 術前のスクワットアライメント不良 ◎ 練習参加開始後から発症 ◎ 損傷時の動作に近いカッティング動作に対する運動恐怖感 ◎ カッティング動作のトレーニング不足	× 術後4カ月段階では改善傾向 × トレーニングに対する理解良好
❹ 姿勢・筋バランス不良？	◎ 特定動作にのみ自覚	× 術後4カ月段階では改善傾向 × トレーニングに対する理解良好
❺ 練習量増加に対するコンディショニング不足？	◎ 練習参加開始後から発症 ◎ 自覚的なセルフケア不足	× 術後4カ月段階では改善傾向 × トレーニングに対する理解良好
NEW ❻' 膝蓋大腿関節機能異常？	◎ 膝蓋骨周囲の痛み ◎ 長時間座位後に自覚する膝前面の痛み（theatre sign）	－
❻' 再建靱帯断裂を含む膝関節外傷？	－	× 明らかな受傷機転なし × 再建靱帯機能は良好 × 練習参加開始後から発症
否定！ ❼ Overuseによる痛み	◎ 明らかな受傷機転なし ◎ 練習参加開始後から発症 ◎ 術前スクワットアライメント不良	× チーム練習への参加量は30〜40％程度 × 練習時に疲労感はない

◆ 思考プロセス ②主観的評価からの仮説

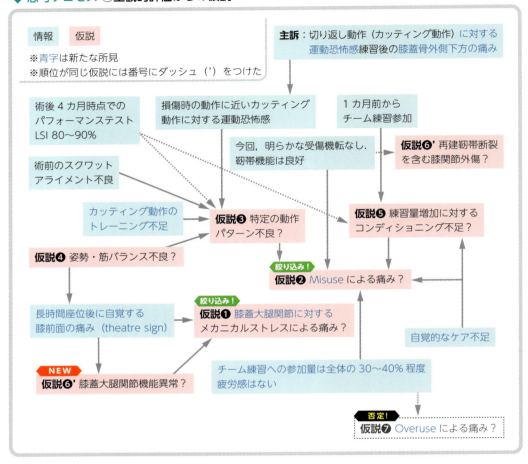

2 Check Point

Q1："Overuse" ではなく "misuse" だと判断した理由は？

- 最も大きな理由は，「現在の練習参加量が30〜40％」であり，自覚的にも疲労は感じていないという点である．
- また，術前に認めたスクワットアライメント不良や自覚的なケア不足という情報から，姿勢・筋機能バランス不良から動作パターン異常が再発したことで，症状が惹起していると考えた．

3 身体的評価

- 現時点では，膝蓋大腿関節に加わるメカニカルストレスが反復されることで練習後の痛みを発生させているという仮説が有力である．
- しかしながら，この段階で確定せず膝関節周囲に対する詳細な評価を経て責任病巣を絞り込む．

- 責任病巣の同定と並行して，痛み発生に起因する要素を抽出するため実施する身体的評価を選択する．
- また，今後の円滑な競技復帰をサポートするための理学療法プログラム立案に向けた評価も重要である．

1) 身体的評価項目とその解釈（初診時）

	評価項目	評価の目的	結果	解釈
1	膝関節周囲の視診・触診，腫脹検査	炎症状態の把握，痛み発生部位の把握	炎症症状なし 右/左： 膝蓋跳動[3]（−/−）， Stroke test[3]（zero/trace）	明らかな炎症症状なし
2	圧痛所見の評価	責任病巣の把握 膝関節周囲の筋硬結評価	膝蓋腱（−），MCL（−）， 鵞足部（−），LCL（−）， 膝蓋骨外側縁（＋） 右側と比較して外側広筋筋腹，大腿筋膜張筋，大腿二頭筋短頭筋腹の圧痛強い	明らかな軟部組織の炎症症状はないが，筋緊張のアンバランスは存在
3	痛み誘発検査	責任病巣の把握	右/左： Hoffa test（−/−）， Patella grind test[3]（−/±）， Eccentric step test[3]（−/＋）， NRS：3/10	膝蓋大腿関節機能障害の疑い
4	膝関節可動域検査	膝関節の状態把握	右/左： 伸展：5°/0°，屈曲：150°/145°，HHD：左高位1.5 cm	膝関節伸展制限残存
5	膝蓋大腿関節機能評価	他の検査で示唆された膝蓋大腿関節機能異常の状態把握	・左側膝蓋骨軽度外側偏位 ・左側膝蓋骨の上方・内方可動性低下あり ・Patellar lateral tilt test陽性 ・他動的膝屈曲運動にて左側膝蓋骨外方移動あり（図4） ・左側膝蓋骨セッティング運動時の外側広筋（VL）に対する内側広筋（VM）収縮タイミングの遅延あり	膝蓋骨外側軟部組織の伸張性低下による膝蓋大腿関節外側面の圧縮ストレス増加の疑い
6	膝関節運動パターン分析	膝関節屈曲伸展運動パターン異常を把握する	・腹臥位膝屈曲運動にて左側下腿外旋傾向	大腿二頭筋優位な運動パターン
7	等速性膝伸展・屈曲筋力	膝関節筋力の客観的評価	右/左： 単位：最大トルク（Nm/kg） 　　　HQ比（％） 60d/s：膝伸展（2.51/2.30）， 　　　　患健比91.6％ 　　　　膝屈曲（1.35/1.11）， 　　　　患健比82.2％ 　　　　HQ比（53.8/48.6）	ハムストリングスの筋力回復遅延
8	片脚スクワット動作分析（膝屈曲90°）	他の検査で示唆された病態の原因となり得る動作パターン（異常パターンによる構造へのストレス）を確認	右側との比較： ・遊脚側骨盤下制，前方回旋運動が早期から出現 ・最大下降位にて膝外反運動増加 ・股関節屈曲運動の減少 ・半腱様筋腱の筋硬度減少	・術前動作パターン異常残存 ・大腿四頭筋優位なパターン

（次ページに続く）

(続き)

	評価項目	評価の目的	結果	解釈
9	片脚ジャンプ着地の分析	他の検査で示唆された病態の原因となり得る動作パターン（異常パターンによる構造へのストレス）を確認	右側との比較： ①20 cm台からのドロップジャンプ片脚着地 ・着地動作時の足音↑ ・骨盤後傾，体幹外方傾斜，膝外反運動↑ ②片脚連続ホッピング ・跳躍高低下 ・接地時間の延長	・左脚の着地鑑賞能力の低下 ・ジャンプパフォーマンス能力の低下
10	サイドステップカッティング動作分析（進行方向に対して90°のカッティング）	他の検査で示唆された病態の原因となり得る動作パターン（異常パターンによる構造へのストレス）を確認	左→右へのカッティング： ・接地時の骨盤下制，体幹外方傾斜，足部外転運動↑ ※口頭支持による自己修正困難（図5）	非接触型膝靭帯損傷リスクの高い動作パターン異常の定常化
11	骨盤・股関節アライメント	動作パターン異常の原因となるアライメントを確認	背臥位： ・腸骨稜の高さ：左右差なし ・左ASISおよび内果下端は1横指尾側 ・Supine-to-sit test[4]：左側の寛骨前傾（図6） ・片脚立位：左脚支持にて右寛骨下制，腰椎左側屈↑	・左寛骨前傾に寄与する筋短縮の疑い ・中殿筋機能低下の疑い
12	筋長検査	他の検査で示唆された緊張の問題を確認	・Modified Thomas test[5]：左大腰筋および大腿筋膜張筋短縮 ・腰方形筋（腰椎自動側屈）：右側屈で腰椎可動性低下 ・広背筋[4]（座位，両上肢挙上外旋位での体幹回旋）：右回旋時に左骨盤挙上	筋長検査は骨盤アライメントを反映している
13	股関節運動パターン分析	動作パターン異常の原因となる機能低下を確認	・股関節自動屈曲（座位）：右側運動時にて早期に骨盤後傾，骨盤右方傾斜（+） ・左側股関節外転（側臥位）：大腿筋膜張筋と比べて中殿筋後部線維機能低下あり，股関節伸展角度0°以上では外転時に骨盤挙上運動（図7），股関節最大外転位保持能力低下 ・股関節伸展：左側で大殿筋の活動遅延，骨盤回旋運動過大	左側股関節伸展，右側股関節屈曲位における機能低下
14	足関節機能評価	動作パターン異常の原因となる機能低下を確認	特記すべきアライメントおよび筋機能異常は認めない	足関節機能低下に由来する動作パターン異常である可能性は低い
15	日本語版Tampa scale for kinesiophobia[6]	運動恐怖感の程度を把握	合計23点	TSKで抽出される運動恐怖感の程度はさほど高くない？

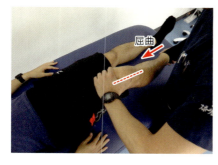

図4 他動的膝屈曲運動に伴う膝蓋骨トラッキングの確認
他動的膝関節屈曲運動に伴う膝蓋骨の動きを母指でモニタリングする．
膝蓋骨外側組織のタイトネスがある場合，膝関節屈曲角度の増加に伴い膝蓋骨の外側移動が確認できる．

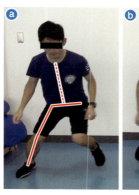
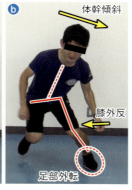

図5 サイドステップカッティング
右側（a）での動作に対し，左側（b）でのサイドステップカッティングでは足部外転・膝外反・支持側への体幹傾斜が大きい．

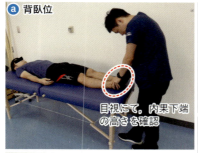
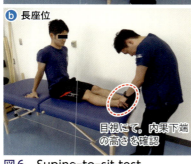
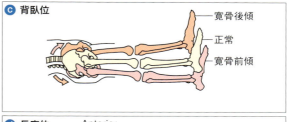
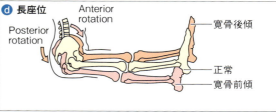

図6 Supine-to-sit test
背臥位（a）から長座位（b）への肢位変換に伴う内果下端の高さの変化を確認．
c, d）背臥位から長座位への肢位変換によって，内果下端の左右差が減少あるいは消失する場合，背臥位で脚延長側が相対的に寛骨前傾位であると判断する．
文献4を参考に作成

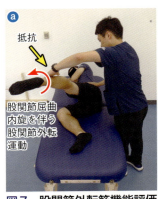 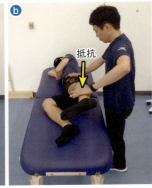 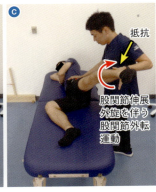

図7 股関節外転筋機能評価
a) 股関節屈曲内旋を伴う外転筋力を評価. b) 股関節屈曲伸展中間位での外転筋力評価. c) 股関節伸展外旋を伴う外転筋力を評価.
a〜cのように股関節外転に作用する共同筋を前方に位置する筋と後方に位置する筋を分けて評価する.
aでは大腿筋膜張筋を,cでは中殿筋後部線維をより強調して評価する.
本症例では,左側にて大腿筋膜張筋に対する中殿筋後部線維の明らかな筋出力低下を認めた.

2) 思考プロセス

1 仮説を立てるための思考プロセス

● 身体的評価項目の結果から仮説を絞り込む.

◆ 仮説を支持する所見・否定する所見 ③身体的評価後　※青字は新たな所見

仮説（可能性の高い順）	支持する所見	否定する所見
❶ 膝蓋大腿関節に対するメカニカルストレスによる痛み？	◎ 明らかな受傷機転なし ◎ 再建靭帯機能は良好 ◎ 練習参加開始後から発症 ◎ 膝蓋骨周囲の痛み ◎ 長時間座位での痛み ◎ 術前スクワットアライメント不良 ◎ 自覚的なケア不足 ◎ Patella grind test（+） ◎ 膝蓋大腿関節機能低下 ◎ 動作パターン異常 ◎ 姿勢・筋機能バランス不良	× 術後4カ月段階では改善傾向 × トレーニングに対する理解良好
❷ 膝蓋大腿関節機能異常？	◎ 膝蓋骨周囲の痛み ◎ 長時間座位後に自覚する膝前面の痛み（theatre sign） ◎ 膝蓋骨外側軟部組織の硬結 ◎ Hoffa test（−） ◎ Patella grind test（+） ◎ VM収縮タイミングの遅延 ◎ 膝蓋骨上方・内方可動性低下 ◎ 姿勢・筋バランス不良	−
❸ Misuseによる痛み？	◎ 明らかな受傷機転なし ◎ 練習参加開始後から発症 ◎ 術前スクワットアライメント不良 ◎ チーム練習への参加量は全体の30〜40％程度 ◎ 動作パターン異常	−

（次ページに続く）

（続き）

仮説（可能性の高い順）	支持する所見	否定する所見
絞り込み！ ❹ 姿勢・筋バランス不良？	◎ 特定動作にのみ自覚 ◎ 左大腰筋，大腿筋膜張筋，広背筋，腰方形筋短縮 ◎ 左大腿二頭筋筋緊張亢進 ◎ 左大殿筋・中殿筋後部線維筋力低下 ◎ 右腸腰筋筋力低下	× 術後4カ月段階では改善傾向 × トレーニングに対する理解良好
絞り込み！ ❺ カッティング動作パフォーマンス低下？	◎ 損傷時の動作に近いカッティング動作に対する運動恐怖感 ◎ カッティング動作のトレーニング不足 ◎ 術前のスクワットアライメント不良 ◎ 練習参加開始後から発症 ◎ カッティング動作パターン異常（自己修正困難）	× 明らかな受傷機転なし × 再建靱帯機能は良好 × 練習参加開始後から発症

◆ **思考プロセス ③身体機能評価後の仮説**

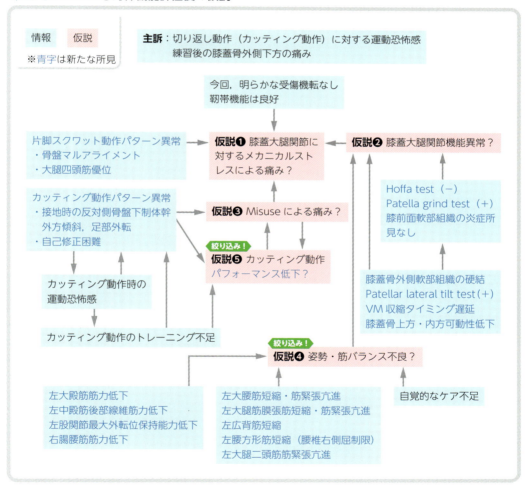

2 Check Point

Q1：膝蓋大腿関節に対するメカニカルストレスに絞りこむことができた流れは？

- 膝蓋大腿関節痛症候群（Patellofemoral pain syndrome：PFPS）の診断方法については確立した評価がないのが現状である[7〜10]．そのため，膝蓋大腿関節機能評価に加え，他の疾患（鵞足炎，膝蓋腱炎など）の存在を否定することが重要となる．
- 本症例では，圧痛所見から他の病態の可能性を否定し，PFPS診断に用いられる評価（膝蓋骨外側縁の圧痛，Patella grind test, Eccentric step test）を組合わせることで，病態の絞り込みを行った．

Q2：膝蓋大腿関節機能異常と姿勢・筋機能バランス不良との関連は？

- PFPS患者のランニング[11]や跳躍動作[12]では，立脚相における股関節内旋運動と反対側骨盤下制運動の増大があり，着地衝撃を吸収する相や蹴り出す相において，外側広筋や大腿二頭筋の筋活動が健常者よりも大きい．
- またPFPS患者における下腿外旋アライメントの増大は膝蓋大腿関節の接触面を減少させ，圧縮ストレスを増大させる[13]．
- 本症例においては，特に膝関節周囲筋の機能低下と股関節・骨盤帯筋機能バランス不良により，膝蓋大腿関節に加わるメカニカルストレスを増大させていると考えられる．

4 初回の治療

- 膝蓋大腿関節に対するメカニカルストレスの軽減を目的に治療プログラムを構築する．
  - ▶ プログラム内容は膝関節の局所的な問題点と，姿勢・筋機能バランス不良に由来する問題点の双方からのアプローチを考慮する．
- サイドステップカッティング動作については，適切な動作指導をもとに漸増的なパフォーマンス向上を図る．
- 初回の治療は以下の仮説をもとにして計画・実施した．
  - ⓐ膝蓋骨外側軟部組織の硬結と内側広筋収縮遅延に由来する膝蓋骨トラッキングエラーによる膝蓋大腿関節圧縮ストレスの増大による痛み．
  - ⓑ股関節周囲筋機能低下による神経筋コントロール異常．
  - ⓒ定常化した動作パターン異常による膝蓋大腿関節へのメカニカルストレス増加．
  - ⓓサイドステップカッティング動作に対する運動恐怖感と適切なトレーニングの知識不足によるパフォーマンス低下．

1）初回の治療項目

	治療項目	目的
1	軟部組織モビライゼーション ・広背筋ストレッチ ・大腿筋膜張筋ダイレクトマッサージ ・大腿二頭筋ダイレクトマッサージ ・反対側腰方形筋求心性収縮による相反抑制	・膝蓋骨周囲組織の硬結を改善し，膝蓋大腿関節のアライメントを修正する ・股関節・骨盤帯周囲の短縮筋の柔軟性改善を図る
2	中殿筋後部線維選択的トレーニング（図8）	・股関節外転筋のなかでも弱化を認める ・中殿筋後部線維を選択的に促通することで筋機能バランスの改善を図る
3	ノルディックハムストリングス	ハムストリングスの筋力強化
4	股関節屈曲運動の再教育（図9, 10）	OKC と CKC における股関節屈曲運動を学習させる
5	片脚スクワット・サイドステップカッティング動作に関する患者教育（図11）	・適切な運動パターンに関する情報提供 ・患者本人のセルフチェック能力を高める
6	片脚スクワット・レッグリーチトレーニング	適切な片脚スクワット動作を学習・獲得させる

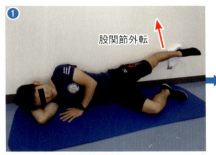 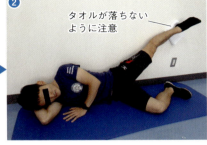

図8 中殿筋後部線維のトレーニング
①側臥位にて背部を壁に密着させる．
②トレーニング側の踵と壁でタオルを挟む．
③スライドさせるように上方へ移動させる．
④6～7回を1セットとし，4～5セット実施する．

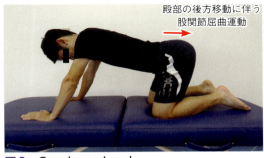

図9 Quadruped rock
四つ這い位にて，股関節屈曲運動を学習する．
股関節屈曲運動に伴い，腰椎後彎や骨盤後傾運動が過大にならないように注意する．

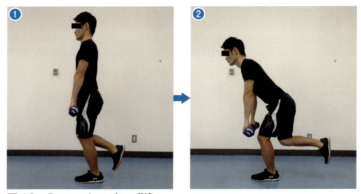

図10　Romanian deadlift
CKCにて，腰椎の生理的前彎と骨盤前傾位を保持した股関節屈曲運動を行う．

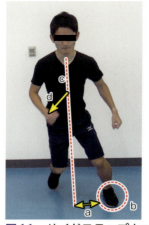

ポイント
a) 骨盤の前額面上の中央線と足部の位置を近づける
b) ニュートラルな足部アライメント
c) 体幹直立位
d) 進行方向へ体幹を向ける
e) 前足部接地

図11　サイドステップカッティング動作指導のポイント[14, 15]

2) 初回の治療後の再評価と解釈（図12）

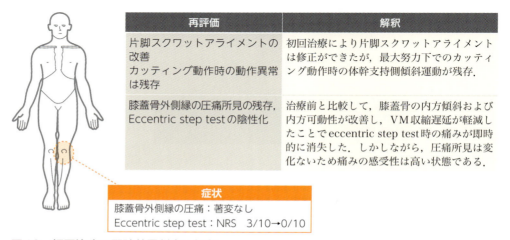

再評価	解釈
片脚スクワットアライメントの改善 カッティング動作時の動作異常は残存	初回治療により片脚スクワットアライメントは修正ができたが，最大努力下でのカッティング動作時の体幹支持側傾斜運動が残存．
膝蓋骨外側縁の圧痛所見の残存，Eccentric step testの陰性化	治療前と比較して，膝蓋骨の内方傾斜および内方可動性が改善し，VM収縮遅延が軽減したことでeccentric step test時の痛みが即時的に消失した．しかしながら，圧痛所見は変化ないため痛みの感受性は高い状態である．

症状
膝蓋骨外側縁の圧痛：著変なし
Eccentric step test：NRS　3/10→0/10

図12　初回治療の即時効果判定と解釈

3）次回来院時の状態の予測

- 外側広筋・大腿二頭筋の筋緊張軽減，腰方形筋・大腿筋膜張筋・広背筋の伸張性改善を期待する．
- チーム練習への参加が過剰であった場合は，片脚スクワットやサイドステップカッティング動作時の動作異常が改善していても痛み症状が軽減していない可能性がある．

 次回の介入に備え，提供したセルフエクササイズ内容については詳細に記録しておく．

5 2週間後の治療

1）治療前の再評価

- 処方したセルフエクササイズがどの程度実施できていたかを確認する．
- 前回の治療終了時にて改善を認めた痛み症状が維持されているか否か，また，認めた動作パターン異常が改善されているかを確認する．
- 愁訴の変化を確認して，前回実践したリーズニング内容の妥当性を判断して，必要に応じて評価項目を追加し，治療プログラムを再考する．

2）問診

- **PT**　この2週間，調子はどうでしたか？
- **患者**　練習後の膝痛は減ってきていると思います．
- **PT**　チーム練習への参加状況はどうですか？
- **患者**　2週間前とほとんど変わりません．改めてリハビリメニューも頑張りました．
- **PT**　サイドステップカッティングに対する怖さはいかがですか？
- **患者**　だいぶ自信がついてきました．間違った動きもだいぶ修正できたと思います．ただ，大きく速く動こうとするとまだ体が傾いてしまいます．
- **PT**　わかりました．ではまた動きと体の状態を確認していきますね．

3）再評価項目

	評価項目	結果	解釈
1	膝関節周囲の視診・触診，腫脹検査	炎症症状なし 右/左：BOP（−/−），Stroke test（zero/trace）	この1週間の運動負荷量は許容範囲内
2	圧痛所見の評価	大腿筋膜張筋筋腹，外側広筋筋腹の圧痛は左右差消失 大腿二頭筋短頭筋腹は依然左側の方が圧痛強い	外側広筋，大腿筋膜張筋，大腿二頭筋の筋スパズム改善傾向

（次ページに続く）

(続き)

	評価項目	結果	解釈
3	痛み誘発検査	右/左： Hoffa test（−/−），Patella grind test（−/±） Eccentric step test（−/−）	初回の治療とホームエクササイズにより改善
4	膝蓋大腿関節機能評価	・左側膝蓋骨軽度外側偏位は消失 ・左側膝蓋骨セッティング運動時のVM収縮タイミング改善	膝蓋骨外側軟部組織の柔軟性改善，VM収縮能の改善
5	膝関節運動パターン分析	・腹臥位膝屈曲運動にて左側下外旋傾向残存	改善傾向であるが継続必要
6	筋長検査	・Modified Thomas test：左大腰筋および大腿筋膜張筋短縮は残存	改善傾向であるが継続必要
7	骨盤・股関節アライメント	・Supine-to-sit test：陰性 ・片脚立位：左脚支持での右寛骨下制，腰椎左側屈運動軽減	股関節・骨盤帯周囲筋アンバランス改善傾向
8	股関節運動パターン分析	・股関節自動屈曲，伸展運動ともに運動パターン異常は軽減 ・左側股関節外転（側臥位）：中殿筋後部線維の機能改善傾向	改善傾向であるが継続必要
9	片脚スクワット（膝屈曲90°）およびジャンプ着地の分析	右側との比較： スクワットでは初回評価で認めた動作パターン異常消失 ①20 cm台からのドロップジャンプ片脚着地：動作パターン異常軽減 ②片脚連続ホッピング：跳躍高低下，接地時間の延長は残存	動作パターン異常改善されているので，トレーニング内容の漸増可能
10	サイドステップカッティング動作分析（進行方向に対して90°のカッティング）	左→右へのカッティング： 自覚的な努力量70％程度であれば動作パターン異常消失	動作パターン異常改善されているので，トレーニング内容の漸増可能

4）Check Point

Q1： サイドステップカッティングトレーニングの難易度を漸増する際のポイントは？

- 非対人環境下でのトレーニングにおいては，"スピード（自覚的な努力量）""カッティング角度（方向転換の角度）""課題設定（dual-task，multi-task）"が主なポイントとなる．
- カッティング角度はより鋭角になるほど難易度は上がる．また，上肢使用環境下では動作パターン異常は増強するとされる[16, 17]．ドリブルやパスキャッチなど課題を付与することでも難易度を漸増することは可能となる．

5）2回目の治療

	治療項目	目的
1	軟部組織モビライゼーション	前回の指導内容を確認
2	中殿筋後部線維選択的トレーニング	
3	ノルディックハムストリングス	
	股関節屈曲運動の再教育	

（次ページに続く）

(続き)

	治療項目	目的
4	応用的なサイドステップカッティングトレーニング（図13〜15）	さまざまな環境下でのサイドステップカッティングを経験させる．より高負荷な動作のなかでの適切なアライメントを獲得させる

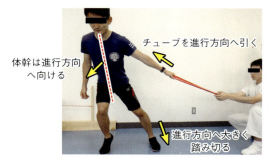

図13　体幹支持側傾斜を抑制したカッティングトレーニング
支持側上肢に図のような抵抗を加えることで，体幹の反対側傾斜を賦活して支持側への傾斜運動を抑制する．

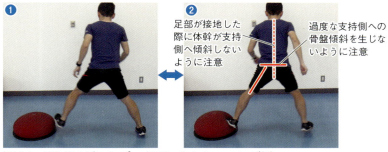

図14　TOGUジャンパーを用いたトレーニング例

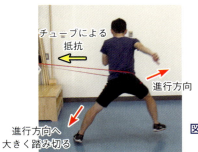

図15　抵抗バンドを用いたサイドステップカッティングトレーニング

おわりに

- 今回，ACL術後回復過程のなかで，動作パターン異常による膝蓋大腿関節へのメカニカルストレスが痛みの原因であると仮説を立てた．
- 身体的評価のなかで，残存している膝関節機能低下とケア不足による姿勢・筋バランス悪化に基づく問題が主であると考え介入を行った．また，再受傷予防の観点からもプログラム内容を構築した．

- 介入により症状は改善を認めたが，現段階30〜40％程度の練習参加量である．
- 今後も継続した患者教育が必要である．
- また，本症例においては運動恐怖感によるサイドステップカッティング動作不良も認めた．
  ▶ 他の前十字靭帯術後症例においても，術側下肢での着地やカッティング，ストップ動作などに恐怖感を抱く患者は多い．
- さまざまなスポーツ動作のなかで，術側下肢を無意識に"使わない"傾向が強くなると，術後機能回復を阻害する要因となり，非術側下肢の過用による傷害を招く恐れもある．また，あらゆるスポーツ動作において，非予測的な状況は前十字靭帯損傷リスクを高める[18, 19]．
- 競技復帰前から，適切な時期にさまざまな環境下での動作を経験させておくこともアスレティックリハビリテーションにおける重要な役割である．

文献

1) Lentz TA, et al：Return to preinjury sports participation following anterior cruciate ligament reconstruction：contributions of demographic, knee impairment, and self-report measures. J Orthop Sports Phys Ther, 42：893-901, 2012
2) Ardern CL, et al：Return-to-sport outcomes at 2 to 7 years after anterior cruciate ligament reconstruction surgery. Am J Sports Med, 40：41-48, 2012
3) Knee chapter.「Orthopedic Physical Assessment, 5th edition」(Magee DJ), pp727-834, Saunders, 2008
4) Pelvis chapter.「Orthopedic Physical Assessment, 5th edition」(Magee DJ), pp617-656, Saunders, 2008
5) Harvey D：Assessment of the flexibility of elite athletes using the modified Thomas test. Br J Sports Med, 32：68-70, 1998
6) 松平 浩，他：日本語版Tampa Scale for Kinesiophobia (TSK-J) の開発：言語的妥当性を担保した翻訳版の作成．臨床整形外科，48：13-19, 2013
7) Nijs J, et al：Diagnostic value of five clinical tests in patellofemoral pain syndrome. Man Ther, 11：69-77, 2006
8) Nunes GS, et al：Clinical test for diagnosis of patellofemoral pain syndrome：Systematic review with meta-analysis. Phys Ther Sport, 14：54-59, 2013
9) Cook C, et al：Best tests/clinical findings for screening and diagnosis of patellofemoral pain syndrome：a systematic review. Physiotherapy, 98：93-100, 2012
10) Crossley KM, et al：2016 Patellofemoral pain consensus statement from the 4th International Patellofemoral Pain Research Retreat, Manchester. Part 1：Terminology, definitions, clinical examination, natural history, patellofemoral osteoarthritis and patient-reported outcome measures. Br J Sports Med, 50：839-843, 2016
11) Neal BS, et al：Runners with patellofemoral pain have altered biomechanics which targeted interventions can modify：A systematic review and meta-analysis. Gait Posture, 45：69-82, 2016
12) Kalytczak MM, et al：Kinematic and electromyographic analysis in patients with patellofemoral pain syndrome during single leg triple hop test. Gait Posture, 49：246-251, 2016
13) Salsich GB & Perman WH：Patellofemoral joint contact area is influenced by tibiofemoral rotation alignment in individuals who have patellofemoral pain. J Orthop Sports Phys Ther, 37：521-528, 2007
14) Dempsey AR, et al：Changing sidestep cutting technique reduces knee valgus loading. Am J Sports Med, 37：2194-2200, 2009
15) Kristianslund E, et al：Sidestep cutting technique and knee abduction loading：implications for ACL prevention exercises. Br J Sports Med, 48：779-783, 2014
16) Dempsey AR, et al：Whole body kinematics and knee moments that occur during an overhead catch and landing task in sport. Clin Biomech (Bristol, Avon), 27：466-474, 2012
17) Chaudhari AM, et al：Sport-dependent variations in arm position during single-limb landing influence knee loading：implications for anterior cruciate ligament injury. Am J Sports Med, 33：824-830, 2005
18) Weinhandl JT, et al：Anticipatory effects on anterior cruciate ligament loading during sidestep cutting. Clin Biomech (Bristol, Avon), 28：655-663, 2013
19) Brown TN, et al：Sex and limb differences in hip and knee kinematics and kinetics during anticipated and unanticipated jump landings：implications for anterior cruciate ligament injury. Br J Sports Med, 43：1049-1056, 2009
20) Crossley KM, et al：Performance on the single-leg squat task indicates hip abductor muscle function. Am J Sports Med, 39：866-873, 2011

第2章 クリニカルリーズニングの実際
9. 内側脛骨ストレス症候群／シンスプリント

> 長い距離を走るとスネの内側が痛くなる

大見武弘

はじめに

内側脛骨ストレス症候群（medial tibial stress syndrome：MTSS）は，「虚血性疾患や疲労骨折による痛みを除く，運動中に生じる脛骨後内側縁に沿った痛み」と定義されている[1]．硬い地面でのランニングによって足部底屈筋群が強制的かつ過度に使用されることで下腿部に痛みと不快感が生じる．診断において筋腱の肉芽腫形成に限定されていなければならず，骨折や虚血性疾患は除外する．痛みの管理と再発予防が重要であるため，リーズニングを進めて，方針を決める必要がある．

提示症例では，痛み発生のメカニズムと再発予防を念頭においてリーズニングを進めた．

1 事前の情報整理

1）入手した情報は？

- 問診前に医師や他部門から得られた情報を整理する．

症例 ①医師からの情報

- **診断名**：両側MTSS
- **年　齢**：13歳，**性　別**：女性，**身　長**：160 cm，
- **体　重**：48 kg，**BMI**：18.8，**職　業**：中学1年生
- **部　活**：陸上競技部（中・長距離）．中学入学まではランニング習慣なし
- **家族構成**：父・母
- **主　訴**：2カ月前から両足のスネが痛くなってきた．今は通学時に歩いていて痛くはないが，以前は通学時にも痛みが出ていた．最近は，長い距離を走ると痛みが出てくるので，中学からはじめた陸上部の練習に参加できない．
- **画像診断**：右脛骨骨幹部内側にSTIRで高信号域あり．左脛骨骨幹部骨膜に高信号域あり：炎症所見あり（図1 →）．

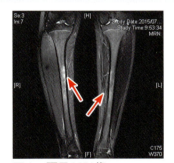

図1　脛骨MRI像
炎症所見の部位に左右差あり（→）．

2）この段階での仮説は？

- 情報の量が少なく，この段階で仮説を絞り込むことは難しいが，いくつかの仮説を形成し，患者の問題をイメージする．

1 仮説を立てるための思考プロセス

- 情報を整理し，原因について仮説を立ててみる．
- 仮説を肯定する所見だけでなく，否定する所見についても考慮する．

◆ 仮説を支持する所見・否定所見 ①事前情報から

仮説（可能性の高い順）	支持する所見	否定する所見
❶ 歩行・走行時の下腿（脛骨内側）へのメカニカル（牽引？）ストレス増大？	◎ MRI画像：右脛骨骨幹部内側，左脛骨骨幹部骨膜に炎症所見あり ◎ 長距離走時の下腿内側部痛 ◎ 以前は，通学時（徒歩）にも症状あり	× 現在は，通学時の症状なし
❷ ランニングフォーム異常・非対称性？	◎ MRI画像：炎症所見の部位に左右差あり ◎ 中学入学後（陸上競技開始後）に症状出現 ◎ 中学入学までランニング歴なし	ー
❸ 筋長・筋力のバランス不良？	◎ 長距離走時の下腿内側部痛	ー
❹ リスクファクターの保有？	◎ 中学1年生女子 ◎ 陸上競技部に所属し，中・長距離が専門 ◎ 中学入学までランニング歴なし	× BMI：18.8 kg/m^2（標準）
❺ 練習量・頻度および環境の変化？	◎ 中学入学後（陸上競技開始後）に症状出現 ◎ 中学入学までランニング歴なし	× 運動量（走行量）に関する情報なし

◆ 思考プロセス ①事前情報からの仮説

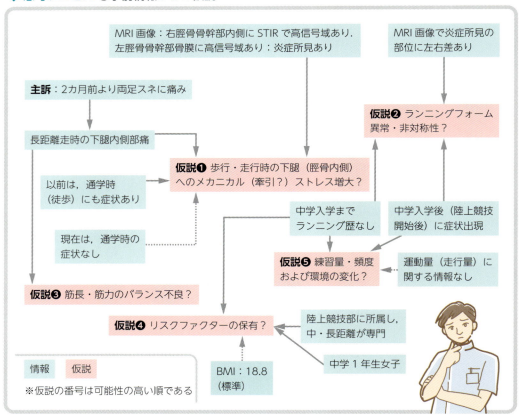

2 Check Point

Q1：MTSSのリスクファクターは？

- MTSSのリスクファクターとして，性別（女性），高BMI，MTSSの既往歴，およびランニング歴なし（ランニング技術の未熟さ）が挙げられる[2]．身体・機能的特徴は，股関節内旋および足関節底屈可動域の増大，足部内側縦アーチ機能低下，静的膝関節外反位・踵骨内外反位，歩行・走行時の膝関節外反・踵骨外反および過度な内反・回内足が挙げられている[2]．
- 本症例では，女性，ランニング歴なしが該当する．その他の事項は，今後の主観的・客観的評価にて確認し，MTSSの発症要因や症状の原因をリーズニングする．

Q2：画像から考えられることは？

- Fredericsonら[3]は，MRIを用いた重症度分類を提唱し，MTSSの早期重症度予測に有用であると報告した．本症例では，右脚がグレード4a，左脚がグレード2に該当する．
- 本症例のMRI画像から，ヒラメ筋，後脛骨筋および脛骨骨膜の炎症がみてとれ，MTSSの原因となる筋への牽引負荷の増大が推測できる．また，左側に比べて右側の方が，炎症所見が強いため症状の改善に時間を要することが推察される．

2 主観的評価

1）主観的評価の計画とその理由

- 臨床推論を進めるため，主観的評価では痛みが出た時期，痛みの出現する特定の動作，症状が出現する走行距離または時間，症状の左右差などを聴取する．
- MTSSという病態に対する本人や周囲（指導者，保護者，チームメイトなど）の認識が理学療法を展開するうえで鍵になることがあるので，これについても情報を得る．

2）問診スタート

PT いつから痛みを感じましたか？
患者 2カ月前くらいからです．
PT 最初はどちらの足の，どこの部位が痛くなりはじめましたか？
患者 左足のスネです．
PT 何をすると痛くなりますか？
患者 長い距離を走ると両足とも痛くなります．
PT どれ位の距離，もしくはどれくらいの時間走ると痛くなりますか？
患者 5kmくらいで，20分くらい走ると痛みが出てきます．左は右よりも少し早く痛みが出てきます．
PT それは，いつも痛くなりますか？
患者 ほぼ毎回です．
PT 痛みの程度に左右差はありますか？
患者 少し右の方が強いです．

PT	痛みの程度についてお聞きします．我慢できない痛みを10，全く痛くない状況を0とすると，走っているときの痛みはどれくらいですか？
患者	痛みは，左足は4，右足は6くらいです（図2）．
PT	右足の方が，痛みが強いのですね？
患者	はい．
PT	いつも右足の方が痛みますか？
患者	そうですね．
PT	どのような痛みですか？
患者	鈍いような痛みが出ます．
PT	練習ではどれくらいの距離を走っていますか？
患者	普段は8kmくらいです．
PT	痛みが出て，どれくらいすると痛みが消えますか？
患者	20分から30分くらい休むと落ち着きます．
PT	今も，練習は継続していますか？
患者	この2週間は走っていません．
PT	症状は2カ月前と比較してよくなっていますか？ 悪くなっていますか？
患者	通学時は痛くなくなったので少しよくなっていると思います．
PT	中学入学まではランニング習慣がなかったと聞いていますが，その他に何かスポーツはしていましたか？
患者	特にはやっていなかったです．
PT	走るときに気をつけていることや指導者に言われていることはありますか？
患者	まっすぐ走ることは意識しています．コーチからは特に言われていないです．
PT	足の痛みはどのように考えていますか？
患者	前にも痛くなった経験があり，その時は少し休んでよくなったので，今回も少し休めばよくなると思っていました．
PT	一番近い大会や記録会はいつですか？
患者	3カ月後です．できればその大会に出場したいです．

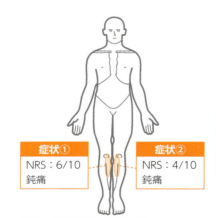

図2　初診時のボディチャート
症状の悪化・緩和要因，numerical rating scale（NRS），痛みの質を示す．

> **症例** ②追加の問診で得た情報
>
> **既往歴**：MTSSの既往歴がある．
> **痛みに関して（図2）**
> 　①症状の出た順：左→右
> 　②症状の左右差：右＞左
> 　③一定の時間，距離を走ると痛みが出現する
> 　④練習後に20〜30分休むと痛みは消失する
> 　⑤通学時の痛みは消失している
> **被刺激性**：中程度

> **症例** ③医師からの情報
>
> **最近1年間の身長・体重の急激な変化**：身長は2cm増加，体重は著変なし
> **服薬状況**：特になし

3）この段階での仮説は？

- MTSSの特徴を踏まえて，事前に収集した情報からの仮説と問診後の新たな情報を検討する．

1 仮説を立てるための思考プロセス

◆ **仮説を支持する所見・否定する所見** ②**主観的評価から**　※青字は新たな所見

仮説（可能性の高い順）	支持する所見	否定する所見
絞り込み！ ❶ 走行時の下腿（脛骨内側）にメカニカル（牽引？）ストレス増大？	◎ MRI画像上：右脛骨骨幹部内側にSTIRで高信号域あり．左脛骨骨幹部骨膜に高信号域あり：炎症所見あり ◎ 長距離走時の下腿内側部痛 ◎ 以前は，通学時（徒歩）にも症状あり ◎ 安静時痛なし ◎ 練習（運動）中に症状出現 ◎ 2週間の練習休止により歩行時痛消失	× 現在は，通学時の症状なし
❷ ランニングフォーム異常・非対称性？	◎ MRI画像で炎症所見の部位に左右差あり ◎ 中学入学後（陸上競技開始後）に症状出現 ◎ 中学入学までランニング歴なし ◎ 症状の出現状況および程度の左右差 ◎ 症状の強さ：右＞左	× 2カ月前から両側に症状出現
❸ 筋長・筋力のバランス不良？	◎ 長距離走時の下腿内側部痛	―
❹ リスクファクターの保有？	◎ 中学1年生女子 ◎ 陸上競技部に所属し，中・長距離が専門 ◎ 中学入学までランニング歴なし ◎ MTSSの既往あり	× BMI：18.8 kg/m^2（標準）

（次ページに続く）

(続き)

仮説（可能性の高い順）	支持する所見	否定する所見
❺ 練習量・頻度および環境の変化？	◎ 中学入学後（陸上競技開始後）に症状出現 ◎ 中学入学までランニング歴なし ◎ 入部後，8 km／日走っている	―
【NEW】❻ 左の代償で右に症状出現？	症状が出現した順：左→右	✗ 2 カ月前から両側に症状出現
【NEW】❼ 心理社会的要因の影響？	症状に対する認識 →「休めばよくなる」	―

◆ 思考プロセス ②主観的評価からの仮説

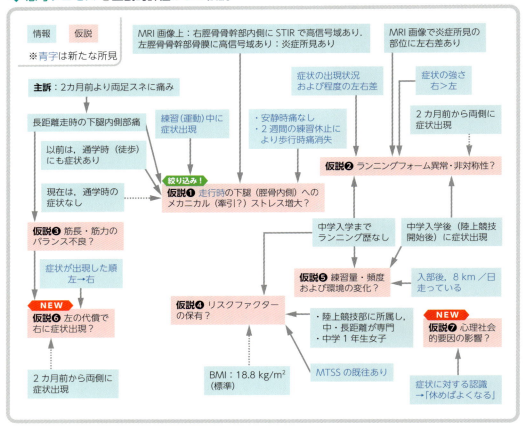

2 Check Point

Q1：本症例のMTSSの再発との関係は？

- Yatesら[4]は，軍人を対象に，MTSSの既往について調査し，MTSSの既往のある40名のうち，26名が入隊前にMTSS既往があると報告した．またHubbardら[5]は，MTSSを発症した29名中25名においてMTSSの既往があるとした．
- 本症例のように，MTSSの既往歴があり，練習を休んだだけで痛みを改善させた者は注意が必要である．その理由として，歩行や走行によるメカニカルストレスが改善されていない可能性が挙げられる．

Q2：ランニング歴との関係は？

- Hubbardら[5]は，ランニング経験年数の少なさがMTSSに関係するとしている．Reinkingら[6]は，市民ランナーのランニング経験が3年未満の対象者において，24 km/週未満のランナーは，MTSSのリスクファクターが高いと報告した．
- ランニング技術の未熟さがMTSS発症につながり，急激なランニング（練習）量の増加が症状の誘因となる．特に本症例のような進学等の環境変化や練習量（走行量）の増加は要注意である．
- MTSSのみならず，ランニング傷害の症例ではランニング歴を詳細に聴取する．

3 身体的評価

- 主観的評価で挙がった仮説をもとに，身体的評価を進める．
- 身体的評価を進めながら，痛み部位・症状の原因を挙げていく．
- 身体的評価を行いながら，新たな問診を必要に応じて加え，これまでの仮説の検証を進めていく．
- 新たな情報を加えて，仮説を修正・強化を進める．

1）身体的評価項目とその解釈

	評価項目	評価の目的	結果	解釈
1	触診（筋硬度，圧痛）[7]	メカニカルストレスのかかっている部位の推定 症状（痛み・炎症の範囲）の推定	・右：内果から上方20 cm部に圧痛・脛骨叩打痛（NRS：6/10） ・左：内果から上方18 cm部に圧痛（NRS：5/10），叩打痛なし	・下腿内側の圧痛＋ ・炎症が残存している可能性あり
2	姿勢評価：背臥位，座位，立位，片脚立位	・筋長アンバランスの推定 ・荷重偏倚 ・トレンデレンブルグの評価	・端座位：頭部前方位，胸椎左凸位，腰椎右凸位 ・立位：頭部前方位，胸椎左凸位，腰椎右凸位，左肩甲帯挙上位，骨盤帯後傾・右回旋位，両側脚部回内位（右＜左） ・片脚立位：片脚立位移行時に膝関節左右動揺あり．両側ともトレンデレンブルグ現象陽性（右＞左） ・足部回内（leg heel angle）：右15°，左20°	・姿勢アライメント不良が症状誘発の要因？ ・体幹・骨盤帯周囲筋の筋長・筋力バランス不良の可能性片脚立位時の姿勢制御能力低下あり ・両側足部回内（右＜左）であり，MTSSのリスクファクターとなる
3	関節可動域検査（ROM）	リスクファクターの抽出動作の推定	・股関節伸展（右5°，左5°），股関節外旋/内旋（右35°/50°，左30°/40°） ・足関節背屈/底屈（右5°/50°，左5°/50°）	・股関節内旋可動域の増加と股関節伸展制限，足関節底屈の可動域増大があり，歩行や走行に影響を及ぼしている可能性あり ・股関節内旋と足関節底屈の可動域拡大はMTSSのリスクファクターとなり得る

（次ページに続く）

(続き)

	評価項目	評価の目的	結果	解釈
4	筋長検査：Thomas test（変法）[8]，Ober test	筋長の問題の確認	・Thomas test：＋/＋ ・Ober test：＋/＋	腸腰筋，ITT短縮によりマルアライメント惹起の可能性
5	徒手筋力検査（MMT）	・他の検査で示唆された筋力低下の確認 ・主動筋・拮抗筋のバランス評価 ・筋力バランスの確認	右/左 ・大殿筋：3/3＋，中殿筋：2/2＋，大腿四頭筋：4/4，腓腹筋：4/4＋，前脛骨筋：4/4，後脛骨筋：3/3，股関節外旋筋 ・足趾屈曲：右＞左，両側3〜5趾の屈曲筋力弱化	足部，足関節および股関節周囲筋機能低下により，下腿へのメカニカルストレスが増大
6	脚部内側縦アーチ評価：舟状骨ドロップテスト（navicular drop test[9]）	足部内側縦アーチの評価	右12 mm，左15 mm	足部内側縦アーチ機能の低下による衝撃吸収能低下および下腿内側部への牽引ストレス増大の可能性
7	動作評価：両脚/片脚スクワット，走行，両脚/片脚ジャンプ，ステップランディング	・動的マルアライメントの評価 ・メカニカルストレスの推定	・両脚スクワット 矢状面：腰椎屈曲，骨盤帯後傾，前額面：体幹軽度右側屈位，両側膝外反，右足部toe-out，回内位 ・片脚スクワット（膝関節屈曲角度：右65°，左70°）：矢状面：腰椎屈曲，骨盤後傾 ・前額面：膝外反，足部toe-out（両側同等に観察可能，図3） ・ステップランディング：着地時に膝外反，着地側への体幹側屈，遊脚側への骨盤下制，支持側骨盤後方回旋，足部回内運動過大出現（特に右側で著明に観察できた，図4） ・走行：着地側への体幹側屈，遊脚側への骨盤下制，支持側骨盤後方回旋，足部回内運動過大．以上のマルアライメントは両側でみられたが，右側で著明であった．両側とも着地時の衝撃強く，足音過大（自己修正困難，右＞左），立脚時間は左の方が短い	・バランス能力低下 ・各種運動課題においてMTSSのリスクファクターであるマルアライメント（膝外反，足部回内）あり ・走行におけるマルアライメントと衝撃緩衝能力低下から症状を誘発している可能性あり

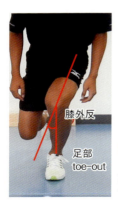

図3　症例の片脚スクワット

両側とも膝外反，足部toe-outがみられた．

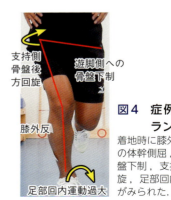

図4　症例のステップランディング

着地時に膝外反，着地側への体幹側屈，遊脚側への骨盤下制，支持側骨盤後方回旋，足部回内運動過大出現がみられた．

2) 思考プロセス

1 仮説を立てるための思考プロセス

- 客観的評価の結果から仮説を絞り込む．

◆ 仮説を支持する所見・否定する所見 ③身体的評価後　※青字は新たな所見

仮説（可能性の高い順）	支持する所見	否定する所見
絞り込み！ ❶ 走行での下腿（脛骨内側）への牽引ストレス増大？	◎ MRI画像上：右脛骨骨幹部内側にSTIRで高信号域あり．左脛骨骨幹部骨膜に高信号域あり：炎症所見あり ◎ 長距離走時の下腿内側部痛 ◎ 以前は，通学時（徒歩）にも症状あり ◎ 安静時痛なし ◎ 練習（運動）中に症状出現 ◎ 2週間の練習休止により歩行時痛消失 ◎ 両脚・片脚スクワットでの膝関節外反・toe-outあり ◎ ステップランディングや走行での骨盤帯−足部のマルアライメント ◎ 股関節周囲筋（殿部筋）の筋力低下 ◎ 足部内側縦アーチ機能低下 ◎ 腸腰筋・ITT短縮	× 現在は，通学時の症状なし
❷ ランニングフォーム異常・非対称性？	◎ MRI画像で炎症所見の部位に左右差あり ◎ 中学入学後（陸上競技開始後）に症状出現 ◎ 中学入学までランニング歴なし ◎ 症状の出現状況および程度の左右差 ◎ 症状の強さ：右＞左 ◎ 走行時，着地側への体幹側屈 ◎ 走行時，衝撃緩衝能力低下	× 2カ月前から両側に症状出現
❸ 筋長・筋力のバランス不良？	◎ 長距離走時の下腿内側部痛 ◎ 腸腰筋・ITT短縮 ◎ 股関節周囲筋（殿部筋）の筋力低下	−
❹ リスクファクターの保有？	◎ 中学1年生女子 ◎ 陸上競技部に所属し，中・長距離が専門 ◎ 中学入学までランニング歴なし ◎ MTSSの既往あり ◎ 下腿に圧痛 ◎ 足部内側縦アーチ機能低下 ◎ 股関節内旋と足関節底屈の可動域拡大	× BMI：18.8 kg/m² （標準）
❺ 練習量・頻度および環境の変化？	◎ 中学入学後（陸上競技開始後）に症状出現 ◎ 中学入学までランニング歴なし ◎ 入部後，8 km／日走っている	−
❻ 左の代償で右に症状出現？	◎ 症状が出現した順：左→右 ◎ 走行時の左側立脚時間短縮	× 2カ月前から両側に症状出現
❼ 心理社会的要因の影響？	◎ 症状に対する認識 　→「休めばよくなる」	−

◆ 思考プロセス ③身体評価後の仮説

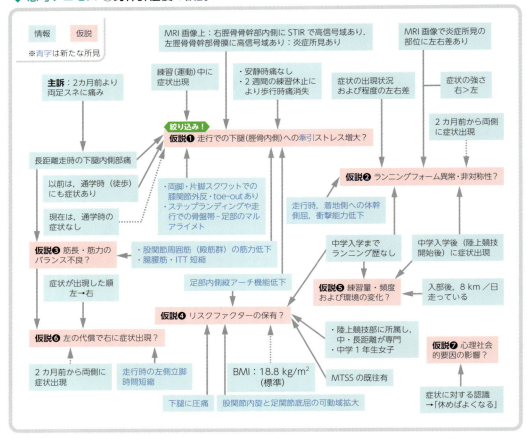

 走行動作は歩行動作と同様に三平面で同時に運動が起きている．症状の要因となっている運動を明確にするため運動面（矢状面・前額面・水平面）すべてを一度に評価せずに，1つずつ評価して，後に統合していく．

2 Check Point

Q1：動作時のマルアライメントが下腿に及ぼす影響とは？

- 下腿内側組織への牽引ストレスを増大させる要因の1つに，前額面上の膝関節外反モーメントがある．

- 膝関節外反モーメント増大には，過剰な遊脚側骨盤の下制が関与する．また，矢状面では膝関節屈曲角度の減少や過剰な腰椎屈曲・骨盤帯後傾（股関節屈曲運動の減少）が，水平面では大腿内旋および脛骨内旋量の増加が下腿への牽引ストレスを増大させる要因である[10]．

- 本症例の両脚・片脚スクワットなどの動作評価において，膝関節外反運動，やtoe-outがみられ，動作時の膝外反モーメントが増大している可能性が大きい．さらに，スクワット動作時に腰椎後彎・骨盤後傾アライメントを呈しており，股関節屈曲運動の低下を認める．このことから，本症例では股関節での衝撃吸収能が低下し，下腿内側への牽引ストレスが増大していることが考えられる．

Q2: 走行などの衝撃が下腿に及ぼす影響とは？

- 健常者におけるランニング時の床反力は200〜400％BW[11]，最大1歩幅の60％の距離でのステップランディングでは約200％BW[12]生じる．
- 歩行や走行時の接地衝撃が大きくなると膝外反や足部回内が運動連鎖で増強され，脛骨を前傾方向に働かせるモーメントが大きくなり，腓腹筋の他にこれらを制動するヒラメ筋や長母趾屈筋，これらが付着する脛骨内側骨膜への牽引ストレスの増大や組織でのエネルギー吸収量が増大する[13, 14]．
- 本症例においては，走行時の足音の大きさやステップランディング時の膝外反角度増大から，着地衝撃の増加が推察できる．

4 初回の治療

- 臨床推論の結果，動作時のマルアライメントにより，下腿内側に牽引ストレスがかかっているという仮説が有力となった．
  - ▶ しかし，いきなりランニングフォームの変更をセラピストのみの考え方で進めることは慎まなければならない．なぜなら，ランニングフォームの急激な変更は他部位の傷害発生やパフォーマンスの低下を生じる危険性があるからである．
  - ▶ また，コーチや監督の指導内容とセラピストの意見に相違があった場合，アスリートの混乱を招く可能性があるため注意が必要である．
- 動作時のマルアライメントの原因に対してアプローチを展開するとともに，エクササイズ中の症例の動きや反応を観察または聴取しながら，より一層臨床推論を行う．

1）初回の治療項目

	治療項目	目的
1	腰椎・骨盤自動運動（図5）	・姿勢・動作時のアライメント（前彎と骨盤帯前傾）の改善および学習 ・腰椎-骨盤帯-股関節複合体の神経筋活動[15]
2	腸腰筋・大腿筋膜張筋に対する軟部組織モビライゼーション	股関節伸展可動域拡大
3	殿筋群筋力強化	姿勢・動作（走行・スクワット動作）時の骨盤帯周囲のアライメントの改善（トレンデレンブルグ現象の修正）
4	足部機能の改善，足部内在筋の強化〔short foot exercise（図6）〕	・リスクファクターの1つである足部内側縦アーチの改善[2] ・動的バランスの改善[16]
5	アライメントの運動学習	・ランジポジションやステップランディングを通して（図7，8），動作時マルアライメントである骨盤帯後傾，膝外反，足部回内[2]の抑制と運動学習 ・動的アライメントの改善（神経筋コントロールの向上）と運動学習
6	セルフエクササイズ指導，患者教育（歩行・姿勢のポイント，MTSSの病態）	・セルフマネジメント ・症状に対する認識の改善

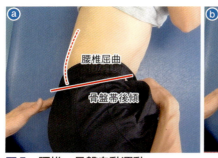
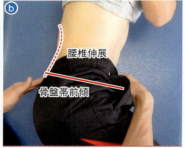

図5 腰椎・骨盤自動運動
姿勢・動作時のアライメント（前彎と骨盤帯前傾）の改善および学習を目的に行う．
腰椎の屈伸運動を行い，それにあわせて骨盤帯の前後傾を促す．

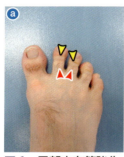
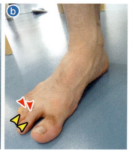

図6 足部内在筋強化（short foot exercise）
足部内側縦アーチの改善を目的に行う．足趾DIP関節は伸展（▷），PIP関節のみ屈曲運動（▶）を行う．足部内在筋の収縮を意識する．

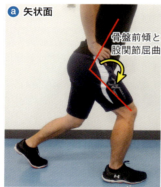
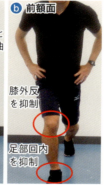

図7 ランジポジションのポイント
骨盤帯前傾に伴った股関節屈曲の出現，膝外反・足部回内を抑制したアライメントの学習を行う．

 運動が正確にできているかは，セラピスト（指導者やトレーナーのみ）だけの理解で進めないこと．患者自身が理解することで，症状に対する認識が変化してくる．

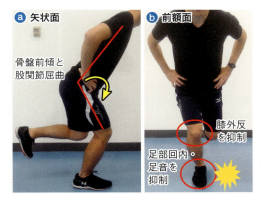

図8 ステップランディングのポイント
ランジと同様にアライメントの学習を行う．足音をコントロールし，衝撃吸収を十分に行う．

2）初回の治療後の再評価と解釈

再評価	解釈
殿筋群の筋出力向上	ローカル筋の収縮を促すことにより殿筋群の筋出力が向上した
動作指導における理解力向上	殿筋群収縮の促通可能．膝外反運動の抑制可能
歩行・走行：着地側への体幹側屈と遊脚側への骨盤傾斜減少．イニシャルコンタクト時の衝撃と歩行時の足音減少	歩行時の衝撃吸収能力が改善している

3）次回来院時の状態の予測

- 膝外反の運動を抑制できれば，以下のことが予想される．
    - ⓐ次回まで痛みが出現しない可能性が高い．
    - ⓑ股関節伸展可動域は拡大するものと思われる．
    - ⓒ動作時アライメント改善への意識向上はみられると考えられるが，片脚スクワットをくり返すと，膝外反の出現がみられる．
    - ⓓ腰椎自動運動は，コントロールが難しいと考えられる．

5　1週間後の治療

1）治療前の再評価

- アスリートには痛みが治まれば競技復帰していいという認識がある可能性が高いため，慎重に問診や推論を行う．
- 運動量が多いと，圧痛所見が強くなる可能性があるため，問診において運動量を聴取する必要がある．

2）問診

- **PT**：この２週間の痛みはいかがでしたか？
- **患者**：痛みは出なかったです．
- **PT**：どれくらい動いていましたか？（歩く量や走った量）
- **患者**：走ることはしていません．通学で歩いたり，部活の練習会場に行くまでに歩いたりしたくらいです．以前と歩く量は変わっていないと思います．
- **PT**：（運動制限は守れていると考えていいかな）
  エクササイズはできましたか？
- **患者**：自分なりにはできたかと思います．
- **PT**：歩行や姿勢はどのような意識でいますか？
- **患者**：真っすぐでいることを意識して歩いているつもりです．
- **PT**：今の状況で長い距離走れそうですか？
- **患者**：走れると思います．
- **PT**：（慎重に推論を進める必要があるな）

3）再評価項目

	評価項目	結果	解釈
1	触診（筋硬度，圧痛）[7]	・右：内果から上方20 cm部に圧痛・脛骨叩打痛残存（NRS：4/10） ・左：内果から上方18 cm部に圧痛残存（NRS：3/10），叩打痛なし	・下腿内側の圧痛＋残存 ・炎症が残存している可能性あり
2	姿勢評価：背臥位，座位，立位，片脚立位	・背臥位：骨盤右上方傾斜位改善 ・端座位：頭部前方位，胸椎左凸位，腰椎右凸位 ・立位：頭部前方位，胸椎左凸位，腰椎右凸位，左肩甲帯挙上位，骨盤帯右回旋位は残存 ・片脚立位：縦方向：片脚立位移行時の膝関節左右動揺減少．両側ともトレンデレンブルグ現象は減少傾向（右＞左） ・足部回内（leg heel angle）：右15°，左20°（著変なし）	・各姿勢におけるニュートラルポジションがわからず，メカニカルストレスの一要因となっている可能性残存 ・姿勢アライメント不良が症状誘発の要因の可能性として否定できない ・体幹・骨盤帯周囲筋の筋長・筋力バランス不良の可能性片脚立位時の姿勢制御能力低下残存 ・両側足部回内（右＜左）であり，MTSSのリスクファクターとなる
3	関節可動域検査（ROM）	・股関節伸展：右10°，左10°，外旋/内旋：右40°/50°，左35°/40° ・足関節背屈/底屈：右5°/50°，左5°/50°	・股関節内旋可動域の増加と股関節伸展制限，足関節底屈の可動域改善増大が残存し，歩行や走行に影響を及ぼしている可能性あり ・股関節内旋と足関節底屈の可動域拡大はMTSSのリスクファクターとなり得る
4	筋長検査：Thomas test[8]，Ober test	・Thomas test：－/－ ・Ober test：±/±	・ITT短縮によりマルアライメント惹起の可能性

（次ページに続く）

(続き)

	評価項目	結果	解釈
5	徒手筋力検査（MMT）	・大殿筋：4/4，中殿筋：2＋/3，大腿四頭筋：4/4，腓腹筋：4＋/4＋，前脛骨筋：5/5，後脛骨筋：4/4 ・足趾屈曲：右＞左．両側3〜5趾の屈曲筋力弱化は残存	・足部，足関節および股関節周囲筋機能低下により，下腿へのメカニカルストレスが増大は依然考えられる ・殿筋群の筋力向上はみられるがまだ不十分か．動作と併せて評価する必要がある
6	足部内側縦アーチ評価：舟状骨ドロップテスト（navicular drop Test）[9]	右10 mm，左12 mm	・足部内側縦アーチMLAの低下は残存
7	動作評価：両脚/片脚スクワット，歩行，走行，両脚/片脚ジャンプ，ステップランディング	・両脚スクワット：矢状面・前額面ともに動作改善 ・片脚スクワット（膝関節屈曲角度：右70°，左70°）：矢状面：腰椎屈曲，骨盤帯後傾残存．前額面：膝外反，足部toe-outは数回であれば，コントロール可能であるが，5回を超えるとコントロール不可能 ・ステップランディング：着地時に膝外反，着地側への体幹側屈，遊脚側への骨盤下制，支持側骨盤後方回旋，足部回内運動は右側で観察された．左右交互に行うと，左側支持時にも着地側への体幹側屈がわずかに出現し，コントロール困難 ・歩行・走行：着地側への体幹側屈，遊脚側への骨盤下制，支持側骨盤後方回旋，脚部回内運動過大．以上のマルアライメントは両側で減少傾向であったが，右側でこれらのマルアライメントが大きいことは変化なかった．足音の左右差残存．立脚時間は左が短い傾向残存	・バランス能力低下 ・MTSSのリスクファクターであるマルアライメント（膝外反，足部回内）のコントロールは数回であれば可能である．着地衝撃緩衝能力も改善傾向である．しかし，複数回行うとコントロール低下を認める．そのため，ランニングを行うと，症状が再燃する可能性がある ・走行におけるマルアライメントと衝撃緩衝能力低下から症状を誘発している可能性あり

4）思考プロセス

Q1：初回の治療後から2回目の治療までの間に痛みが生じなかったことはどう解釈する？

- MTSSの痛みの程度は症例によって大きく異なる．Walshら[17]は痛みの出現時期により症状を4段階に分類している．それに当てはめれば，初回時はstage Ⅲであったと判断できる．
- しかし，今回の治療ではランニングはしていないので，痛み分類に属することができない．圧痛の評価から痛みは残存しているのでランニングによるメカニカルストレスが減少した分，自覚的に痛みを感じなかっただけであると解釈ができる．

Q2：片脚スクワットやステップランディングを複数回評価する理由は？

- 長距離ランナーの身体には同じストレスが，非常に多くの回数かかってくる．
- 着地動作において，疲労が衝撃吸収に関与している．疲労が重なると中枢性疲労と末梢性疲労のため筋出力が低下する[18]．そのため，単回の動作評価で動作時のマルアライメント

の出現がみられない，ということで運動時の姿勢制御が改善されたという評価は危険である．
- 複数回評価する，または疲労状態での評価を行うことで別の問題点が抽出される可能性がある．

5）2回目の治療

	治療項目	目的
1	腰椎・骨盤自動運動	・姿勢・動作時のアライメント（前彎と骨盤帯前傾）の改善および学習 ・腰椎–骨盤帯–股関節複合体の神経筋活動[15]
2	大腿筋膜張筋に対する軟部組織モビライゼーション	股関節伸展可動域拡大
3	殿筋群筋力強化	姿勢・動作（走行・スクワット動作）時の骨盤帯周囲のアライメントの改善（トレンデレンブルグ現象の修正）
4	足部機能の改善，足部内在筋の強化（short foot exercise）	・リスクファクターの1つである足部内側縦アーチ低下の改善[2] ・動的バランスの改善[16]
5	アライメントの運動学習，走行に向けた動的エクササイズ（forward swing exercise[19]，図9），ステップ・ラダーを用いたステップ	・ランジポジションやステップランディングで学習したアライメントの発展 ・スキップ動作や両足・片足ジャンプを通して，マルアライメントである膝関節外反，足部回内[2]を抑制する． ・動的アライメントの改善（神経筋コントロールの向上）と運動学習を行う ・走行動作に近づけた下肢と体幹の動的マルアライメントの改善
6	セルフエクササイズ指導，患者教育（歩行・姿勢のポイント，MTSSの病態）	・セルフマネジメント ・症状に対する認識の改善

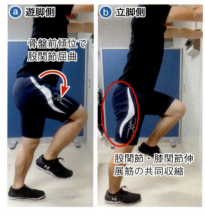

図9 Forward swing exercise
a）遊脚側：骨盤帯前傾位を維持しながら股関節屈曲運動．
b）立脚側：股関節・膝関節伸展筋の共同収縮（○）を促す．走行を意識して，下肢と体幹の動的マルアライメントの改善を図る．

 痛みの増悪がみられないからといって，急激に運動負荷を上げないようにする．急激な運動負荷の増加は，痛みの原因に対する推論を混乱させる要因の1つとなってしまう．

おわりに

- MTSSはスポーツ復帰後に症状が再発するケースが多くみられる．その理由としては，症状の要因となる動作の修正と症状出現の理解が不足していることが考えられる．
- 本症例における症状の要因は，走行時のマルアライメント（支持脚骨盤後方回旋・足部回内など）により増強される下腿内側への牽引ストレスであった．
  - ▶ これらの要因となっているローカル筋と殿部筋群の筋力低下に対してアプローチが必要であると考えられる．また走行時のマルアライメントは，神経筋コントロールの低下が考えられ，筋力強化を図りながら，スクワットやステップランディング動作を用いて動作の改善（神経筋コントロールの向上）が必要であった．
  - ▶ これらの動作の改善を図る際に，本症例の特徴である症状出現の順番を念頭に置く必要がある．それにより症状やマルアライメントが大きい右側だけでなく，左側に対してのアプローチ（指導を含む）も必要になることが考えられる．目標としては，ランニング時のマルアライメントによる症状を改善することである．
- スポーツ傷害をもつアスリートに対してセラピストは原因を推論し，アプローチを続けていくなかで，対象となるアスリートとの信頼関係が重要となる．傷害の改善とともにアスリートが満足いくスポーツ復帰を支援していく必要がある．

文献

1) Kortebein PM, et al：Medial tibial stress syndrome. Med Sci Sports Exerc, 32：S27-S33, 2000
2) Newman P, et al：Risk factors associated with medial tibial stress syndrome in runners：a systematic review and meta-analysis. Open Access J Sports Med, 4：229-241, 2013
3) Fredericson M, et al：Tibial stress reaction in runners. Correlation of clinical symptoms and scintigraphy with a new magnetic resonance imaging grading system. Am J Sports Med, 23：472-481, 1995
4) Yates B & White S：The incidence and risk factors in the development of medial tibial stress syndrome among naval recruits. Am J Sports Med, 32：772-780, 2004
5) Hubbard TJ, et al：Contributing factors to medial tibial stress syndrome：a prospective investigation. Med Sci Sports Exerc, 41：490-496, 2009
6) Reinking MF, et al：A survey of exercise-related leg pain in community runners. Int J Sports Phys Ther, 8：269-276, 2013
7) Newman P, et al：Two simple clinical tests for predicting onset of medial tibial stress syndrome：shin palpation test and shin oedema test. Br J Sports Med, 46：861-864, 2012
8) 「Muscles：Testing and Function with Posture and Pain 5th edition」（Kendall FP, et al, eds）：pp359-382, 2005
9) Brody DM：Techniques in the evaluation and treatment of the injured runner. Orthop Clin North Am, 13：541-558, 1982
10) Loudon JK & Reiman MP：Lower extremity kinematics in running athletes with and without a history of medial shin pain. Int J Sports Phys Ther, 7：356-364, 2012
11) Nigg BM, et al：Impact forces during heel-toe running. J Appl Biomech, 11：407-432
12) 大見武弘，他：ACL再建術後スポーツ復帰 ステップランジ動作における膝関節パワーの関節間力に対する影響．日本整形外科スポーツ医学会雑誌，350：431, 2015
13) 入谷 誠：ランニングと下肢運動連鎖．臨床スポーツ医学，30：211-216, 2013
14) Michael RH & Holder LE：The soleus syndrome. A cause of medial tibial stress（shin splints）. Am J Sports Med, 13：87-94, 1985
15) Leetun DT, et al：Core stability measures as risk factors for lower extremity injury in athletes. Med Sci Sports Exerc, 36：926-934, 2004
16) Lynn SK, et al：Differences in static- and dynamic-balance task performance after 4 weeks of intrinsic-foot-muscle training：the short-foot exercise versus the towel-curl exercise. J Sport Rehabil, 21：327-333, 2012

17)「The Team Physician's Handbook」(Walsh W, et al, eds), pp251-258, 1990
18)「スポーツ運動科学―バイオメカニクスと生理学」(W.E.ギャレット, 他/編, 宮永 豊/総監訳, 阿江通良, 他/監訳), pp89-96, 2010
19) 岡戸敦男:ランニング障害への対応の実際-詳細な測定, 分析と対応, ランナーズサポートについて. Sportsmed, 97:12-19, 2008

第2章　クリニカルリーズニングの実際

10. 足関節捻挫

バランスが悪く，踏ん張りが効かない

今井覚志

足関節捻挫はスポーツ外傷のなかで最も多く，スポーツ選手や愛好家の約半数が経験していると言われている．その約80％は内反捻挫であり[1]，特別な治療を必要としない軽症例も多い[2]．一方，難治性でスポーツ復帰が困難な重症例に対しては，損傷のメカニズム，部位や程度をしっかりと見極め，再発予防のためにも丁寧なリーズニングが必要となる．
提示症例は，典型的な内反捻挫ではなく，多方向からの強い外力が重なった重度の足関節捻挫である．関節のなかで何が起こっているのかをベースに考えながら，スポーツ復帰を視野に入れつつリーズニングを進めた．

1 事前の情報整理

1）入手した情報は？

症例 ①医師からの情報

診断名：左足関節捻挫
年　齢：28歳
性　別：男性
職　業：会社員
スポーツ活動：アマチュアプロレス週2回（練習含む）
主　訴：約3カ月前に，溝に落ちて受傷．近医受診するも骨に異常がないと言われ，1週間のギプス固定で経過観察．最近になってトレーニングを再開したが，バランスが悪く踏ん張りが効かず，若干痛みもある．
画像所見：単純X線において，明らかな骨折所見は認められない．

2）この段階での仮説は？

- 骨折がないということで，おそらく，捻挫による構造的・機能的な不安定性が生じている．しかし，受傷後3カ月経過しいるのにもかかわらず，不安定性や痛みが残存しているということは，典型的かつ軽度な捻挫ではない可能性がある．
- アマチュアレスラーなので，もともと足部・足関節に慢性的な不安定性があった可能性や，要求されるハイレベルな動作に対して機能回復が不十分である可能性もある．

1 仮説を立てるための思考プロセス

- 情報を整理し，原因について仮説を立ててみる．

◆ 仮説を支持する所見・否定する所見 ①事前情報から

仮説（可能性が高い順）	支持する所見	否定する所見
❶ 構造的不安定性？	◎ 診断名「捻挫」 ◎ 骨折，OA等の異常所見なし	―
❷ 機能的不安定性？	◎ 診断名「捻挫」 ◎ 骨折，OA等の異常所見なし	―
❸ 捻挫のくり返しによる慢性足関節不安定症？	◎ アマチュアプロレスラー	―
❹ ハイレベルな動作に対する機能回復不十分？	◎ アマチュアプロレスラー	―
❺ 受傷後の不動による廃用要因？	◎ 受傷後積極的治療なく3カ月経過	―
❻ 非典型・重症例？	◎ 受傷後3カ月経過も未治癒	―

◆ 思考プロセス ①事前情報からの仮説

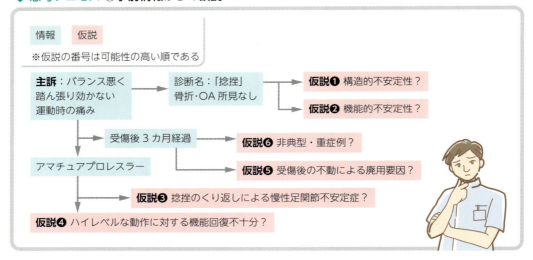

2 Check Point

Q1：画像所見からわかることは何か？

- 単純X線所見から，骨折などの明らかな骨・軟骨の異常は認めらない．
- 骨棘や関節裂隙の狭小化などOA変化を示す所見はみられない．

> **memo ※1 ストレス下でのX線撮影**
> 足関節捻挫の診断においては，さまざまなストレス下でのX線撮影が行われる[3]．外側靱帯損傷を判別する内返しストレス撮影，骨間踵腓靱帯損傷を判別する背屈－内反ストレス撮影や前脛腓靱帯損傷を判別する荷重ストレス撮影などがある．

Q2：慢性足関節不安定症を仮説に挙げた根拠は？

- くり返す捻挫によって，靭帯強度の低下，可動域制限，関節の変性など構造的に脆弱となる．慢性足関節不安定症とは固有受容感覚の低下，筋力の低下などの機能不全も重なって，慢性的に足関節が不安定になっている状態である[4〜6]．
- 足関節捻挫患者の約20〜40％が慢性足関節不安定症へ移行するとの報告もある[7]．また，関節裂隙の狭小化などOA変化が認められるケースも多い．
- 重症捻挫，不適切な治療，再捻挫，踵部の内反がリスクファクターとなる[8,9]．
- 本症例のスポーツ種目はプロレスであり，種目の特性や年齢を考慮すると，過去に何度も捻挫をくり返し，慢性的に足関節が不安定となっている可能性が考えられる．

2 主観的評価

1）主観的評価の計画とその理由

- 臨床推論の過程で不安定性の原因となる構造だけでなく，受傷メカニズムや，どのような動作でどの程度の不安定性が出現するか把握する必要がある．
- 特にアスリートの足関節捻挫の場合，受傷メカニズムの徹底的な解明と，スポーツ活動に関する情報収集が重要である．
  - ▶ 受傷時のエピソードを詳しく聞きとり，スポーツの種類，頻度，復帰時期や必要とされる動作などを詳細に聴取することが大切である．
- この段階で行う問診と後で実施する身体的評価の情報を統合しながら仮説形成・検証を進めていく．**表1**に特に重要と思われる問診とそれによる推論の内容を示した．
- 診断的トリアージ（レッドフラッグ等の鑑別，**表2**）を実施し[10〜12]，靭帯，関節包以外の損傷を鑑別する．
  - ▶ 足関節捻挫には骨折，腱や神経の損傷など重傷例が潜んでいる場合が多々あることを念頭に置いておく．

表1　問診内容

問診内容	推論内容
受傷メカニズム	・症状の原因となる組織・構造 ・損傷の程度（重症度）
受傷後の経過，痛み，腫脹	・症状の原因となる組織・構造 ・損傷の程度（重症度） ・廃用要因
現在の主訴	・症状の原因となる組織・構造 ・症状の原因となる機能 ・損傷の程度（重症度）
既往歴	・症状の原因となる組織・構造 ・症状の原因となる機能
スポーツ活動	・必要とされる動作 ・ゴール設定

表2 レッドフラッグ

骨・骨軟骨の損傷・変形	筋・腱，神経の損傷
・外果骨折	・腓骨筋腱の脱臼，断裂
・後果骨折	・後脛骨筋腱断裂
・内果骨折	・長趾，長母趾屈筋腱損傷
・前脛腓靭帯付着部骨折	・浅腓骨神経損傷
・脛骨高位骨折	・腓腹神経損傷
・距骨外側突起骨折	・脛骨神経損傷
・踵骨前方突起骨折	・伏在神経損傷
・距骨滑車の骨軟骨損傷，骨挫傷	
・立方骨骨折	
・有痛性外脛骨	
・足根骨癒合症	
・骨棘	
・関節裂隙の狭小化	

 重症の足関節捻挫では，骨折や軟骨損傷を合併している可能性がある．見逃されて初期に必要な固定が受けられないと，大きな後遺症が残る．重症でなくてもX線撮影は勧められるが，特に受傷後間もない患者で荷重困難があれば，外果付近（腓骨遠位6 cmの範囲で後端および中央部），内果付近（脛骨遠位6 cmの範囲で後端および中央部），第5中足骨粗面，舟状骨の圧痛を確かめ，痛みが強い場合は必ずX線画像を確認して骨折をルールアウトする必要がある[13]．

2）問診スタート

PT 3カ月前に捻挫をされたのですね．どのように捻挫をしましたか？

患者 実は酔っ払っていて完全には覚えてないんですが…工事しているところの段差を踏み外して，転びそうになったんだけど，そこで踏ん張った時に何かグキッっていっちゃいました．

PT 段差はどれ位の高さでしたか？

患者 たぶん，10 cm位だったと思います．

PT 前かがみに落ちた感じでしたか？

患者 いいえ，横に踏み外したような感じでした．

PT そのとき，足首をこっち側（内反）に捻ったか覚えていますか？

患者 覚えていません．ただ，こうなった（内反）というより，何となく，足がはまったような感覚だったと思います．

PT そこで，転ばないように踏ん張ったらしたら，グキッっていったのですね？

患者 はい．でも結局耐えられなくて，ぐるっと回って転んじゃいましたけど．

PT なるほど！そうすると，全体重が左足にのって，捻れる（回旋）感じですか？

患者 たぶんそんな感じだったと思うんですが，ちゃんとは覚えていないですねぇ．

PT 何となくわかりました．後でしっかり見させてください．捻挫した後，かなり痛くなかったですか？

患者 めちゃめちゃ痛かったです．

PT どの辺が痛かったですか？

患者 全部痛かったです．内側も，外側も，ちょっと触っただけでも結構痛かったです．

PT かなり腫れましたよね？（視診により腫脹を確認して）

患者 はい，パンパンでした．

PT 歩けました？ 松葉杖は使いましたか？

患者 全然足がつけなくて，松葉杖で足を浮かせて歩いていました．

PT どれ位ですか？

患者 2週間位はまともに歩けなかったです．

PT ギプスをとった後，治療やリハビリは何かしましたか？

患者 冷やすように言われたのでアイシングと，湿布をもらったのと，痛み止めを飲みました．あとは自分でテーピングをしていました．リハビリは特にしてません．

PT 今の問題は，バランスが悪くて踏ん張りが効かないということでしたが，具体的に教えてもらえますか？

患者 先々週あたりから，プロレスのトレーニングを少し再開したんですけど，バーベルランジとかスクワットをすると，グラグラして何か力が入りづらいというか，バランスが悪いというか，しっかり踏ん張りが効かない感じがするんです．あと，ちょっと痛い感じもあるんですよね．

PT それ以上のこと，つまりランニングやジャンプはしてますか？

患者 いえ，してません．筋トレだけです．

PT それでは，後でバランスも見させてください．それから，痛みはどこにありますか？

患者 何となくこの辺（前面）にあります．激痛じゃないんですけど，ランジすると最後の辺りで違和感というか，ちょっと痛いですねぇ．

PT わかりました．あとプロレスに関してですが，どれくらいの頻度でされていますか？

患者 練習は週1か週2です．

PT この試合には出たいという，日程的な目標はありますか？

患者 1カ月後に学園祭の興行があるんで，そこにはできれば出たいです．

PT もう1つ確認ですが，今まで捻挫はしたことありますか？ プロレスされていますけど，捻挫以外にも足首をケガしたことありますか？

患者 捻挫は，昔に1回したような気もしますが，あまり覚えてないです．それ以外はないです．

PT 今回のケガの前は，プロレスは普通にできていましたか？ グラグラして踏ん張りが効かないような症状はありましたか？

患者 いや，特に感じたことはなかったです．

> **症例** ②問診で得た情報
>
> **受傷機転**：荷重下での回旋？＋内反？
> **受傷後の様子**：激痛，著しい腫脹，荷重困難
> **管理・治療**：ギプス，湿布，テーピングのみ
> **主　訴**：比較的簡単な動作（片脚スクワット）における不安定性，痛み
> **スポーツ活動**：アマチュアプロレス，週１〜２回，復帰目標は１カ月後
> **足関節外傷歴**：捻挫１回？

3）この段階での主な仮説は？

- 足関節捻挫による不安定性[※2]の特徴を踏まえて[4, 6]，事前に収集した情報からの仮説と，問診後の新たな情報を検討する．
- 受傷には大きく複雑な外力が加わった可能性があり，術後の経過からも相当に重症な足関節捻挫であったことが推察される．それゆえ，単独靭帯の損傷ではなく，複数の靭帯損傷が重なって構造的な不安定性を呈している可能性を考える．加えて，患肢は長期にわたり十分に使用されず，理学療法も受けていないことから，廃用を含めた機能的な不安定性も重なっていたと考える．

> **memo** [※2] **足関節捻挫後の不安定性の要因**[5, 6]
> 不安定性の要因には，構造面と機能面に関する諸問題がある．構造面では，靭帯や関節包の制動不全による病的関節弛緩，可動域制限や運動軸の変位による異常関節運動，滑膜の肥厚や関節変性の進行が要因となる．一方，機能面では，固有受容感覚低下，反応時間遅延などの神経−筋制御不全，足関節だけでなく膝関節や股関節を含めた筋力低下，姿勢制御不全などが要因となる．

1 仮説を立てるための思考プロセス

- 情報を整理し，原因について仮説を再検討してみる．

◆ 仮説を支持する所見・否定する所見 ②主観的評価からの仮説
※青字は新たな所見．※順位が同じ仮説には番号にダッシュ（'）をつけた

仮説（可能性が高い順）	支持する所見	否定する所見
❶ 構造的不安定性？	◎ 診断名「捻挫」 ◎ 骨折，OA等の異常所見なし ◎ 簡単な動作での不安定性	ー
❷ 機能的不安定性？	◎ 診断名「捻挫」 ◎ 骨折，OA等の異常所見なし ◎ 簡単な動作での不安定性	ー
否定! ❸ 捻挫のくり返しによる慢性足関節不安定症？	◎ アマチュアプロレスラー	× OA変化なし × 捻挫の既往なし
否定! ❹ ハイレベルな動作に対する機能回復不十分？	◎ アマチュアプロレスラー	× 簡単な動作での不安定性

（次ページに続く）

(続き)

仮説（可能性が高い順）	支持する所見	否定する所見
絞り込み！ ❺ 廃用要素？	◎ 骨折，OA等の異常所見なし ◎ 受傷後積極的治療なく3カ月経過 ◯ 受傷直後の激痛，荷重困難 ◎ 理学療法歴なし	−
絞り込み！ ❻' 非典型・重症例？	◎ 受傷後積極的治療なく3カ月経過 ◯ 荷重下での非典型的受傷？ ◯ 受傷直後の激痛，荷重困難	−
NEW ❻' 重症捻挫による複合靭帯損傷？ 重度な構造的不安定性？	◯ 荷重下での非典型的受傷？ ◯ 受傷直後の激痛，荷重困難 ◯ 簡単な動作での不安定性	× 骨折所見なし
NEW ❼ 筋力・神経−筋・バランス能力低下？	◯ 受傷直後の激痛，荷重困難 ◎ 理学療法歴なし ◯ 簡単な動作での不安定性	−
NEW ❽ インピンジメントor 軟骨損傷 or 神経血管系損傷？	◯ 荷重下での非典型的受傷？ ◯ 複合靭帯損傷？	× 骨折所見なし

◆ 思考プロセス ②主観的評価からの仮説

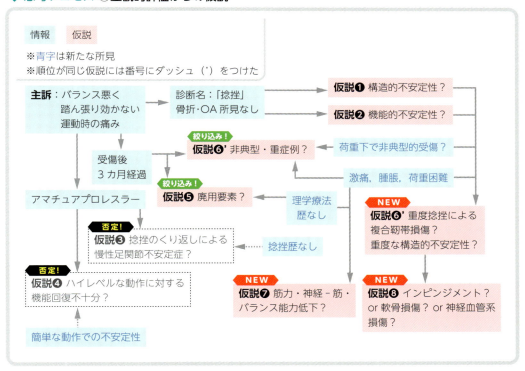

2 Check Point

Q1：足関節捻挫の重症度はどのように分類する？

- 靭帯線維や関節包の小さな損傷（軽度：Ⅰ度），靭帯や関節包の部分断裂（中等度：Ⅱ度），靭帯や関節包の完全断裂（重度：Ⅲ度）で分類するのが一般的である[14]．内反捻挫に関し

ては，損傷靱帯の数と症状で分類される場合もある[15]．
- 重度の捻挫は，靱帯の完全断裂，激しい痛みと腫脹，荷重困難，斑上出血，重度の機能障害で特徴づけられる．
- 本症例は，激しい痛み，腫脹と荷重困難を伴っており，重度の捻挫であることが危惧される．
- 軽微な損傷であれば腫脹は損傷部位に限局される．
- 前距腓靱帯や三角靱帯の深層は関節包靱帯となるので，これらの損傷は足関節全体にわたり出血斑を伴う著しい腫脹を引き起こす．例えば，内反捻挫による外側靱帯損傷であっても内側が腫れる場合もある．

Q2：本症例において"重度"の足関節捻挫を仮説に挙げた根拠は？
- 重症度の判定に加えて，問診結果から，強力な外力による受傷が想定される．また，受傷直後の痛みが外側だけでなく内側にも存在したことから，前距腓靱帯など1カ所の損傷ではなく，複数の組織が損傷を受けるような，重度の捻挫であったことが推察される．さらに，受傷後3カ月を経過しているにもかかわらず，比較的簡単な動作で不安定性を感じていることや，腫脹が残存していることも根拠となる．

Q3：足関節の安定性を担う靱帯とは？（図1）
- 足関節の安定性は，距腿関節，距骨下関節，遠位脛腓関節，ショパール関節の各関節の安定性により成り立っている．
- 距腿関節の安定化には，外側は前距腓靱帯，踵腓靱帯，後距腓靱帯，内側は内側（三角）靱帯が貢献している．
- 距骨下関節の安定性には骨間距踵靱帯と頚靱帯が，遠位脛腓関節の安定性は前・後脛腓靱帯が，ショパール関節の安定性には踵立方靱帯と二分靱帯が貢献している．
- 主観的評価の終了時には問題の性質や患者の機能に及ぼす影響について，いくつかの仮説が形成されていなければならない．この仮説をもとに身体的評価の方向性や内容を考え，評価の優先順位について判断する．
- 身体的評価中も臨床推論を進めながら患者の状態に合わせて評価内容を追加・省略する．必要があれば問診により新たな情報を収集することで評価内容を修正していく．

> **Pit Fall** 受傷時のエピソードや症状から，単純に距腿関節（いわゆる足関節）の靱帯損傷と決めつけるのではなく，遠位脛腓関節や距骨下関節など他の関節靱帯損傷も念頭に入れておく必要がある．

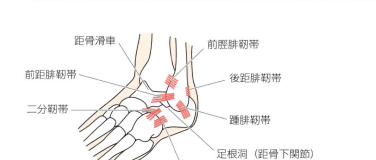

図1　圧痛の評価

3 足関節の評価の進め方（身体的評価）

- 足関節周囲は皮下組織が少なく，骨・関節・腱・靱帯など皮膚上から触知することができる．まずは患部を中心に丁寧に触診して，痛みや異常の範囲を確認していく．そのうえで，足関節の安定性を評価する．

1）身体的評価項目とその解釈（初診時）

	評価項目	評価の目的	結果	解釈
1	視診 ①患部の腫脹 ②歩容	①損傷部位・程度の予測 ②荷重時痛の確認	①内側外側全体に腫脹残存 ②明らかな異常歩容なし	①関節包靱帯の損傷，重症 ②骨軟骨損傷なし？
2	圧痛	損傷部位の確認（図1）	（＋）は痛み，（±）は違和感	
			・前距腓靱帯（＋） ・踵腓靱帯（±） ・後距腓靱帯（±）	外側靱帯損傷？
			・踵立方靱帯（－） ・二分靱帯（－）	ショパール関節は問題なし？
			・前脛距靱帯（－） ・脛踵靱帯（±） ・後脛距靱帯（＋）	内側靱帯損傷？
			・足根洞（±） ・後距踵関節（±）	骨間距踵靱帯は不明
			・前脛腓靱帯（±） ・後脛腓靱帯（±）	前脛腓靱帯損傷？
			・距骨滑車（－）	距骨骨軟骨損傷は問題なし？
3	不安定性テスト	・構造的不安定性の確認 ・圧痛評価で疑われた損傷 ・靱帯機能の確認	（＋）は陽性，（±）は違和感	
			・前方引出テスト（＋） ・内反ストレステスト（＋）	距腿関節外側不安定性
			・外反ストレステスト（＋）	距腿関節内側不安定性
			・外旋テスト（±） ・スクイーズテスト（図2）（±）	遠位脛腓関節不安定性？
			・背屈－内反テスト（図3）（＋）	距骨下関節不安定性
			・内転ストレステスト（－）	ショパール関節は問題なし？
4	痛みの再現	痛みの確認	・荷重＋背屈で前外側面痛 ・痛みの質は鈍く，弱い	前外側インピンジメント軽症？

（次ページに続く）

(続き)

	評価項目	評価の目的	結果	解釈
5	可動域	①可動域制限の確認	・足関節回内，回外左右差なし 最終域で靱帯部に痛みあり ・足関節背屈左右差 5° 最終域で背側に痛みあり	・拘縮，関節弛緩なし？ 靱帯，関節包の伸張痛？ ・拘縮 or 関節内の異常運動？ インピンジメント？
		②関節運動の確認 可動制限のある関節の動きを確認	背屈時にわずかに外旋する？	不安定性 or 後内側のタイトネス？ 異常運動パターン？
6	筋力 徒手筋力テスト 一部HHD使用	①足関節周囲筋の筋力低下の確認	・前脛骨筋（右288/左196 N） ・腓腹筋（4＋） ・Heel raise高の左右差 5 cm ・腓骨筋（4＋），痛み（－） ・後脛骨筋（4＋），痛み（－）	・足関節周囲の顕著な筋力低下 ・腓骨筋腱などの損傷なし
		②足関節以外の筋力低下の確認	・足趾屈筋群（5－） ・大腿四頭筋（右526/左458 N） ・腸腰筋（右267/左240 N）	・下肢全体の廃用性筋力低下 ・足趾屈筋群の損傷なし？
7	表在感覚と皮膚の状態	①神経損傷の確認 ②皮膚の状態	・表在感覚の異常なし ・異常痛，変色，低温等なし	・神経損傷なし ・CRPSなし※3
8	バランス	①不安定動作の確認	・片脚スクワットで足関節不安定感（＋＋），連続3回 ・足関節外旋位で不安定増悪	・重度の構造的・機能的関節不安定性 ・構造的不安定性
		②バランス能力の評価	・バランスディスク上での片脚立位（右＞60秒/左3秒） ・片脚スクワットでvalgusポジション（＋），体幹側屈（＋，非支持側），不安定（＋）	・足部バランス不良，機能的関節不安定性 ・トータルバランス，姿勢制御不全＋筋力低下

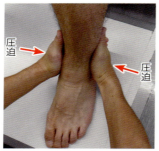

図2　スクイーズテスト
①患者を座位もしくは仰臥位でリラックスさせる．
②内果，外果を両掌で挟み，圧迫を加える．
③痛みが誘発されれば，遠位脛腓靱帯損傷を疑う．

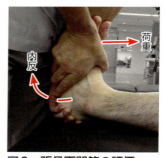

図3　距骨下関節の評価
①足関節を背屈させて距腿関節をロックさせる．
②可能であれば，少し荷重をかけることでロックを強くする．
③その状態で踵骨および楔状骨を把持して内反させる．

※3 CRPS（複合性局所疼痛症候群）

神経損傷を伴う外傷後に，痛みが遷延する場合がある．痛みに加えて皮膚色，皮膚温，発汗の変化や筋萎縮，不随意運動など多様な症状が認められる[16]．RSD（反射性交感性萎縮）などとよばれることもある．

※4 エコーを用いた評価

足関節の安定化に貢献している靱帯は，皮膚の直下に位置するため，エコーによって鮮明に観察することができる．前距腓靱帯や三角靱帯はもちろんのこと，前脛腓靱帯や踵腓靱帯の観察も可能である．捻挫によって靱帯が損傷されると，急性期には断裂像や血腫か，慢性期には fibrillar pattern の乱れ，腫脹や水腫が評価できる．治癒過程も観察することができるので，スポーツ復帰の重要な判定材料となる．

2）思考プロセス

1 仮説を立てるための思考プロセス

- 客観的評価の結果から仮説を絞り込む．

◆ 仮説を支持する所見・否定する所見 ③身体的評価後　※青字は新たな所見

仮説（可能性が高い順）	支持する所見	否定する所見
❶ 廃用要素？ →筋力・バランス低下として発展	◎ 骨折，OA等の異常所見なし ◎ 受傷後積極的治療なく3カ月経過 ◎ 受傷直後の激痛，荷重困難 ◎ リハビリ歴なし	－
❷ 重症捻挫による複合靱帯損傷？ 重度な構造的不安定性？	◎ 荷重下での非典型的受傷？ ◎ 受傷直後の激痛，荷重困難 ◎ 簡単な動作での不安定性 ◎ 距腿関節不安定性 ◎ 距骨下関節不安定性 ◎ 前脛腓靱帯損傷？ ◎ 荷重下，回旋による受傷？ ◎ 外旋位での不安定性増大 ◎ スクワットでの多方向不安定性	× 骨折所見なし
❸ 筋力・神経−筋・バランス能力低下？	◎ 受傷直後の激痛，荷重困難 ◎ リハビリ歴なし ◎ 簡単な動作での不安定性 ◎ 足関節周囲筋の著しい筋力低下 ◎ 下肢，体幹の筋力低下 ◎ 足関節周囲のバランス不良 ◎ 全身のバランス不良，姿勢制御不全 ◎ スクワットでの多方向不安定性	× 腓骨筋腱や足趾屈筋腱の損傷なし
❹ インピンジメント？ or 軟骨損傷？ or 神経血管系損傷？	◎ 荷重下での非典型的受傷？ ◎ 複合靱帯損傷？ ◎ 前脛腓靱帯損傷？ ◎ 背屈制限 ◎ 関節運動異常パターン ◎ 痛みの再現	× 骨折所見なし × 表在覚異常，皮膚変化なし × 神経損傷なし

◆ 思考プロセス ③身体的評価後の仮説

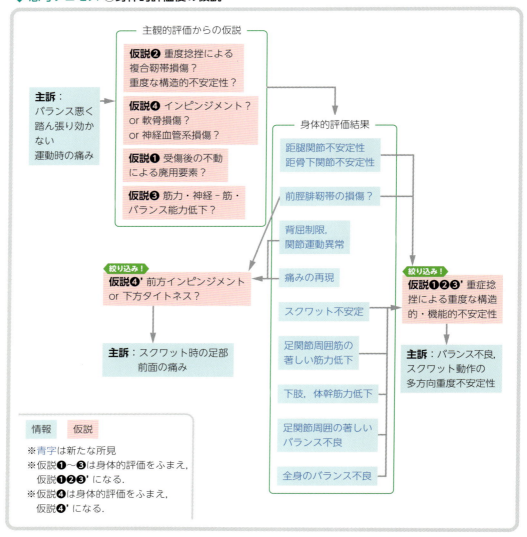

 症状の原因を確実に1つに絞る必要はない．長く重症の経過をたどれば，さまざまな機能不全が重なっていくつかの症状を呈していることが多い．「♯1の症状には，おそらくAとBの要因がかかわっていて，AとBは独立した機能であるため，両方の改善が必須」というように論理的に推論していくことが大切である．

- 問診と身体的評価の結果から受傷メカニズムを絞り込む（図4）．
- 距腿関節の外側，内側不安定性に加えて，距骨下関節の不安定性が認められた．
  - さらに明らかな不安定性はないが，遠位脛腓関節も損傷を受けていた形跡がある．これらの損傷部位と，受傷時の記憶から，受傷メカニズムを，2種類の捻挫が段階的に起こった非常に稀なケースであると推測した．第一段階では，「側方の段差に落ちて足が挟まった」ことから，足関節背屈中間位あるいは背屈位で荷重し，そこで内反エネルギーが加わったことで骨間踵腓靱帯が損傷を受けた可能性がある．

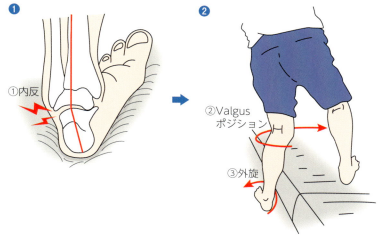

図4 受傷機序の推論
①段差に落ちて足が挟まる．このとき足関節の背屈は中間位か背屈位であり距腿関節がロックされていたため，距骨下関節に内反エネルギーが加わった．
②転倒を防ぐために膝を内反-内旋させバランスを保とうと踏ん張った．
③しかしここで足が挟まって固定されていたために，結果的に足関節には強い外旋エネルギーが加わった．

- ▶ 第2段階では，「左に転倒するのを防ぐために踏ん張った」ことから，おそらく膝は内反-内旋位となりバランスをとろうとした．しかしここで，「足が挟まって固定されていた」ために，結果的に足部には強い外旋エネルギーが加わって遠位脛腓関節および距腿関節の外側から内側へと損傷が広がったと推察した．
- 前半の受傷メカニズムは距骨下関節のストレステストと同じ動きであり[17]，後半の受傷メカニズムは「果部骨折のLauge-Hansen分類[※5]のSERタイプ，stage Ⅳ」である[18]．
  - ▶ このメカニズムでは，ほとんどの場合，骨折を伴うが，稀に骨密度が高いスポーツ選手において靱帯損傷に留まる例もある．本症例は正にそのきわめてレアなケースであったと考える．
- 問診と身体的評価の結果から不安定性の病態を絞り込む
- 不安動作（スクワット），バランステストの結果などから，不安定性はきわめて大きいと言える．構造的な側面では，今回の捻挫によって距腿関節の安定性は外側だけでなく内側も損なわれた．
  - ▶ つまり，左右前後方向への著しい不安定性が生じた．さらにその下を支える距骨下関節も損傷を受けた．距腿関節の靱帯損傷に加えて，骨間距踵靱帯が損傷を受けると大きな回旋不安定性が生じる[19]．
  - ▶ これらの結果として大きなグラツキだけでなく，踏ん張りが効かないといった特徴的な感覚があると推察した．特に足関節外旋位で顕著となる不安定性は，SERタイプ，stage Ⅳによる受傷と考えれば納得がいく．
- 機能的な側面では，固有受容感覚入力の減少に起因するバランス不良だけでなく，長期にわたる不使用によって神経-筋制御，筋力，姿勢制御が総合的に悪化した状態であると推察した．

> **※5 Lauge-Hansen分類**
> - 果部骨折は，切断肢を用いた実験から，受傷メカニズムのパターンに基づいて，4つのタイプに分類されている（Lauge-Hansen分類）[18]．
> - SER（supination + external rotation）タイプは，回外に固定された足に外旋力が加わって受傷するパターンである．高いエネルギーによって，次々に靱帯や骨がダメージを受けていく．
> - Stage Ⅰは距骨の外旋による前脛腓靱帯の断裂，stage Ⅱは腓骨のらせん骨折，stage Ⅲは後脛腓靱帯が緊張し，後果骨折，そして最終的にstage Ⅳで内果に水平骨折を引き起こし，外傷させるエネルギーが一周することになる．

2 Check Point

Q1：距骨下関節の不安定性の特徴と評価の方法は？

- 距腿関節で受けた荷重のほとんどは踵骨へ伝達される．このとき，距骨下関節は荷重/衝撃を吸収する重要な役割を担う．この関節は荷重位における運動連鎖の起点であり，内・外反によって下腿の回旋を制御する（あるいは導く）[20, 21]．
- 骨間踵腓靱帯が最も重要な安定機構であり，内反捻挫で受傷する．慢性足関節不安定症や機能的不安定性との関連が指摘されており，支持面を変更せずに踏ん張ろうとした際に不安感が出現する[22]．
- 距腿関節の不安定性を鑑別するために，いくつかのストレスX線法が検討されているが，定量化は確立されていない[22]．
  - ▶ 徒手的には受傷メカニズムと同様に，背屈位で距腿関節をロックした状態で，内反ストレスを加えることで不安定性を評価する[17]．

Q2：痛みの原因として疑われるインピンジメントの特徴と，本症例への対応は？

- 痛みの出現が，背屈時の足関節前面であれば，前方インピンジメントが疑われる．
- 衝突あるいは挟まれることによって痛みを発生しているものは，軟骨，肥厚または瘢痕化した靱帯，滑膜，関節包などである[23]．
- 前脛腓靱帯損傷による関節不安定性が，軟骨の衝突，滑膜のインピンジメントを引き起こしているのであれば，リハビリの適応ではなく手術が検討される[24]．
- 遠位脛腓関節の不安定性については，荷重時のX線撮影によって脛腓間の開離が確認されれば陽性となる．
- 本症例の場合も遠位脛腓関節の損傷が疑われることから，前述病態を考慮する必要がある．しかし，関節の不安定性はほとんど認められず，受傷直後のギプス固定によってある程度治療効果が得られているものと考える．また，痛みの性質は鈍く弱いので，病態としては軽症であると思われる．
- 背屈運動時の回旋に左右差が認められることから，距腿関節の回転軸の変位や後方タイトネスによる異常な関節運動パターンが生じている可能性がある[25]．
- その他，軽症の場合は靱帯や関節包の肥厚が考えられ，これらの問題は理学療法による治療効果が期待できる．したがって，まずはストレッチングや正しい関節運動の再獲得によって改善を試みることとした．
- 経過を観察し，効果がない，あるいは痛みが増すようであれば，医師とともに治療戦略を再検討することとした．

4 初回の治療

- 初回の評価から，改善の必要があると思われる項目は複数あるが，一つひとつの問題にアプローチしても効率的な回復は望めない．そこで，短時間で効果が期待でき，なおかつ主訴に大きくかかわっている次の項目を優先的に治療することとした．
    - ⓐ運動学習によって安定性を早急にある程度回復させる．構造的不安定性は回復に時間がかかることから，機能的な不安定性を早期から積極的に改善させる．距骨下関節不安定性が認められる場合はなおさらである．
    - ⓑ関節可動域を拡大し，正しい関節運動を再獲得させることで，インピンジメントによる痛みを除去する．
- なお，患者には重度の捻挫であり複数の靱帯がダメージを受けていること，関節包や靱帯の修復がいまだ十分ではないこと，それをカバーする筋力やバランスがきわめて悪いことを説明した．加えて1カ月後の試合は最重要イベントではないとのことであったため復帰を諦めて，足関節以外の部位も含めてしっかり治すことに合意した．新たなゴールは3カ月後の興行とした．

> **Pit Fall** 理学療法時間やモチベーションには限りがあるため，即時的な効果，「Bを改善することによってAがよくなる」間接的な効果，絶対に改善すべき基本軸の3つを見極めつつ，優先順位をつけたプログラムを患者に提示し，ここまでは絶対に実施してほしいラインを明示する．

1）初回の治療項目

	治療項目	目的
1	バランスディスクトレーニング	Co-contractionによる姿勢制御や反射的な神経-筋制御を再学習させることで，ある程度の静的安定性を向上させる
2	徒手によるストレッチング（図5, 6）	可動域を拡大し，正しい関節運動を再獲得させることで，インピンジメントによる痛みを除去する
3	足関節底屈筋群のトレーニング	著しい筋力低下を改善させることで，不安定な外力の分散・減衰を図る

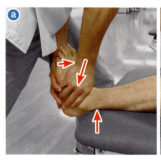
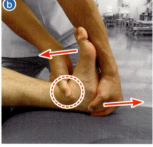

図5 徒手によるストレッチング
a）距骨の後方変位＋背屈
　①患者はベッドの端から足関節を出して臥位をとる．
　②距骨および足部を下方に押す．
　③内旋させながら，背屈も加えて，後内側部を伸長する．
b）距腿関節内旋＋背屈
　①片手で距骨と踵骨あたりをつまむ．
　②反対の手は外果と内果の動きをモニターする（）．
　③この状態で，牽引，わずかに内旋させながら他動的に背屈していく．

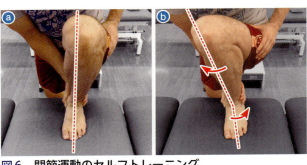

図6　関節運動のセルフトレーニング
①椅子に患側（左）足をのせて，左手で外果と内果を把持する．
②膝を屈曲することで足関節を背屈させていく．このとき，valgus ポジションとならないように注意する．膝が第2趾，第3趾に向かって真っ直ぐに曲がっていくように注視させる（a）．
③Valgus ポジションとなり，下腿が内旋すると足関節は相対的に外旋となるので注意する（b）．
④また，回旋に加えて荷重も遠位脛腓関節へのストレスとなるので，健側で慎重にコントロールしながら行う．

2）初回の治療後の再評価と解釈，思考プロセス

1 再評価

- 数回のバランスディスクトレーニングを行っても，片脚立位可能時間は5秒程度と大きく変化しなかった．強い同時収縮と大きな震えが認められる．
- 最大背屈時のつまり感，違和感，痛みはわずかに軽減．可動域は変化せず，End feel はわずかに柔らかくなった．

2 解釈

- 健常者であれば，数回の試行である程度コツをつかむ例が多い．
  ▶ 本症例は数回の試行で大幅な改善が認められなかった．
  ▶ 身体評価後の予測通り，構造的に大きな不安定性のうえに，固有受容感覚入力の減少，神経−筋制御，全身の姿勢制御など総合的なバランス能力が損なわれている状態であることが裏付けられる．したがって，重点的にバランストレーニングをする必要があると考える．
- 前方インピンジメントについては即時的に改善が得られており比較的軽症の可能性がある．
  ▶ 遠位脛腓関節の不安定性をともなわず，軽症であれば理学療法の適応となる．
  ▶ したがって，さらに治療を継続することで改善する可能性がある．

3）次回来院時の状態の予測

- バランスディスク上での静止立位が30秒程度可能となる．ただし動的バランスに耐え得るほど機能は改善しないと予測される．
- インピンジメントによる痛みの軽減．ただし，可動域制限や荷重時の背屈による痛みは残存すると考えられる．
- 運動量の増加に伴う関節腫脹，痛みの悪化がないかチェックする必要がある．

> **Pit Fall** 次回来院時の予測は，治療の効果だけでなく，副作用についても考えておく必要がある．

5　2回目以降の治療

1）治療前の再評価

- 2回目以降の治療には，主訴や初回評価時に重要視された項目を中心に，再評価を必ず実施する．初期仮説や治療，指導内容に問題はなかったか，患者の状態の変化を明らかにする．
- 再評価の結果によって，追加の情報収集や仮説の修正，それに伴う治療プログラムの変更を検討する．
- 最初に行う問診では，症状の変化だけでなく，トレーニングの実施状況をチェックする．

2）問診

- **PT**　調子はいかがですか？
- **患者**　がんばってます！バランスディスクがだいぶできるようになりました！
- **PT**　ストレッチングはしていますか？
- **患者**　1日2回ですけど何とかしてました．
- **PT**　バランスディスクとつま先立ちは何回できました？
- **患者**　やっぱり1日に2回くらいしかできませんでしたけど，毎日してましたよ．
- **PT**　それで，痛みやぐらつきなどの症状はいかがですか？
- **患者**　ストレッチのときの嫌な感じはだいぶ減りました．ぐらつきは，今，プロレスの練習していないので，わかんないです．バランスディスクは相変わらずグラグラです．
- **PT**　その他変わった感じはありました？　例えば階段とかはいかがですか？
- **患者**　あ，階段はちょっと楽になりましたね！
- **PT**　あとは，逆に悪くなったところはありましたか？　例えば腫れたとか，違うところが痛くなったとか？
- **患者**　いや，特にないですね．

3）再評価項目

	評価項目	結果	解釈
1	視診・触診	腫脹は変化なし	改善，悪化なし
2	可動域	・足関節背屈左右差2〜3°（初回5°）最終域で背側にわずかな違和感 ・背屈時の外旋減少？	・背屈時の距骨の外旋が少なくなり，前外側のインピンジメントが軽減した？ ・未だ完全には解決していない
3	筋力	・Heel raise高の左右差3 cm（初回5 cm） ・Core stability左右差あり，不良	確実に回復してきているが，いまだ不十分

（次ページに続く）

(続き)

	評価項目	結果	解釈
4	バランス	・バランスディスク上での片脚立位 　左60秒，左右差（＋＋）（初回 左3秒） ・バランスディスク上での反対足挙げ 　不可，2〜3回で落下	確実に回復してきているが，いまだ不十分
5	不安定性 圧痛	・三角靭帯，外側靭帯の圧痛変化なし ・スクイージングテスト変化なし ・外旋位での不安定性は変化なし	悪化なし

- 再評価の結果はおおよそ初回の治療後の予測通りであった．
- 改善した項目については，難易度を上げると，初回と同様の症状を呈した．
- また，将来的なスポーツ復帰，可能なトレーニング量を考慮して，体幹－股関節の機能評価を行った．

4）思考プロセス

Q1：バランスディスク上での静止立位は改善しているが動的課題では著しく不安定である．これについてどう解釈するか？

- 静止立位の安定性は，感覚入力情報をもとにフィードフォワード的に制御される．一方，外乱に対してはフィードバック制御が重要となり，すばやく適度な力発揮が求められる．さらに自分自身で身体を動かすときには，予測的に姿勢を安定化させ，転倒しないような筋活動（カウンターアクティビティ）が求められる[26]．したがって，単に立位を保持する場合と，動的な課題において立位を保持する場合では，制御システムや難易度が異なる．
- 初期治療後のホームプログラムとして，静的バランストレーニングを指導したが，動的バランスの課題は組み入れておらず，できないのは当然である．今後，さまざまな条件下のバランストレーニングを実施していく必要がある．

Q2：背屈制限と背屈時の違和感が改善してきているが，どう解釈するか？

- まずは悪化がないこと，そして主観的にも客観的にも改善が認められることから，初回の治療後の予測（期待）通り，インピンジメントの症状は比較的軽症で，遠位脛腓関節の不安定性は少ないと考えられる．
- 背屈時の距骨外旋が減少した印象を受けることから，関節運動の正常化が役立った可能性がある．
- ただし，無理をする病態ではないため，少しずつ荷重量・背屈角度を増やしながらセルフトレーニングを継続することとした．

Q3：今後，構造的な不安定性と機能的な不安定性を改善させていくための戦略は？

- トレーニングは機能的な不安定性を顕著に改善し，再捻挫の発生を減らす[27]．
  - ▶ 平衡を保つような静的な課題だけでなく，動的なトレーニングも加える．
  - ▶ さらにフィードバック，フィードフォワード制御や開眼，閉眼など，制御方法と難易度を変更していく（図7）．
- 一方，靭帯損傷による構造的な不安定性に対して，理学療法では積極的に治療する手段がない．
  - ▶ 過負荷を与えず，適度に可動域を保ちつつ組織の治癒を待つ．

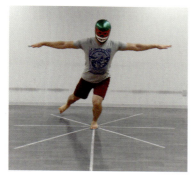

図7 多方向スクワット／Star excursion balance test
反対の足を多方向（8方向）にリーチさせながら，片脚でスクワットする．
不安定性のテストとして信頼性が高く，トレーニングとしても有効である[28, 29]．

- ▶ 靱帯の修復には時間がかかり，4週頃よりコラーゲンの成熟がはじまり[30]，10週を過ぎて線維組織が腱組織へ再構築され，約1年かけて修復が進む[9]．
- ▶ 重度の捻挫であれば，スポーツ復帰の時期は，少なくとも受傷後3カ月以降とする．
- 機能的不安定性と構造的不安定性は，重積して現れる場合もある[31]．しかしながら，それぞれは独立した症状であるため[32, 33]，トレーニングによって構造的な不安定性を補うことが期待できる．
- 本症例の場合，足関節外旋位において構造的な不安定性が強いため，この肢位での安定性を機能的に補うようにトレーニングを組む．

5）2回目の治療

	治療項目	目的
1	バランスディスクトレーニング	・Co-contractionによる姿勢制御や反射的な神経-筋制御を再学習させることで，ある程度の静的安定性を向上させる（継続） ・動的バランスの向上
2	徒手によるストレッチング	可動域を拡大し，正しい関節運動を再獲得させることで，インピンジメントによる疼痛を除去する（継続）
3	足関節底屈筋群のトレーニング	著しい筋力低下を改善させることで，不安定な外力の分散・減衰を図る（継続）
4	スクワットトレーニング	動的バランスの向上および下肢，体幹，足関節・足部の筋力トレーニング
5	体幹トレーニング	スポーツ復帰を見据えて，体幹の安定化を図る

- バランストレーニングには動的課題を追加した．静的バランス，可動域とインピンジメント，足関節底屈筋群の筋力は，初回よりも改善傾向にあるが，いまだ不十分であり継続することとした．
- 新たに，スポーツ復帰を見据えて，スクワットと体幹トレーニングを追加した．
  - ▶ スクワットでは，足関節外旋による不安定性を改善/回避するためにも，下腿の内旋，つまりvalgusポジションとならないよう十分に注意してトレーニングする．

理学療法によって，できることは増えていくが，トレーニング時間やモチベーションには限りがある場合が多いので，理学療法の総量は患者と相談して慎重に決定する．理想的なトレーニングすべてを課すと，逆にすべてできなくなってしまうこともある．

6) 3回目以降の治療～スポーツ復帰に向けて

- 常に患者のスポーツ動作を念頭に置いて，プログラムを修正していく．
- 十分に走れない時期には，体幹を含めた筋力トレーニングやバランストレーニングを徹底的に行い，ランニングやジャンプができる時期には，アジリティやプライオメトリックトレーニングも加える[34, 35]．
- 最終的には，患者のスポーツ種目に必要な動作，不安のある動作に合わせて（図8），トレーニング，インソールやサポーターを計画し，再損傷を防ぐ．

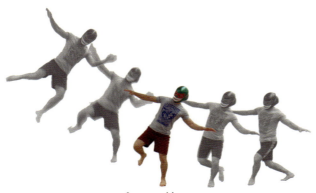

図8 不安定感の強いプロレス技
不安定感のある動作を分析して，必要なトレーニングを計画する．本症例の場合，ドロップキックへのジャンプ踏み切り動作で不安感が最後まで残存した．

おわりに

- 非典型的な受傷メカニズムによる重度の足関節捻挫患者について，クリニカルリーズニングを進めた．
- 評価結果から，受傷メカニズムについては強い回旋エネルギーによる複合靭帯損傷を推論し，不安定性については複数の部位・機能が連関した病態をリーズニングした．
    - 画一的にバランストレーニングや腓骨筋トレーニングをするのではなく，受傷メカニズム，損傷部位，不安定の原因を考慮して，最適な治療を選択することで治療効果を飛躍的に向上させることができる．
- 治療は，効率（即効性と効果）と重要性を考慮して優先順位をつけ，必要最小限の量から開始する．

- われわれから見て改善させたいポイントは山ほどあっても，そのすべてを治療するわけにはいかない．
- さまざまな評価の因果関係を論理的に整理することができれば，おのずと効率と重要性を見極めた治療プログラムを組み立てることができる．加えて，治療計画において「どのようなトレーニングをすればどの位の効果があるか」というエビデンスを多くもっていれば，最善の治療が提供できる．

文献

1) 戎 健吾：足関節捻挫の疫学．「足関節捻挫予防プログラムの科学的基礎」（福林 徹，他/監，加賀谷善教，他/編），pp39-43，ナップ，2010
2) Mckay GD, et al：Ankle injuries in basketball：injury rate and risk factors. Br J Sports Med, 35, 2：103-108, 2001
3) 熊井 司：画像診断．「図説 足の臨床 改訂3版」（高倉義典/監，田中康仁，他/編），pp40-52，メジカルビュー社，2010
4) Hertel J：Functional instability following lateral ankle sprain. Sports Med, 29, 5：361-371, 2000
5) Hertel J：Functional Anatomy, Pathomechanics, and Pathophysiology of Lateral Ankle Instability. J Athl Train, 37：364-375, 2002
6) Delahunt E, et al：Inclusion criteria when investigating insufficiencies in chronic ankle instability. Med Sci Sports Exerc, 42, 11：2106-2121, 2010
7) Peters JW, et al：Chronic lateral ankle instability：Foot Ankle, 12, 3：182-191, 1991
8) Sugimoto K, et al：Chondral injuries of the ankle with recurrent lateral instability：an arthroscopic study：J Bone Joint Surg Am, 91, 1：99-106, 2009
9) Sugimoto K, et al：Chondral injuries of the ankle with recurrent lateral instability：an arthroscopic study. J Bone Joint Surg Am, 91：99-106, 2009
10) 北田 力，他：骨折，筋腱・靭帯・皮膚損傷．「図説 足の臨床」（高倉義典/監，田中康仁，他/編），pp211-324，メジカルビュー社，2010
11) 糸満盛憲，他：外傷．「最新整形外科学大系18 下腿・足関節・足部」（越智隆弘/総編集，糸満盛憲，他/編），pp322-404，中山書店，2007
12) 田中康仁，他：特集 足部足関節捻挫と周辺傷害-スポーツ復帰までの道-．関節外科，33：7-91, 2013
13) Leddy JJ, et al：Implementation of the Ottawa ankle rule in a university sports medicine center. Med Sci Sports Exerc, 34, 1：57-62, 2002
14) Kannus P & Renström P：Treatment for acute tears of the lateral ligaments of the ankle. Operation, cast, or early controlled mobilization. J Bone Joint Surg Am, 73：305-312, 1991
15) Frey C：Ankle sprains：Instr Course Lect, 50：515-520, 2001
16) Hunt G：14歳女性の足関節捻挫．「マニュアルセラピーに対するクリニカルリーズニングのすべて」（Jones MA, 他/編著，藤縄 理，他/監訳，加賀なおみ，他/訳），pp135-146，協同医書出版社，2010
17) Ishii T, et al：Subtalar stress radiography using forced dorsiflexion and supination. J Bone Joint Surg Br, 78：56-60, 1996
18) Warner SJ, et al：Correlation between the Lauge-Hansen Classification and ligament injuries in ankle fractures. J Orthop Trauma, 29, 12：574-578, 2015
19) Tochigi Y, et al：Influence of the interosseous talocalcaneal ligament injury on stability of the ankle-subtalar joint complex - a cadaveric experimental study. Foot Ankle Int, 21, 6：486-491, 2000
20) Khamis S, et al：Effect of feet hyperpronation on pelvic alignment in a standing position. Gait Posture, 25, 1：127-134, 2007
21) Kepple TM, et al：A video-based technique for measuring ankle-subtalar motion during stace. J Biomed Eng, 12, 4：273-280, 1990
22) Barg A, et al：Subtalar instability：diagnosis and treatment. Foot Ankle Int, 33, 2：151-160, 2012
23) Ferkel RD, et al：Arthroscopic treatment of anterolateral impingement of the ankle. Am J Sports Med, 19, 5：440-446
24) Williams GN, et al：Rehabilitation of syndesmotic (high) ankle sprains. Sports Health, 2, 6：460-470, 2010
25) Vicenzino B, et al：Initial changes in posterior talar glide and dorsiflexion of the ankle after mobilization with movement in individuals with recurrent ankle sprain. J Orthop Sports Phys Ther, 36, 7：464-471, 2006
26) Posture．「Control of human voluntary movement, 2nd Ed」(Rothwell J), pp252-292, Springer, 1994
27) McKeon PO, et al：Systematic review of postural control and lateral ankle instability, part II：is balance training clinically effective? J Athl Train, 43, 3：305-315, 2008
28) Gribble PA, et al：Using the Star Excursion Balance Test to assess dynamic postural-control deficits and outcomes in lower extremity injury：a literature and systematic review. J Athl Train, 47：339-357, 2012
29) Olmsted LC, et al：Efficacy of the Star Excursion Balance Test in detecting reach deficits in subjects with chronic ankle instability. J Athl Train, 37, 4：501-506, 2002
30) Lynch SA & Renström PA：Treatment of acute lateral ankle ligament rupture in the athlete. Conservative versus surgical treatment. Sports Med, 27：61-71, 1999

31) Ryan L : Mechanical stability, muscle strength and proprioception in the functionally unstable ankle. Aust J Physiother, 40, 1 : 41-47, 1994
32) Brimingham TB, et al : Peak passive resistive torque at maximum inversion range of motion in subjects with recurrent ankle inversion sprains. J Orthop Sports Phys Ther, 25, 5 : 342-348, 1997
33) Lentell G, et al : The Relationship between Muscle Function and Ankle Stability. J Orthop Sports Phys Ther, 11 : 605-611, 1990
34) Martin RL, et al : Ankle stability and movement coordination impairments : ankle ligament sprains. J Orthop Sports Phys Ther, 43 : A1-40, 2013
35) Clark MA, et al : Components of integrated performance training.「NASM essentials of sports performance training」(National Academy of Sports Medicine), pp121-337, Lippincott Williams & Wilkins, 2010

第2章 クリニカルリーズニングの実際

11. サルコペニア

> 足が攣りやすい．
> 長く歩けない．よく転ぶ

池田 崇

はじめに　近年，加齢・栄養・活動の複合的な要因により筋力低下を呈するサルコペニアが注目されている．整形外科患者にもサルコペニアを有するものは潜在的に存在するため，運動器自体の問題に加えて，サルコペニアを考慮したリーズニングが必要である．提示症例では基礎疾患とサルコペニアの要因別にリーズニングを進めた．

1 事前の情報整理

1) 入手した情報は？

症例 ①医師からの情報

診断名：サルコペニア疑い，変形性股関節症，高血圧，鉄欠乏性貧血
年　齢：70歳
性　別：女性
職　業：主婦
身　長：143 cm
体　重：39 kg　**BMI**：19 kg/mm²
家族構成：夫と2人暮らし，息子が車で1時間の距離に居住
主　訴：半年ぐらい前から外出後や夕方になると下腿が頻繁に攣るようになった．疲労感が強く，長く歩けない．今まで転倒歴はなかったが，半年間で3回転倒している．食が細い．
画像所見：変形性関節症（OA）の進行なし．CE角 20°，sharp角 48°，骨盤傾斜角 7.9°（図1）
主治医コメント：変形性股関節症で定期受診している患者．関節痛はごく軽微で1年以上，関節裂隙の狭小化も認めなかった．評価をお願いします．
評価依頼：利き手握力，10 m歩行速度，下腿周径
　⇒握力 16 kg，10 m歩行時間（0.71 m/秒で14秒），下腿周径 25/25 cm
前述評価内容をもとにサルコペニアと診断，改めてリハ処方あり．

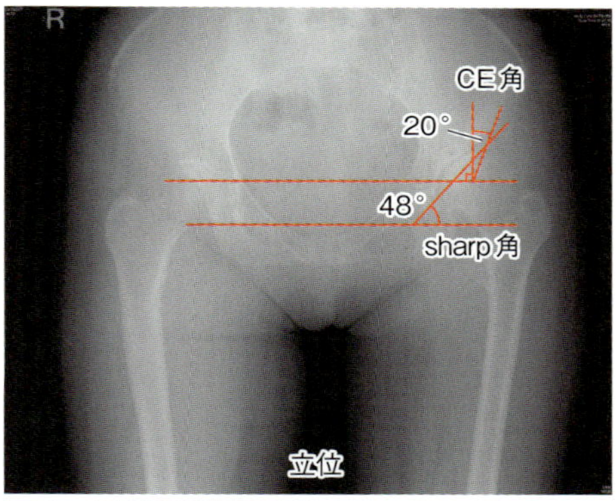

図1　骨盤X線正面像

2) この段階での仮説は？

1 仮説を立てるための思考プロセス

◆ 仮説を支持する所見・否定する所見 ①事前情報から

仮説（可能性の高い順）	支持する所見	否定する所見
❶ サルコペニアによる筋力低下？	◎ 足が攣りやすい ◎ 疲労感が強い ◎ 画像上のOA進行なし ◎ 関節痛は軽微	―
❷ 栄養に関連するサルコペニア？	◎ 食が細い ◎ 鉄欠乏性貧血	―
❸ Hip spine syndrome？	◎ 変形性股関節症 ◎ 骨盤前傾の増強	―
❹ 間欠性跛行？	◎ 足が攣りやすい ◎ 長く歩けない	× 午前中には症状なし × 疲労感が強い
❺ 神経絞扼性障害？	◎ 足が攣りやすい ◎ 長く歩けない	―

◆ 思考プロセス ①事前情報からの仮説

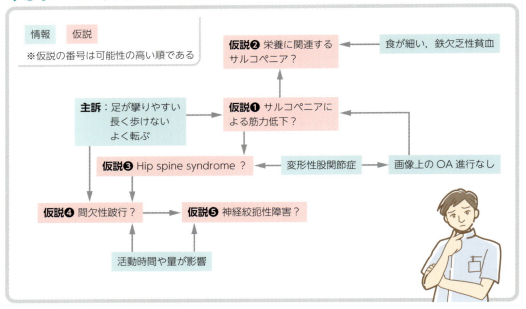

2 Check Point

Q1：画像所見からわかることは何か

- 本症例は片側性の進行期変形性股関節症を合併している．
- 関節裂隙の狭小化は高度でないがCE角は20°，sharp角は48°．
- CE角の女性の正常範囲は27〜34°，sharp角は34〜42°であり[1]，本症例の被覆率はやや

低い．また，健常者高齢者の骨盤傾斜角は平均25°と報告されており[2]，本症例の骨盤傾斜角は土井口の方法[3]※1を用いて評価すると7.9°であり，骨盤前傾は大きいといえる．

> **memo** ※1 土井口の方法
> 骨盤腔の最大縦径と最大横径の比から，後述の式で算出できる．
> 女性：骨盤傾斜角（°）＝－69×最大縦径/最大横径＋61.6
> 男性：骨盤傾斜角（°）＝－67×最大縦径/最大横径＋55.7

Q2：サルコペニアの診断基準は？

- AWGS（Asian Working Group for Sarcopenia）サルコペニア診断基準[4]が主に用いられる（表1）．
- サルコペニア[7]は，一次性（加齢）と二次性（栄養，活動，疾患）に分類される．
  - 一次性は加齢以外に要因のないもの，二次性は加齢以外の要素である栄養，活動，疾患に関連して発症するものを指す．
  - 糖尿病などの一次性と二次性の疾患分類と異なり，高齢者では一次性と二次性の要素が複数加重することがあり得る．
- 表1の診断基準に本症例のデータを照らしてみると，下記のようになる．
  - 握力16 kg…該当
  - 歩行速度0.71 m/秒，10 m 14秒…非該当
  - BMI 19 kg/m^2…非該当，下腿周径25/25 cm…該当
  - 筋力低下と筋肉量減少（臨床的指標）の2項目を満たしているため，サルコペニアと診断された．

表1　AWGSサルコペニア診断基準[4]

① 筋力低下（握力：男性26 kg 未満，女性18 kg 未満）
② 身体機能低下（歩行速度0.8 m/秒＝10 m 12.5 秒）
③ 筋肉量減少
a）二重X線吸収測定法（DEXA）男性7.0，女性5.4
b）生体インピーダンス法（BIA）男性7.0，女性5.7
c）臨床的指標：BMI 18.5 kg/m^2 未満もしくは下腿周囲長30 cm 未満のいずれかに該当すれば，臨床的に筋肉量減少ありと判断[5,6]

上記の①～②の両方もしくは片方に該当し，かつ，筋肉量減少をa)～c)の基準で認めた場合にサルコペニアと診断する．

2 主観的評価

1）主観的評価の計画とその理由

- 臨床推論の過程で，症状に関連する潜在的な要素を理解する必要がある（表2）．

表2 問診内容

問診内容	推論内容
症状を誘発・軽減する動作	症状の原因となる組織・構造
発症からの経過	症状の原因となる組織・構造 除外できる仮説の推論
痛みの程度	併存症の重症度
悪化要因／緩和要因	各要因における組織・構造との関連
生活習慣	生活習慣の組織・構造との関連

2）問診スタート

PT 下肢が攣るようになった時のことを教えてください．

患者 最初は攣るのでなくて，夕方になると足が重くなって．無理をするといけないのかなと思って，あまり動かないようにしていたら攣るようになりました．

PT 足のしびれや感覚が鈍いと感じたことはありますか？ 夜に攣ることはありますか？

患者 ありません．じっとしていれば何ともありません．

PT 少食だと伺いました．あまり量は召し上がれませんか？

患者 関節症がある人は太っちゃいけないって本で読んで．夫が糖尿病で療養食を食べているので，私も同じものを食べています．血圧のこともあるので注意しています．

PT 長く歩くと疲労感が強いそうですが，足が攣るようになってからはじまりましたか（図2症状①）？ 少し休めば，また歩けるようになりますか？

患者 足が攣るようになってから特にそうですが，前から疲れやすかったかもしれません．一回疲れてしまうとしばらく動けないので，外出後は横になることが多いです．

PT 最近の股関節の痛みについて教えてください．

患者 関節の動きは悪いですが，以前から特に痛みはないんです．痛みで何か制限があるということはありません（図2症状②）．

PT よく転ぶようになった原因は何だと思いますか？

患者 いよいよ年かなって．なんの段差もないようなところで転ぶんですよ．整形外科の先生からは筋肉が減ったせいだと言われました．

PT 今後，どんなふうになったらいいと思いますか？ どうしたいと思いますか？

患者 動くのがたいへんなので，楽に外出したいですね．とにかく先生にお任せします．

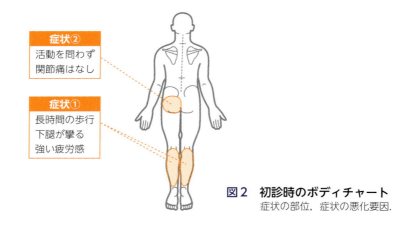

図2　初診時のボディチャート
症状の部位，症状の悪化要因．

> **症例** ②追加の問診で得た情報
>
> **生化学および血液学的データ**：Hb 9.1 g/dL, Ht 35%, MCV 75fl, RBC 400×10^4/μL, TP 5.0 g/dL, Alb 3.2 g/dL
> **服薬状況**：ニフェジピン, クエン酸第一鉄ナトリウム → 内科より処方

3）この段階での仮説は？

1 仮説を立てるための思考プロセス

◆ 仮説を支持する所見・否定する所見 ②主観的評価から　　※青字は新たな所見

仮説（可能性の高い順）	支持する所見	否定する所見
❶ サルコペニアによる筋力低下？	◎ 足が攣りやすい ◎ 疲労感が強い ◎ 画像上のOA進行なし ◎ 関節痛なし	―
❷ 栄養に関連するサルコペニア？	◎ 鉄欠乏性貧血 ◎ 自主的な食事制限 ◎ 血液学的・生化学的所見	―
❸ Hip spine syndrome？	◎ 変形性股関節症 ◎ 骨盤前傾の増強	―
否定! ❹ 間欠性跛行？	◎ 足が攣りやすい ◎ 長く歩けない	× 午前中には症状なし × 疲労感が強い × 短時間で改善しない
否定! ❺ 神経絞扼性障害？	◎ 足が攣りやすい ◎ 長く歩けない	× 神経症状なし
NEW ❻ 活動に関連するサルコペニア？	◎ 長く歩けない ◎ 臥床がちな生活 ◎ 人任せな性格	―

◆ 思考プロセス ②主観的評価からの仮説

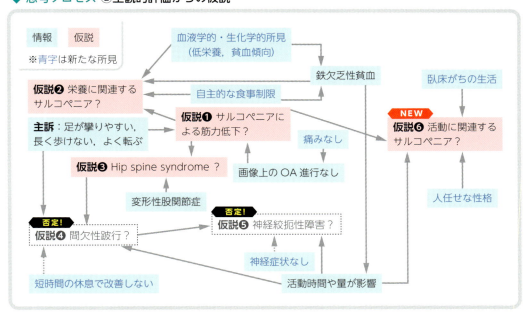

2 Check Point

Q1：自主的な食事制限と鉄欠乏性貧血の関係は？
- 高齢者の場合，加齢に伴う吸収能力の低下を基礎として，低栄養状態に陥ることにより鉄不足と鉄の吸収に必要なビタミンCが同時に不足するため生じる．
- 体内の貯蔵鉄（フェリチン）の減少は，鉄剤を内服して貧血が改善した後も，貯蔵鉄の補充に6カ月程度の期間を要する[8]．
- 本症例では，食事の摂取量と摂取内容の自己制限（糖尿病食）により，鉄自体とビタミンCの不足によって生じたと解釈できる．

Q2：活動に関連するサルコペニアを仮説に掲げた根拠は？
- 栄養に関連して生じている問題に加えて，身体活動の量や時間を制限している因子が神経症状としての間欠性跛行である仮説が否定的である．
- 疲労感から活動量が低下することにより，廃用性の筋力低下も同時に生じていると考えられる．

 運動器疾患の筋力低下の要因は，①関節構成体の変形・損傷，②筋自体の損傷，③疾患特異性の筋萎縮，④痛みや誤用による筋緊張異常，⑤運動連鎖の不成立，に加えて，サルコペニアの一次性および二次性の要素がある．高齢者のサルコペニアは，潜在的に存在する可能性を考慮して，問診の際に食事や活動などの状況に注意していく．

3 身体的評価

- 主観的評価に基づき仮説の再構成を行い，評価項目の整理を行う．
- サルコペニアは内科的な要素と運動器に関する要素の双方を考慮して評価を進めていく．また，理学療法評価で得られた情報と，事前情報とに矛盾がないか確認していく．

1）身体的評価項目とその解釈（初診時）

	評価項目	評価の目的	結果	解釈
1	上腕筋面積（AMA）評価[9] ※2〔図3，上腕三頭筋皮下脂肪厚（キャリパー法）と上腕周径をもとに算出〕	血液学的データ以外の情報からの栄養状態の把握	25.5 cm² （％AMA：77.9％ 日本人の身体計測基準値[10]を100％として計算）	同年代の基準値を大きく下回っており，全身性に骨格筋量低下の可能性
2	四肢周径評価（大腿周径，下腿周径）	大腿周径，下腿周径：筋量およびサルコペニアの評価	大腿周径（膝蓋骨上10 cm）30/30 cm 下腿周径25/25 cm	OAの有無により下肢周径左右差はない．OA自体による筋量への影響は少ない

（次ページに続く）

 ※2 上腕筋面積（AMA）の算出方法は？
上腕三頭筋皮下脂肪厚（cm）と上腕周径（cm）をもとに以下の式で算出する．
上腕筋面積＝（上腕周径 －3.14×上腕三頭筋皮下脂肪厚）² ÷（4×3.14）

(続き)

	評価項目	評価の目的	結果	解釈
3	腰椎自動運動検査（図4）	Hip spine syndromeの評価として，後彎および前彎可動性の評価	Flat backで腰椎の前彎は可能だが，後彎ができない．仰臥位では治療台から腰椎まで3横指の間隙がある	腰椎前彎増強により腹筋の筋活動が低下，殿筋群との同時収縮が困難で運動効率が不良である可能性がある
4	股関節可動域検査	股関節機能の評価	左屈曲110°，伸展10°，外転20°，内転15°，外旋25°，内旋60°	軽度の可動域制限を認めるが，ADLに大きく影響しない
5	筋長検査：Ely test（図5）	Hip spine syndromeの評価として，骨盤前傾への影響の確認	左膝屈曲90°にて尻上がり現象あり	左大腿直筋の短縮を認める．骨盤前傾に対して影響している可能性がある
6	立位姿勢の評価	アライメントの影響（hip spine syndrome）	腹部突出し腰椎前彎を認める．耳垂は大転子より2横指前方化しており膝軽度屈曲位での立位姿勢で左右非対称性はない	腰椎後彎可動性の低下と大腿直筋の短縮の影響を受けている
7	6分間歩行	運動耐容能の評価	200 m歩行可能，修正Borg scale 下肢16/胸部13 途中で1回立ち止まる．左下肢にトレンデレンブルグ跛行を認め，歩行距離の延長に合わせて，跛行は増強する．痛みや「下肢が攣った」という訴えはなし	連続して6分間歩き続けることが困難で，下肢疲労が強い．胸部の疲労感は下肢の努力性運動の影響を受けていると思われる
8	Functional reach test（FRT）	易転倒性の確認，バランス能力の評価．足関節・股関節戦略の観察	20 cm，戦略の偏りは認めなかった	同年代基準値（26.7 cm）を大きく下回っているが，転倒リスク増大のカットオフ値（15〜18.5 cm）は上回っている[11〜13]．著しく転倒しやすいとはいえないが，転倒予備群といえる状態である
9	下肢筋力評価：股関節外転筋力・膝伸展筋力	抗重力筋の筋力および，歩行に及ぼす影響の評価（ハンドヘルドダイナモメーターを使用，図6）	股関節外転筋力　右0.70 Nm/kg，左0.52 Nm/kg　膝伸展筋力　右0.50 kgf/kg，左0.45 kgf/kg	股関節外転筋力は跛行出現の基準値（0.7 Nm/kg）以下[14]であり，膝伸展筋力は屋外歩行に必要な筋力（0.4 kgf/kg）[15]は上回っているものの，基準値近傍である．下肢全体の筋力低下を認める

- 上腕筋面積は骨格筋量を反映する．患者の非利き手を計測し，上腕周径は肩峰と肘頭の中点で測定する．
- 上腕三頭筋皮下脂肪厚の測定も同部位で行う．測定はキャリパー（アディポメーター，図3a）を用いる．
- 皮下脂肪を対立つまみで把持して，キャリパーを垂直に当てた後，キャリパーの圧が一定（圧力線が1本線）になるまで挟んで測定する（図3b）．

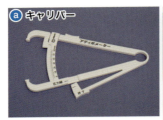
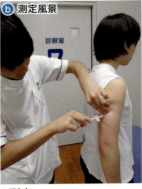

図3 上腕三頭筋皮下脂肪厚の測定
キャリパーを用いて，非利き手の上腕後面の肩峰と肘頭の中点部分を母指と残り4指で摘み測定を行う．

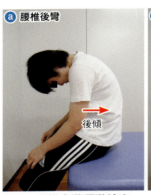
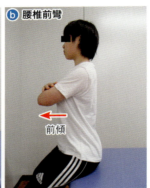
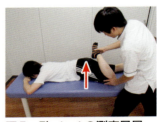

図5 Ely testの測定風景
腹臥位で他動的に膝を屈曲して，尻上がり現象があるか観察する．本症例では，大腿直筋の短縮を認めた．

図4 腰椎自動運動検査
骨盤を前傾および後傾させて腰椎前傾および後傾の自動運動がどの程度行えるか評価する．

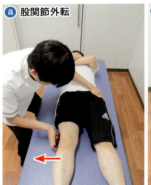
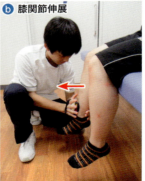

図6 ハンドヘルドダイナモメーターを用いた筋力測定
股関節外転は，仰臥位で膝関節裂隙近位部もしくは外顆近位部で測定を行う．膝関節伸展は評価の再現性を高めるため，測定用バンドが付属している場合は使用して測定する．

2）思考プロセス

1 仮説を立てるための思考プロセス

- 客観的評価の結果から仮説を絞り込む．

◆ 仮説を支持する所見・否定する所見 ③身体的評価後　※青字は新たな所見

仮説（可能性の高い順）	支持する所見	否定する所見
❶ サルコペニアによる筋力低下？	◎ 関節痛なし ◎ 画像上のOA進行なし ◎ 膝伸展筋力の低下 ◎ 股関節外転筋力の低下 ◎ 大腿・下腿周径の減少 ◎ 上腕筋面積減少 ◎ FRT低値	—
❷ 栄養に関連するサルコペニア？	◎ 自主的な食事制限 ◎ 鉄欠乏性貧血	—
❸ 活動に関連するサルコペニア？	◎ 長く歩けない ◎ 臥床がちな生活 ◎ 6分間歩行：修正Borg Scale下肢16	—
❹ Hip spine syndrome？	◎ 変形性股関節症 ◎ 骨盤前傾の増強 ◎ Ely test 陽性 ◎ 腰椎可動性低下 ◎ 股関節外転筋力の低下 ◎ 腰椎前彎し，耳垂は大転子より2横指前方化	—

◆ 思考プロセス ③身体的評価後の仮説

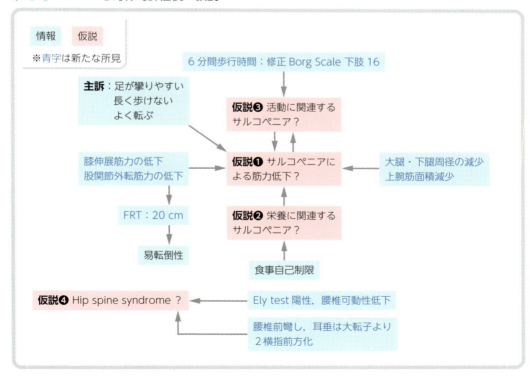

2 Check Point

Q1： Functional reach test（FRT）に筋力が及ぼす影響は？

- FRTと筋力の関連について，膝伸展筋力，足趾把握筋力および足関節背屈筋力の影響を受けると報告[16,17]されている．膝伸展筋力と足部筋力の向上は動的バランス能力の向上に寄与すると考えられる．
- 本症例の膝伸展筋力は，屋外歩行に必要とされる基準値の近傍である．FRT時の関節戦略に偏りは認めないが，膝伸展筋力低下がFRTに影響を与えており，転倒に関与していると考えられる．

4 初回の治療

- 効果的な理学療法を進めるためには，主観的評価・客観的評価から得られた問題点だけでなく，患者の過去の生活習慣とそれに伴う信念と態度を考慮する．
- 短期間での改善が期待できる部分と，生活習慣の改善を要し一定の期間を要する部分とがあることを考慮して進めていく．
- 初回の治療は以下の仮説をもとにして計画・実施した．
  ⓐサルコペニアによる筋力低下は低栄養と不活動の影響を受けて進展している．
  ⓑ不適切な生活習慣による症状の慢性化と悪循環の発生
  ⓒHip spine syndromeによる運動効率の低下

1）初回の治療の項目と目的

	項目	目的
1	等尺性収縮後リラクセーション（図7）	努力性の筋活動の抑制と筋収縮学習を目的とし，円滑な筋収縮と運動パターンを学習させる
2	抗重力筋の筋力増強練習（図8）	低負荷高頻度の運動[18]を等尺性収縮3秒，遠心性収縮を3秒の運動様式[19]で行う
3	ハムストリングスによる相反抑制（図9）	下肢のリラクセーション後，ハムストリングス求心性収縮と遠心性収縮を腹臥位で行う．大腿直筋の過緊張を緩和して骨盤前傾を抑制する
4	骨盤前後傾運動	1〜3を行ったうえで腰椎後彎可動性を獲得する
5	ホームエクササイズ	2, 3の方法での中殿筋，大殿筋，大腿四頭筋，ハムストリングス，下腿三頭筋のトレーニングを1セット10回×3を1日2回行う
6	生活指導（食事）	食事の自己制限をしないように指導する．食事の全体量を確保したうえで，動物性タンパク質の摂取を推奨する．管理栄養士による栄養指導の実施が可能な環境であれば，主治医に提案する
7	生活指導（活動）	初回時は，運動耐用能の低下を考慮して，5以外の積極的な活動は指導しない

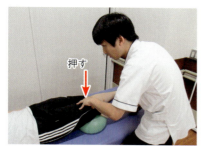

図7 等尺性収縮後のリラクセーション
ボール等を膝下に設置し，大腿四頭筋の等尺性収縮を行わせた後，完全に脱力するよう指導する．

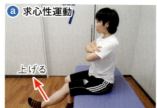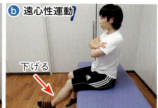

図8 抗重力筋の筋力増強練習
抗重力筋の筋力増強運動はそれぞれ，求心性収縮を3秒，等尺性収縮1秒，遠心性収縮を3秒をかけて行う．

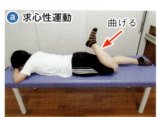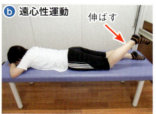

図9 ハムストリングスによる相反抑制
ハムストリングの収縮を促すことで，大腿直筋の筋活動を抑制する．

■ Check Point

Q1：動物性タンパク質摂取が望ましい理由は？

- 動物性タンパク質は，植物性と比較してアミノ酸総量および必須アミノ酸量が多く，筋量改善に有効である．
- 筋タンパク合成には，必須アミノ酸が必要で，そのなかでも特にロイシン，イソロイシン，バリンが重要とされている[20]．
- 食品に栄養価として必要な量のアミノ酸がどの程度含有されているかを示す指標としてアミノ酸スコアがある〔必要量以上が含まれているものを100とする（％）〕．
  - 動物性タンパク質はほとんどが100であるのに対して，豆類は86（大豆）～67（えんどう豆），穀類は65（精白米）～44（小麦）である．
  - 100gあたりのロイシン，イソロイシン，バリンの含有量とアミノ酸の総量が特に多いのは，鶏肉（もも）である[18]（表3）．

表3 食品ごとの100gあたりに含有する成分とアミノ酸総量（mg）

食品名	ロイシン	イソロイシン	バリン	アミノ酸総量
鶏肉（もも）	1,700	1,000	1,100	22,000
牛肉（もも赤身）	1,700	940	1,000	20,000
大豆（ゆで）	1,300	740	1,700	16,000
精白米	500	240	350	6,500
小麦	610	310	400	8,800

2）初回治療後の評価と解釈

	項目	評価	解釈
1	等尺性収縮後リラクセーション	努力性の運動となりやすく，筋収縮時に筋の過緊張とスパズムを生じやすい	筋力増強練習時に運動誘発性の痛みを生じやすい．ホームエクササイズのインターバル間にリラクセーションを設ける必要がある
2	骨盤前後傾運動	大腿直筋の過緊張を緩和することで臥位の骨盤前傾は緩和，腰椎後彎も腰椎全体で出現した．立位アライメント上は骨盤前傾と耳垂の前方化が軽減した	大腿直筋の過緊張が腰椎前彎と立位アライメントに影響していた．また，歩行効率にも影響していた可能性がある
3	生活指導（食事）	生活指導に関しては理解良好で，食事改善をすることを約束した	理学療法だけでなく，機能改善の前提として食事改善をすることが必要であるとのセラピストの説明を理解した

3）次回来院時の状態の予測

- 努力性の筋緊張亢進は緩和し，運動時痛を予防してホームエクササイズが可能になると予測される．
- 骨盤前傾・腰椎前彎の姿勢アライメント改善が期待される．
- 食事量の確保はできるものと考えられる．

5　1週間後の理学療法

1）問診

PT　この1週間，ホームエクササイズはいかがでしたか？　痛みなく実施できましたか？
患者　小分けにすることで行えました．時々攣りそうになる感じはあって，途中でやめることもありました．
PT　食事は召し上がれていますか？
患者　頑張っていろいろ食べるようにしてます．たくさんというわけにはいかないですが…
PT　（もともと，少食だから量を食べることは難しいかな？）
　　　例えば，レストランでセットメニューを1人で完食できそうですか？
患者　全部は難しいかな．お肉とかは息子にあげたりしてます．
PT　生活上で歩く頻度はどうですか？
患者　普段どおりです．歩いて足が攣るのが減ったかな．歩きやすい感じがします．

2）再評価項目

	項目	結果	解釈
1	胸椎腰椎自動運動検査	腰椎後彎の可動性が出現し，棘突起の突出も触知できる．仰臥位では治療台から腰椎の間隙は1横指に減少した．	腰椎の可動性が改善し，臥床時の腰背部のリラクセーションも得られるようになってきている

（次ページに続く）

(続き)

	項目	結果	解釈
2	筋長検査：Ely Test	左膝屈曲110°にて尻上がり現象あり	・左大腿直筋短縮の改善を認める ・筋緊張の緩和とともに腰椎の可動性にも影響したと考える
3	立位姿勢の評価	腰椎前彎した姿勢になりやすいが中間位へ自己修正することが可能となった	ホームエクササイズの実施により改善し，歩行時の努力性の程度が軽減している
4	6分間歩行	・280 m歩行可能，修正Borg scale：下肢15/胸部13，休憩なし ・左下肢にトレンデレンブルグ跛行は認めるが，歩行時の立脚終期の股関節伸展は増加している	連続して6分間歩き続けることが可能となり歩行距離も増えたが，下肢疲労は相変わらず強い
5	Functional reach test（FRT）	22 cm	腰椎部の自由度が向上したことにより改善している

- 再評価の結果は，初回介入後の予想通り，姿勢アライメントの改善が得られたが，筋スパズムをきっかけにホームエクササイズを中断していた．
- また，食事量は本人も努力しているものの，食事の総量を多くすることが難しいことがわかった．

3）思考プロセス

Q1：初回の介入後から2回目の介入までに姿勢アライメントが改善したことをどう解釈するか？

- 大腿直筋の筋緊張の緩和が得られたことと，大殿筋の収縮の学習が得られたことにより，腰椎の可動性と骨盤後傾が得られたと考える．
- また，腰椎部の自由度の改善が得られたことで，歩行や動作時の運動効率が改善し，パフォーマンス面に好影響があったと考える．

Q2：筋力増強に向けて，どのようにアプローチするのが望ましいか？

- Burdら[18]は，低負荷高頻度の運動（30% 1RM）は，高負荷低頻度の運動（80% 1RM）よりも筋タンパク合成がより強く得られることを報告している．
- また，同じ30% 1RMの運動であっても求心性3秒間，等尺性1秒間，遠心性3秒間の組合わせで実施することにより，より筋力増強効果が得られること[19]も報告されている．
- この2点を加味してアプローチを行うことで効果的な筋力増強が得られると思われる．

Q3：食事量がとれないことに対する対策はないのか？

- 食事量に関しては，①エネルギー需要を満たしていない場合，②動物性たんぱく質の絶対量が不足している場合の2点が考えられる．
  - ▶ 食事の総量がとれず摂取エネルギー量が不足していると考えられる場合は，高エネルギー栄養補助食品（飲料タイプもしくは，ゼリータイプ）の摂取を勧める．
  - ▶ 肉などの量が食べられない，あるいは食味上，動物性たんぱく質の摂取が困難な場合は，分枝鎖アミノ酸（BCAA：ロイシン，イソロイシン，バリン）のサプリメントを1日3〜6 g程度摂取することを勧める．
  - ▶ BCAA摂取と運動療法を併用することで効率的に筋力増強ができる[21,22]．

6　1カ月目以降の治療

1）治療前の再評価（1カ月後）

- 1カ月目以降の治療前には，1週間目の評価で問題があった項目の再評価を行うとともに，改善に一定の介入期間を要する項目（体重や筋量，筋肉）の再評価を行う．
- 患者が生活指導（栄養）を順守しているにもかかわらず，体重や筋量の変化がみられない場合や食事量の改善が困難な場合は，医師に栄養補助食品の処方を相談する．

	評価項目	結果	解釈
1	体重・BMI	体重41 kg（+2 kg），BMI 20 kg/m²	食事改善に伴い回復を認める
2	上腕筋面積（AMA）評価	29.0 cm²（%AMA：88.7 %）	回復を認めるが，同年代の基準値を下回っている
3	四肢周径評価：大腿周径，下腿周径	・大腿周径（膝蓋骨上10 cm）：33/33 cm（左右とも+2 cm） ・下腿周径：26.5/26.5 cm（左右とも+1.5 cm）	下肢の全般的な筋量の改善を認める
4	6分間歩行	・350 m歩行可能 ・修正Borg scale：下肢12/胸部12 ・左下肢のトレンデレンブルグ跛行は軽減	連続歩行距離は増加し，下肢疲労も至適範囲となり活動範囲も拡大している
5	Functional reach test（FRT）	25 cm，戦略の偏りは認めなかった	筋力増強により改善を認める．同年代基準値（26.7 cm）に近似してきており，転倒リスクは低減している
6	下肢筋力評価：股関節外転筋力・膝伸展筋力	・股関節外転筋力：右0.83 Nm/kg，左0.65 Nm/kg ・膝伸展筋力：右0.65 kgf/kg，左0.6 kgf/kg	下肢筋力の改善を認め，膝伸展筋力は屋外歩行に必要な筋力（0.4 kgf/kg）は基準値を大きく上回っている

2）思考プロセス

Q1：1週間目から1カ月後までに筋量の改善を認めたことをどう解釈するか？

- 運動療法と食事療法の併用で体重を含め，全体的に筋量の改善を認めているが同年代の基準値を下回っている．このことから，運動療法と食事改善の併用は断続的に行っていく必要がある．

Q2：転倒リスクは低減したのか？

- 屋外歩行に必要な外転筋力を獲得できており，動的なバランス能力（FRT）から転倒リスク自体は低減した．一方，連続歩行距離は増加したものの350 mに留まり，活動量が本人の能力を上回った場合は，転倒リスクが増大すると考えるため活動に関する生活指導が必要である．

3）1カ月目以降の治療

	治療項目	目的
1	抗重力筋の筋力増強練習	低負荷高頻度の運動を等尺性収縮3秒，遠心性収縮を3秒の運動様式で，open kinetic chain（OKC）とclose kinetic chain（CKC）を併用して継続する[23]
2	ハムストリングスによる相反抑制	・下肢のリラクセーション後，ハムストリングス求心性収縮と遠心性収縮を腹臥位で行う ・大腿直筋の過緊張を緩和して骨盤前傾を抑制する
3	骨盤前後傾運動	腰椎の動的可動性を獲得し，股関節機能の向上を目指す
4	ホームエクササイズ	上記2，3の方法で中殿筋，大殿筋，大腿四頭筋，ハムストリングス，下腿三頭筋のトレーニングを1セット10回×3を1日2回行う
5	生活指導（食事）	・食事の自己制限をしないように指導する ・たんぱく質量が不足していると判断される場合は，BCAAサプリメントの併用も検討する
6	生活指導（活動）	・運動耐用能の向上に伴い活動レベルの目標を設定する ・毎日15分程度の有酸素運動（散歩）を行い，家事動作なども含めて合計40分以上の身体活動を行うよう指導する[24]

 食事改善がなされていない状態でメニューを更新しない．筋力および筋量増加の程度と運動耐用能の評価をする．より筋力増強が得られやすいOKC＋CKCのメニューに変更するとともに，日常生活の活動量を確保していく．

おわりに

- 本症例では，サルコペニアに関連する要因のうち，栄養と活動に着目しアセスメントを行うとともに，変形性股関節症に由来するhip spine syndromeの影響も考慮して，評価・治療を行った．
- 機能改善をめざすにあたっては，短期的な効果が得られやすいhip spine syndromeに対する介入を先行して進めるとともに，栄養改善を背景にした筋量回復をめざして中期的な理学療法を展開した．
- 最後に筋力および運動耐用能の改善を背景として，活動に対しての介入を展開した．
- 高齢者は若年者と異なり，単一の疾患のみを背景として機能障害でなく，複数の併存症を有する症例が多くを占めている．
- サルコペニアはさまざまな運動器疾患に併存する可能性が考えられるが，サルコペニア自体は短期的な効果を得られづらいため，主疾患の状態と，サルコペニアに対するリーズニングを十分行って治療計画を立てていく必要がある．

文献

1) 「標準整形外科学 第13版」（中村利孝，松野丈夫/監，井樋栄二，他/編），p613，医学書院，2017
2) 土井口祐一，他：骨盤傾斜異常と股関節症の進展メカニズム―股関節正面像を用いた骨盤傾斜の解析から―．関節外科，23：484-492, 2004
3) 土井口祐一，他：X線学的骨盤腔形態と骨盤傾斜角．整形外科と災害外科，41：641-645, 1992
4) Chen LK, et al：Sarcopenia in Asia：consensus report of the Asian Working Group for Sarcopenia. J Am Med Dir Assoc, 15：95-101, 2014
5) 下方浩史，安藤富士子：日常生活機能と骨格筋量，筋力との関連．日本老年医学会雑誌，49：195-198, 2012
6) Wakabayashi H：Presbyphagia and Sarcopenic Dysphagia：Association between Aging, Sarcopenia, and Deglutition Disorders. J Frailty Aging, 3：97-103, 2014
7) Cruz-Jentoft AJ, et al：Sarcopenia：European consensus on definition and diagnosis：Report of the European Working Group on Sarcopenia in Older People. Age Ageing, 39：412-423, 2010
8) 大田雅嗣：高齢者の貧血．日本老年医学会雑誌，48：20-23, 2011
9) 五味郁子：体組成（body composition）の評価 身体測定．栄養―評価と治療，28：129-132, 2011
10) 日本栄養アセスメント研究会：日本人の身体計測基準値 JARD 2001．栄養―評価と治療，19（suppl），2002
11) Weiner DK, et al：Functional reach：a marker of physical frailty. J Am Geriatr Soc, 40：203-207, 1992
12) Thomas JI & Lane JV：A pilot study to explore the predictive validity of 4 measures of falls risk in frail elderly patients. Arch Phys Med Rehabil, 86：1636-1640, 2005
13) Acar M & Karatas GK：The effect of arm sling on balance in patients with hemiplegia. Gait Posture, 32：641-644, 2010
14) 坂本年将：トレンデレンブルグ徴候が陰性となるために必要な等尺性股外転筋力値．理学療法学，21：251-255, 1994
15) 山崎裕司：サルコペニア―研究の現状と臨床への応用―4．日常生活活動に必要な筋力の基準値．Geriatric Medicine, 48：235-237, 2010
16) 平瀬達哉，他：高齢者におけるバランス能力と下肢筋力との関連性について―性差・年齢・老研式活動能力指標別での検討―．理学療法科学，23：641-646, 2008
17) 新井智之，他：地域在住高齢者における足趾把持力の年齢，性別および運動機能との関連．理学療法学，38：489-496, 2011
18) Burd NA, et al：Low-load high volume resistance exercise stimulates muscle protein synthesis more than high-load low volume resistance exercise in young men. PLoS One, 5：e12033, 2010
19) Watanabe Y, et al：Effect of very low-intensity resistance training with slow movement on muscle size and strength in healthy older adults. Clin Physiol Funct Imaging, 34：463-470, 2014
20) Atherton PJ & Smith K：Muscle protein synthesis in response to nutrition and exercise. J Physiol, 590：1049-1057, 2012
21) Ikeda T, et al：Effects and feasibility of exercise therapy combined with branched-chain amino acid supplementation on muscle strengthening in frail and pre-frail elderly people requiring long-term care：a crossover trial. Appl Physiol Nutr Metab, 41：438-445, 2016
22) Kim HK, et al：Effects of exercise and amino acid supplementation on body composition and physical function in community-dwelling elderly Japanese sarcopenic women：a randomized controlled trial. J Am Geriatr Soc, 60：16-23, 2012
23) Glass R, et al：The Effects of Open versus Closed Kinetic Chain Exercises on Patients with ACL Deficient or Reconstructed Knees：A Systematic Review. N Am J Sports Phys Ther, 5：74-84, 2010
24) 厚生労働省：健康づくりのための身体活動基準2013．www.mhlw.go.jp/stf/houdou/2r9852000002xple-att/2r9852000002xpqt.pdf（2017年1月27日閲覧）
25) 文部科学省：日本食品標準成分表2015年版（七訂），アミノ酸成分表編，第2章，第1表（肉類，豆類，穀類）．www.mext.go.jp/a_menu/.syokuhinseibun/1365473.htm（2017年1月27日閲覧）

索引

◎ 欧文 ◎

A〜C

acetabular roof obliquity ········ 97
ACL ································· 156
ACL 再建術後 ····················· 156
AKP ································· 143
anterior knee pain ················ 143
arteriosclerosis obliterans ······ 143
Asian Working Group for Sarcopenia ···························· 217
ASO ································· 143
AWGS ······························ 217
α角 ······························· 97, 99
Cam type ···························· 99
center edge angle ·················· 97
CE角 ····················· 97, 98, 216
Clam エクササイズ ············· 133
clinical reasoning ·················· 12
Colles 骨折 ························· 92
Combined abduction test ······· 65
complex regional pain syndrome
···································· 77
CR ····································· 12
Craig's test ························ 128
Cross-over sign ···················· 99
CRPS ·························· 77, 203
CRPS type I ······················· 80
CR型 ······························· 139

E〜H

Elbow push test ···················· 66
Ely test ···························· 222
FABER test ················ 109, 112
FABQ-J ····························· 37
FADIR test ·················· 109, 112
FAI ······························· 96, 98
FAI 診断基準 ······················ 98
femoro tibial angle ············· 141
femoroacetabular impingement
···································· 96
Forward swing exercise ······· 190
FTA ································· 141
Functional reach test ··········· 224
head-neck offset ratio ····· 97, 99
Heel height difference ········· 157
Herniation pit ······················ 99
Hip spine syndrome ············ 216
Horizontal flexion test ·········· 65
Hyper external rotation test ··· 65

I〜N

insall-salvati ratio ·············· 141
ISR ·························· 139, 141
J sign ······························ 129
JSS shoulder sports score ·· 67, 73
Lauge-Hansen 分類 ····· 205, 206
leg heel angle ···················· 181
life-space assessment ········· 143
MCID ································ 20
Medial glide mobilization
······························ 132, 133
medial tibial stress syndrome
·································· 175
Midvastus approach ············ 141
Mikulicz 線 ······················ 139
minimal clinically important difference ·························· 20
misuse ······························ 162
Modified Thomas test
························ 31, 32, 38, 164, 172
MPFL ······························ 141
MRI ································· 43
MTSS ························ 175, 180
NRS ··························· 27, 61
numerical rating scale ··········· 27

O・P

OA ·································· 215
Ober test ·························· 128
Overuse ···························· 162
pain coping skills ··············· 153
PAIVMs ···························· 31
Palmar tilt ················ 76, 77, 81
patellar lateral tilt angle ······ 126
Patellar lateral tilt test ········ 129
patellofemoral joint ············ 143
Patellofemoral pain syndrome
·································· 168

PCS	33, 34
PFJ	143
PFJ変形	143
PFPS	168
Pincer type	98
PIR	35
Pistol grip変形	99
PPIVMs	31
Prone instability test	32, 33, 34
PS型	139
PT-CRT	18, 19, 20

Q・R

Q-angle	126
Quadruped rock	169
Radial inclination	76, 77, 81
Radial length	76, 77
RDQ	28, 33
Roland-morris disability questionnaire	28
ROM test	104
Romanian deadlift	170
ROMエクササイズ	76
ROM制限因子	104

S・T

Semi-closed kinetic chain exercise	117
setting phase	50
sharp角	216
short foot exercise	185, 186, 190
shrug sign	48
SLAP損傷	57, 74
STAI	153
Star excursion balance test	211
state-trait anxiety inventory	153
Stroke test	157
sulcus angle	139
superior labrum anterior and posterior lesion	57
Supine-to-sit test	164, 165, 172
THA	120
The physical therapy clinical reasoning and reflection tool	18, 19
theatre sign	161
Thomas test	128, 129
TKA	138
TOGUジャンパー	173
total hip arthroplasty	120
total knee arthoplasty	138

U～W

Ulnar variance	76, 77, 81
valgus thrust	131, 132
vastus medialis oblique	141
VMO	141
WBLT	146, 147
Weight bearing lunge test	146, 147
weight-shift動作	147
Western ontario and McMaster universities osteoarthritis index	102

◎ 和 文 ◎

あ

アウトカム	22
脚延長	126
足関節捻挫	193
悪化要因	26
圧痛	200
アミノ酸スコア	225
アミノ酸総量	225
安定性	39

い

イエローフラッグ	80
イリタビリティー	27
インターナルインピンジメント	62
インピンジメント	206
インピンジメントテスト	109
インプラント	139

う・え

項目	ページ
運動・動作パターン	31, 32, 33, 35, 36, 38, 39
エコー検査	43
遠位脛腓関節	204, 206
遠位脛腓靱帯損傷	202

か

項目	ページ
外旋可動域評価	65
外旋筋力評価	65
外的膝伸展モーメント	140, 149
外転ex	151
回転モーメント	149
回内足	177
介入	21
外反変位	126
下肢機能低下	68
下肢伸展ex	151
荷重バランスex	151
仮説	20
仮説演繹的手法	13
加速相	59
片脚スクワット	182
片脚立位ex	154
片脚立位テスト	127, 129
下腿前傾ex	154
下腿内側部痛	176, 179
肩が抜ける	57
肩関節外旋トレーニング	70
肩関節後方構成体	69
肩関節後方構成体タイトネス	62
肩関節周囲炎	41
肩すくめ徴候	48
カッティングトレーニング	173
下部線維	73
関節運動	208
関節外骨折	78
関節可動域検査	104
緩和要因	26

き

項目	ページ
機能回復	78
機能的インピンジメント	99
機能的脚長差	122
機能的不安定性	198
棘上筋エクササイズ	52
脚長差	121
逆トレンデレンブルグ歩行	131
臼蓋形成不全症	98
急性炎症痛	46
胸椎回旋	74
恐怖回避思考	37, 38
距骨下関節	202, 204, 206
距骨下関節回内位	149
挙上制限	41
筋・筋膜性疼痛	30
筋・筋膜性腰痛	25, 29, 33, 34
筋作用の逆転	104
筋出力	66
筋長検査	31, 38
筋トルク	157
筋力増強	227
筋力測定	222
筋力トレーニング	73

く

項目	ページ
クリニカルパターン	15
クリニカルリーズニング	12
グローバル筋	31, 33, 35, 39

け

項目	ページ
計測	20
結帯動作	50
肩甲胸郭関節の修正エクササイズ	51
肩甲骨スタビリティエクササイズ	51
肩甲骨の固定	66
肩甲骨の誘導評価	48
肩甲骨の誘導方向	49
肩甲上腕関節周辺	41
肩甲上腕関節の可動域評価	65
肩甲上腕リズム	47, 50
検査	20
肩痛	43
腱板損傷	59
肩峰下インピンジメント	62

こ

項目	ページ
高血圧	215
抗重力筋の筋力増強練習	225
拘縮期	45
構造的脚長差	122
構造的不安定性	198
構造的変化	79
後方インピンジメントテスト	109
後方推論	15
股関節運動軸	99
股関節外転筋機能評価	166
股関節周囲筋の作用	107
股関節唇損傷	96, 98
股関節伸展	151
股関節伸展パターン	32
股関節痛	100
コッキング相	59
コッキング動作エクササイズ	73, 74
骨盤傾斜角	217
骨盤コントロールエクササイズ	136
骨盤シフトエクササイズ	135, 136
骨盤・脊柱を含めた運動	54

さ

項目	ページ
座位カーフレイズ	151
臍果長	127
再検査	21
座位姿勢評価	53
サイドステップカッティング	165, 170, 173
サイドランジ	109
サイドランジの動作誘導	118
再評価	13
サルコペニア	215
サルコペニア診断基準	217

し

項目	ページ
自覚的脚長差	122
自己効力感	16
持続的収縮	46
膝蓋骨外方傾斜角	126
膝蓋骨高	141
膝蓋骨高評価	140
膝蓋骨トラッキング	165
膝蓋大腿関節	143
膝蓋大腿関節痛症候群	168
膝蓋大腿関節評価	140
膝蓋跳動	157
自動および他動ROM評価	84
尺骨茎状突起骨折	78
舟状月状骨間モビライゼーション	93
手外在筋	86
手関節尺側部痛	80
主観的評価	15
手指伸筋群の評価	85
術側片脚スクワット動作	157
手内在筋	86
循環的モデル	13
衝撃緩衝能力	182, 183
衝撃吸収能	184
上肢下垂位アライメント	48
状態-特性不安検査	153
上方関節唇損傷	57
上腕筋面積	220
上腕骨の回旋肢位による評価	48
上腕三頭筋皮下脂肪厚	222
上腕と肩甲骨の協調性エクササイズ	55
侵害受容性疼痛	25, 28, 29, 58
人工股関節全置換術	120
人工膝関節置換術	138
シンスプリント	175
身体活動量	153
診断精度	40
診断的トリアージ	26
心理社会的要因	24, 25, 29, 33, 34, 35, 38, 39, 40, 99

す

項目	ページ
随伴性疼痛	102
スクイーズテスト	202
ステップランディング	182, 187
ストレッチング	207

せ

脊柱起立筋	35
前鋸筋エクササイズ	52
仙骨傾斜角	25
仙腸関節	28, 29, 30, 32, 34
仙腸関節機能	33
前方推論	15

そ

僧帽筋	66
僧帽筋下部線維	70
僧帽筋下部線維トレーニング	74
僧帽筋中部線維	73
足部内在筋強化	186
足部内側縦アーチ	177, 182
鼠径部	96

た

体幹起き上がりパターン	32
体幹機能低下	68
体幹支持側傾斜	173
体幹側方傾斜	132
大腿脛骨角	141
大腿脛骨関節の回旋ストレス	149
タイトネス	69
他動椎間生理学的運動	31
他動椎間副運動	31
多方向スクワット	211

ち

中殿筋後部線維	166
中殿筋後部線維のトレーニング	169
長母趾屈筋のダイレクトストレッチ	113
腸腰筋	35
治療計画	21

つ

椎間関節	26, 28, 29, 30, 31, 33, 34, 35, 39
椎間板	24, 26, 28, 29
つまみ動作	84

て

抵抗バンド	173
手関節屈筋ストレッチ	89
手首を返すと痛い	76
テスト	20
鉄欠乏性貧血	215, 220
手内在筋（虫様筋）促通	89
テノデーシス	85, 86
デュシェンヌ歩行	131
手を着く動作の評価	91

と

投球障害肩	57, 74
投球動作	66
投球動作の位相と病変の関連性	59
投球動作の相分け	59
投球フォーム異常	69
橈骨遠位端骨折	76
橈骨舟状骨間モビライゼーション	93
等尺性収縮後リラクセーション	35, 39, 225
等速性膝関節	157
橈側のつまみと尺側握り	85
トップダウン思考	15

な

内外閉鎖筋トレーニング	114
内旋制限因子	104
内旋制限因子分析	108
内側脛骨ストレス症候群	175
内側広筋斜走線維	141
内側膝蓋大腿靭帯	141
内転筋腱切離術	121
内閉鎖筋，上下双子筋のボールセルフリリース	114
軟部組織モビライゼーション	132

に・の

握り動作	85
握りの評価	88
日本肩関節学会肩のスポーツ能力評価法	67

日本語版 Fear-avoidance beliefs questionnaire	37
日本語版 Lower extremity functional scale	102
日本語版 Pain catastrophizing scale	146
認知行動的アプローチ	153
認知行動療法	38
ノースロー	74

は

背屈荷重訓練	93
ハイパーアンギュレーション	69
破局的思考	38
ハンドヘルドダイナモメーター	222

ひ

ヒールスライド	39
膝関節外反モーメント	184
膝関節症	138
膝関節ストレステスト	146
膝前十字靭帯	156
膝前十字靭帯損傷	156
膝前内側へのメカニカル	140
膝前面痛	143
膝前面・内側痛	138
肘関節伸展エクササイズ	70
被刺激性	26, 27, 30, 46
肘伸展筋力評価	65

必須アミノ酸	225
非特異的腰痛症	24, 26
評価	20

ふ

不安定性	29, 30, 32
フィードバック制御	210
フィードフォワード制御	210
フォロースルー相	59
腹横筋	33, 34
複合性局所疼痛症候群	77, 203
不動	79
ブリッジ	151
ブルーフラッグ	80
プロレス技	212
分枝鎖アミノ酸	228

へ・ほ

閉鎖性運動連鎖	126
閉塞性動脈硬化症	143
変形性股関節症	98, 120, 215
歩行分析	127

ま～も

マルアライメント	189, 191
慢性足関節不安定症	195, 198
慢性痛	46

メカニカルストレス	180, 182, 188, 189
メタ認知	13, 16
物語的推論	15

や～よ

夜間痛	46
床反力	185
腰椎・骨盤自動運動	186
腰椎自動運動検査	222
腰椎前彎角	25
腰椎椎間板症	24
腰椎の自動伸展	32
腰痛	24, 28

ら～わ

ランジ動作	147
ランジポジション	186
ランニング	181
リーズニングエラー	18
リスクファクター	43, 188, 189, 190
立位姿勢	32, 47, 129, 146
臨床推論	12
レッドフラッグ	25, 26, 28, 29, 79, 80, 100, 196
ローカル筋	31, 32, 33, 34, 35, 36, 38, 39
ワインドアップ相	59

Profile

● 監　修

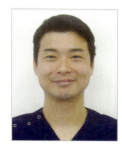

相澤 純也　Aizawa Jun-ya

東京医科歯科大学スポーツ医歯学診療センター
アスレティックリハビリテーション部門 部門長
資格 専門理学療法士（運動器），NSCA-Certified Strength and Conditioning Specialist

1999年 東京都立医療技術短期大学理学療法学科卒業，2001年 学位授与機構過程終了〔学士（保健衛生学）〕，2005年 東京都立保健科学大学大学院保健科学研究科理学療法学専攻修士課程修了〔修士（理学療法学）〕，2012年 東京医科歯科大学大学院医歯学総合研究科老化制御学系専攻加齢制御医学講座リハビリテーション医学博士課程修了〔博士（医学）〕
1999年 東京医科歯科大学医学部附属病院理学療法部，2007年 了徳寺大学健康科学部理学療法学科専任講師，2012年 東京医科歯科大学医学部附属病院スポーツ医学診療センターアスレティックリハビリテーション部門長，2014年 首都大学東京大学院人間健康科学研究科非常勤講師を経て2014年より現職．2015年 首都大学東京大学院人間健康科学研究科客員准教授

Message 本書を手に取っていただきありがとうございます．クリニカルリーズニングを通じて，患者さんやその家族，他のスタッフの期待に応えられる「エキスパート・セラピスト」を一緒に目指しましょう．

● 編　集

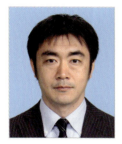

中丸 宏二　Kouji Nakamaru

寺嶋整形外科医院リハビリテーション科 部長
首都大学東京大学院人間健康科学研究科（新田研究室）
資格 理学療法士，NSCA-Certified Strength & Conditioning Specialist

1994年 中央大学商業貿易学科卒業，1994年 Kansas State University (Kinesiology学科) 留学
1995年 University of Tulsa (Athletic training学科) 留学，1999年 東京都立医療技術短期大学理学療法学科卒業，2004年 東京都立保健科学大学大学院保健科学研究科修士課程修了，2009年〜2015年 首都大学東京大学院人間健康科学研究科理学療法学域研究生

Message 私がはじめてクリニカルリーズニングについて学んだのは理学療法士として働き始めた最初の年にクイーンズランド大学（オーストラリア）で行われたマニュアルセラピーの研修会に参加した時です．そして現在も学び続けています．クリニカルリーズニングの技術を身につけるのは容易ではないかもしれませんが，本書が少しでも皆様のクリニカルリーズニングの能力を高める手助けになれば幸いです．

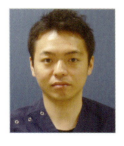

廣幡 健二　Kenji Hirohata

東京医科歯科大学スポーツ医歯学診療センター
アスレティックリハビリテーション部門
資格 認定理学療法士（スポーツ理学療法）

2007年 東京都立保健科学大学保健科学部理学療法学科卒業，2015年 筑波大学社会人大学院人間総合科学研究科生涯発達専攻博士前期課程修了〔修士（リハビリテーション）〕
2007年 苑田第二病院，2008年 竹の塚脳神経リハビリテーション病院，2010年 苑田会人工関節センター病院，2014年より現職

Message 今回，編集という立場ながら，僕自身もそれぞれの分野における専門家のリーズニングプロセスを垣間見ることができ，とても刺激的でした．皆様もご自身の思考と重ね合わせ，共感しつつ批判的に読み進めていただけると，より一層本書を楽しんでいただけると思います．

クリニカルリーズニングで運動器の理学療法に強くなる！

2017年5月10日　第1刷発行

監修	相澤純也
編集	中丸宏二，廣幡健二
発行人	一戸裕子
発行所	株式会社 羊 土 社 〒101-0052 東京都千代田区神田小川町2-5-1 TEL　　03（5282）1211 FAX　　03（5282）1212 E-mail　eigyo@yodosha.co.jp URL　　www.yodosha.co.jp/
装　幀	小口翔平＋岩永香穂（tobufune）
印刷所	広研印刷株式会社

© YODOSHA CO., LTD. 2017
Printed in Japan
ISBN978-4-7581-0218-6

本書に掲載する著作物の複製権，上映権，譲渡権，公衆送信権（送信可能化権を含む）は（株）羊土社が保有します．
本書を無断で複製する行為（コピー，スキャン，デジタルデータ化など）は，著作権法上での限られた例外（「私的使用のための複製」など）を除き禁じられています．研究活動，診療を含み業務上使用する目的で上記の行為を行うことは大学，病院，企業などにおける内部的な利用であっても，私的使用には該当せず，違法です．また私的使用のためであっても，代行業者等の第三者に依頼して上記の行為を行うことは違法となります．

JCOPY ＜（社）出版者著作権管理機構 委託出版物＞
本書の無断複写は著作権法上での例外を除き禁じられています．複写される場合は，そのつど事前に，（社）出版者著作権管理機構（TEL 03-3513-6969，FAX 03-3513-6979，e-mail：info@jcopy.or.jp）の許諾を得てください．

羊土社のオススメ書籍
PT・OT必修シリーズ

特徴
- 国家試験の必修ポイントがどんどん身につく強力テキスト
- 豊富な図で関節の動きや解剖がイメージしやすい！
- 重要語句を赤シートで消して，くり返し覚えられる
- 国家試験に対応した別紙演習問題で力試しができる

消っして忘れない 解剖学要点整理ノート 改訂第2版

井上 馨，松村讓兒／編

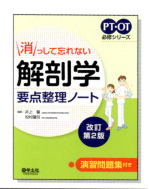

- 定価（本体 3,800円＋税）
- B5判
- 247頁
- ISBN 978-4-7581-0792-1

消っして忘れない 生理学要点整理ノート 改訂第2版

佐々木誠一／編

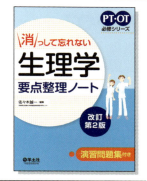

- 定価（本体 3,800円＋税）
- B5判
- 239頁
- ISBN 978-4-7581-0789-1

消っして忘れない 運動学要点整理ノート

福井 勉，山崎 敦／編

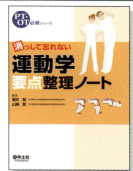

- 定価（本体 3,600円＋税）
- B5判
- 223頁
- ISBN 978-4-7581-0783-9

発行 羊土社 YODOSHA
〒101-0052 東京都千代田区神田小川町2-5-1 TEL 03(5282)1211 FAX 03(5282)1212
E-mail：eigyo@yodosha.co.jp
URL：www.yodosha.co.jp/

ご注文は最寄りの書店，または小社営業部まで

羊土社のオススメ書籍

PT症例レポート 赤ペン添削 ビフォー&アフター

相澤純也, 美﨑定也, 石黒幸治／編

理学療法士を目指す学生の臨床実習に必携！症例報告書で間違いやすい点を赤ペンで添削し,「なぜダメなのか」「どう書くべきなのか」を丁寧に解説. 臨床で活きる知識もしっかり身につく. スーパーバイザーにもオススメ！

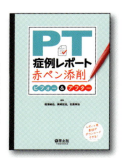

- 定価(本体3,600円＋税) ■ B5判
- 284頁 ■ ISBN 978-4-7581-0214-8

ビジュアル実践リハ 整形外科リハビリテーション
カラー写真でわかるリハの根拠と手技のコツ

神野哲也／監,
相澤純也, 中丸宏二／編

効果的なリハのための根拠と工夫が満載！関節炎, 骨折, スポーツ障害など現場で遭遇頻度の高い疾患を厳選. 豊富なカラー写真とイラストで, 病態や臨床経過に即したリハの流れ, 手技のコツが目で見てマスターできる！

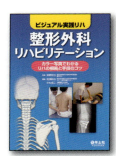

- 定価(本体6,500円＋税) ■ B5判
- 495頁 ■ ISBN 978-4-7581-0787-7

PT・OTのための 臨床研究はじめの一歩

研究デザインから統計解析、ポスター・口述発表のコツまで実体験から教えます

山田 実／編著
土井剛彦, 浅井 剛／著

はじめての研究でも大丈夫！現役研究者の実体験と身近な例から「なにをすべきか」がわかります. 臨床業務と研究両立のコツ, 研究計画書, スライド・ポスター例まで付録も充実. 自分で研究を進める力が身につきます！

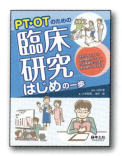

- 定価(本体3,200円＋税) ■ B5判
- 156頁 ■ ISBN 978-4-7581-0216-2

PT・OTビジュアルテキスト 地域理学療法学

重森健太／編

日本の地域からではなく, グローバルに地域を捉えた新しい地域理学療法学. 理学療法士からみた予防, 防災, 学びに役立つ自己学習・実習課題, 国試対策の練習問題も兼ね備えた充実の1冊.

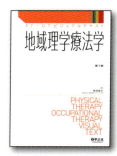

- 定価(本体4,500円＋税) ■ B5判
- 310頁 ■ ISBN 978-4-7581-0797-6

発行 羊土社 YODOSHA

〒101-0052 東京都千代田区神田小川町2-5-1 TEL 03(5282)1211 FAX 03(5282)1212
E-mail: eigyo@yodosha.co.jp
URL: www.yodosha.co.jp/

ご注文は最寄りの書店, または小社営業部まで